韓藥方劑學精要

韓藥方劑學精要

江原大學校	藥學大學 教授	藥學博士	金昌玟
德成女子大學校	藥學大學 教授	藥學博士	申承原
三育大學校	藥學大學 教授	藥學博士	李叔姸
成均館大學校	藥學大學 講師	藥學博士	李範九
淑明女子大學校	藥學大學 教授	藥學博士	金泰姬
梨花女子大學校	藥學大學 教授	藥學博士	李仁蘭
全州又石大學校	藥學大學 教授	藥學博士	林鍾弼
朝鮮大學校	藥學大學 教授	藥學博士	文永熙
忠北大學校	藥學大學 教授	藥學博士	李京淳
曉星女子大學校	藥學大學 教授	藥學博士	李仁慈

머릿말

전국 약학대학에서 공동으로 강의할 수 있는 한약방제학 교과서를 집필하기 위하여 여러 교수님들과 분주하게 원고를 손질하던 것이 엊그제 같은데 벌써 3년째에 접어들었습니다.

그동안 보내주신 성원에 감사드리고 초판에서의 미숙했던 점들을 세련되게 다듬어서 보다 진일보한 개정판을 낼 수 있도록 노력하고 있습니다.

이번에 한약방제학을 강의하고 계시는 여러 교수님들의 강의록을 다듬고 재정리하여 이렇게 한권의 책으로 내게 되었습니다.

어쩌면 방만하기도 한 교과서의 내용을 요약했다는 점에서, 그리고 약학대학의 한약방제학이 나갈 길을 일목요연하게 정리할 수 있었다는 점에서 두려우면서도 마음 뿌듯함이 있습니다.

이를 통하여 학교에서는 물론 일선에서 한약을 취급하고 있는 동학들이 한약방제학을 공부함에 있어 조금은 지침이 될 수 있었으면 하는 마음입니다.

계속 노력하여 우리나라의 한약학의 발전에 밑거름이 되고자 합니다.

著者 識

차 례

제2편 각론편

제 1 편 총론

제 1 장 한약방제학의 역사적 배경과 발전

제 1 절 한의약학의 역사

1. 한의약학 역사의 개요

(1) 상한이론의 형성기 (전국-삼국)

▷BC 475 - AD 265 (740년간)

(2) 상한이론의 완성기 (양진-오대)

▷265 - 960 (695년간)

(3) 한의서의 정리 및 새로운 이론의 태동기 (송, 요, 금, 원)

▷960 - 1368 (408년간)

1) 송나라의 한의서 정리

2) 새로운 이론의 태동기 (금원의학)

▷금원사대가의 탄생

(4) 신이론 및 종합적인 이론의 형성기 (명, 청, 아편전쟁전)

▷1368 - 1840 (570년간)

1) 온병이론의 완성

2) 종합적인 이론의 형성

▷방제서

▷임상 각과의 의서

▷의학전서, 류서, 총서

▷의안전집과 의학입문서

(5) 근대 중의약학의 형성기 (청, 아편전쟁-중화인민공화국 성립전)

▷1840-1949

2. 한의약학의 역사

(1) 傷寒理論의 形成期 (戰國-三國)

▷BC 475 - AD 265 (740년간)

☞漢醫 三書의 誕生

黃帝內經, 傷寒論, 神農本草經

☞漢墓의 簡帛醫書 14종

五十二病方

☞名醫

扁鵲, 華 佗 張仲景

1) 五十二病方

▷長沙馬王堆 3호 漢墓의 帛書

한문제 12년, BC168년

▷현재까지 발견된 중국 最古의 방제서임

▷총 283방에, 생약 247종

질병을 기준으로 한 52개의 표제에 103개 정도의 병명

▷내경이전의 의서로 추정하고 있음

☞오행학설이 없음

☞음양학설이 적음

☞침법이 없음

2) 黃帝內經

▷醫經七家 중 유일하게 현존하는 책

▷素問 9권, 靈樞 9권으로 18권임

각 권은 9편으로 모두 162편임

▷동일 시기나 동일 인물에 의해 쓰여진 것이 아님

秦代 이전의 것, 後漢代의 것

六朝時代의 연문(衍文)으로 간주되는 것 등이 있음

▷유사이래의 경험과 문헌이 집적된 것임

1 세기 경인 후한대 초기에 그 체제가 갖추어졌다고 봄

▷黃帝와 岐伯, 雷公 등 六人의 명의들의 질의체로 되어 있음

고대 의약학사상을 계통적이면서도 전체적으로 반영하고 있음

3) 神農本草經

▷중국에서 가장 오래된 약물서

本經 또는 本草經라고도 부름
▷진한 이후 부터 자료를 수집하여 동한시대에 최후로 정리됨
▷梁나라 陶弘景의 本草經集註에 의해 그 내용을 짐작함
▷수재된 약 : 모두 365종
▷약물의 성능을 上, 中, 下의 三品으로 분류함
상약 120종, 중약 120종, 하약 125종

4) 傷寒論
▷傷寒雜病論 또는 傷寒卒病論
▷後漢의 張仲景 : AD 196 - 204년
▷참고한 책 : 素問,靈樞, 難經, 陰陽大論, 胎臚藥錄 등
* 神農本草經에 없는 것이 논점임
▷출판되자 마자 散本됨
☞王叔和(西晋)가 수집, 조정, 증감한 것이 전해짐
☞정리과정에서 傷寒部分과 雜病部分이 나누어짐
▷현재는 傷寒論과 金匱要略으로 전해지고 있음

5) 難 經
▷扁鵲의 저술로 전해짐
▷소문, 영추가 나온 뒤인 후한대에 성본된 것으로 추정함
▷내경에서 미흡한 생리와 치료 부분을 보완하고 있음
▷침구의학에서는 內經과 쌍벽을 이루고 있음

6) 편작(扁鵲)
▷전국시대. 이름은 진월인(秦越人)임
▷임상각과에 조예가 깊고 巫術을 반내힘
▷난경(難經)이 저자라는 설이 지배적임

7) 화타(華佗)
▷후한말기의 사람 : 三國志에 등장
▷외과수술에 처음으로 전신마취제를 쓴 일이 주목됨
▷체력단련을 중시함(五禽戱)
▷中藏經의 저자

(2) 상한이론의 완성기 (兩晉-五代)

▷265 - 960 (695년간)

▷西晋, 隋, 唐이 통일국가 형성, 전성기를 누렸음
▷葛洪의 肘後備急方(最初名;肘後救卒方)
王氷의 次註黃帝素問-五運六氣와 관련된 항목이 보강됨
王叔和의 脈經
孫思邈의 備急千金要方과 千金翼方
巢元方의 諸病源候論
王燾의 外臺秘要

1) 肘後備急方(略稱;肘後方)
▷晋代, 葛洪의 저서
▷玉函方 중 사용상 효과가 있고 구급용을 모은 것임
溫疫, 疫癘, 中風, 癰疽惡瘡, 毒蟲咬傷 등(72편)
▷병증, 병인, 치법을 서술 하고 있음
▷전염성이 있다는 의미의 時行, 相注, 癘氣라는 단어가 등장함

2) 外臺秘要
▷王燾가 752년에 찬함
▷중의이론은 諸病源候論을, 방제는 千金方을 많이 참고했음
▷灸法을 강조하고 鍼法을 부정했음
▷당뇨병에 대한 세계최초의 기록이 있음

3) 備急千金要方
▷唐代의 孫思邈이 652년에 찬함

4) 千金翼方
▷당대 孫思邈이 692년에 찬함
천금요방을 보완한 의서임
▷임상의학, 노년의학, 상한론연구에 공헌한 바 큼
▷溫疫을 중시하고, 방제학의 발전에 공헌함

(3) 한의서의 정리 및 새로운 이론의 태동기(宋, 遼, 金, 元)
▷960 - 1368 (408년간)

▷정복왕조가 최초로 통일국가를 만든시기임

▷송나라에서의 의서정리
의학이론의 심화
금원사대가의 출현
의정시설의 변화
의학교육을 특징으로 들 수 있음

1) 한의서의 정리

① 太平聖惠方

▷송나라 초기부터 992년까지 14년에 걸쳐
국가가 王懷隱 등에 명하여 편찬한 대작임

▷100권, 1,670문, 16,834방

▷理, 法, 方, 藥의 체계를 갖춤

② 聖濟總錄

▷송말년 정부가 주관하여 1117년에 완성함

▷曺孝忠 등이 역대방서와 민간방약을 수집 7년간 작업한 것임

▷60여문, 20,000여수의 방제가 수록됨

▷태평성혜방과 함께 우리나라의 향약집성방에 크게 영향을 미침

③ 太平惠民和劑局方(和劑局方)

▷송나라 태평화제국에서 1151년에 완성

▷중국 최초의 국정처방서임

▷관부에서 설립한 화제국의 제제규범과 처방전임

▷10권, 14문, 788방

▷방제마다 수치, 약물의 작용, 수치법 및 달이는 법 등이 기재됨

④ 三因極一病證方論

▷1174년에 陳無擇이 찬함

▷三因說을 주장
중국 병인학의 전문서로 역사적인 가치가 인정됨
유명처방에는 오피음, 팔물탕 등이 있음

2) 새로운 이론의 태동기 (金元醫學)

▷송나라 조정과 약국이 부패함

국방파 만이 활개를 침

▷고방만으로는 안된다는 견해가 여론화됨

염세적이고 주술적이다라는 비난도 있음

▷금원사대가의 탄생

劉 完素(河間, 河間學派), 張 從正(子和, 攻邪學派)

李杲 (東垣, 易水學派), 朱震亨(丹溪, 滋陰學派)

▷고려와의 교류—태평성혜방, 의약품 100여종을 전함

고려에 의관 파견

① 劉杲完素(금, 1120-1200, 자-河間)

▷河間學派의 대표

▷五運六氣說에서 출발하여 이를 심화시킴

▷火熱治病의 理論을 주장하고 寒凉藥을 쓸 것을 권장함

▷유명저서 : 醫方精要宣明論(宣明論方)

素問玄機原病式

▷유명방제 : 방풍통성산, 쌍해산

② 張從正(金, 1156-1228, 자-子和)

▷공하파, 공사파

▷五運六氣의 추이와 질병과의 관계를 중시함

▷발병의 원인 : 체내외의 邪氣

祛邪法(汗, 吐, 下)을 주장

▷유명저서 : 儒門事親, 張氏經驗方

③ 李杲(금, 1180-1251, 자-明之, 호-東垣老人)

▷溫補派, 易水學派

▷脾胃의 調理에 중점을 두는 치료방침을 내세움

益氣升陷法 + 苦寒瀉火法

▷유명방제 : 補中益氣湯, 升陽養胃湯

▷대표저서 : 脾胃論, 內外傷辨惑論, 蘭室秘藏

④ 朱震亨(元, 1281-1358, 자-彦修. 존칭-丹溪翁)

▷滋陰派 또는 養陰派의 대표

▷相火論의 기초 위에 "陽常有餘, 陰常不足"을 내세워 滋陰降火法을 강조

함

▷대표저서 : 局方發揮, 格治餘論, 丹溪心法

⑤ 李朱學派

▷李東垣과 朱丹溪의 학설을 계승한 학파

▷우리나라에 영향을 크게 미침

▷일본의 後世派의 모체가 됨

(4) 신이론 및 종합적인 이론의 형성기 (명, 청, 아편전쟁전)

▷1368 - 1840 (570년간)

▷정치, 경제의 안정으로 고전정리가 완전하게 됨

▷온병이론의 완성

본초강목의 탄생

종두법의 실시

전문적인 의학잡지의 출간

1) 溫病理論

① 고전에도 명시됨

▷素問, 難經, 傷寒論, 肘後備急方,

諸病源候論, 千金要方, 外臺秘要

▷　氣, 毒氣와 같은 외인에 의해 발병

高熱, 脈躁하여 淸法을 써야 함

예방은 正氣를 키우고 毒氣를 피해야 함

② 송, 금, 원—이론의 성장 난계

▷상한과 발병기전이나 치료원칙이 다르다

"傷寒은 仲景, 熱病은 河間" 이라는 말이 등장

▷羅天益이 상, 중, 하의 三焦개념을 제시함

▷王安道 : 청리약과 해표약의 병용을 주장

③ 명, 청—온병이론의 완성

▷명나라 온병학가 : 吳又可, 喩嘉言

▷청나라 四大溫病學家

葉天士, 薛生白, 吳鞠通, 王孟英
▷吳又可의 溫疫論, 薛生白의 濕熱條辨
葉天士의 溫熱論治, 吳鞠通의 溫病條辨
王孟英의 溫熱經緯

2) 溫疫論

▷吳有性(明, 자 : 又可, 1582-1652)의 저서임
▷溫病의 병인으로 癘氣學說을 주장한 명저
▷온역의 병인은 六淫이 아니라 癘氣임
▷침입 : 口鼻. 잠복 : 膜原. 전파 : 전염임을 밝힘
天受(공기에 의한 전파),
傳染(사람의 접촉에 의한 전파)
〔老少, 强弱에 관계없이 접촉하면 발병한다〕
▷치료 : 祛邪를 제일로 하는 疏裏透達法을 창안
▷방제 : 달원음, 삼청음

3) 溫熱論治

▷葉桂(1667-1746, 자-天士)의 저서
▷衛氣營血辨證의 모체가 되는 역사적인 저서임
▷서각, 현삼, 영양각, 생지황, 목단피, 아교, 적작약 등을 강조

4) 溫病條辨

▷吳塘(淸, 자 : 鞠通, 1758-1836)의 저서
▷三焦辨證의 모체가 되는 역사적인 저서임
▷은교산, 상국음, 안궁우황환, 자설단, 지보단, 오즙음 등

5) 普濟方

▷명초 朱橚 등이 1,406년에 완성한 중국 최대의 의방서임
▷426권, 1,960론, 778법, 61,739방, 239도
▷역대 명가의 방서를 널리 인용
전기잡설, 도장, 불경 등에 관한 자료도 참고로 했음

6) 醫方考

▷1584년에 明吳崑이 저술함

▷72문에 700여방을 수재함

▷증마다 병인을 먼저 설하고 다음에 제가의 치법을 논한 후에 방제명을 기술함

▷조리가 정연하여 참고할 가치가 많음

7) 醫方集解

▷1682년에 汪昻이 저술함

▷22류로 379개의 正方과 약간의 附方이 수재됨

▷수재된 방제는 널리 이용되는 것이고 조성생약의 수도 20가지를 넘는 것이 없음

▷출현빈도가 높은 방제가 수재된 교과서적인 방제서임

8) 成方切用

▷1761년에 吳儀洛이 저술함

▷명대 오곤의 의방고와 청대 왕앙의 의방집해를 기초로 함

▷12권, 24문에 1,237개의 방제가 수록됨

▷적응증, 약물조성, 가감법, 方義를 기록하고 있음

▷비판도 많지만 두 책에서 장점을 취하고 약점을 줄였다는 점에서 중요함

9) 古今圖書集成-醫部全錄 520권

▷청나라 雍正帝 5년(1726)에 왕명에 의해 편찬한 대작

▷고금 의학전서의 주요부분을 발췌정리한 것임

10) 四庫全書

▷청나라 乾隆帝 37년(1772)—46년까지 10년동안 3,503종의 서적을 수집하여 經, 史, 子, 集의 四部로 편집함

▷모두 79,337권임

(5) 근대 중의약학의 형성기(청, 아편전쟁-중화인민공화국 성립전)

▷1840-1949

1) 醫學衷中參西錄

▷1909년에 張錫純에 의해 편찬됨

▷세계에서 제일 먼저 폐결핵의 약료법을 완성한 내용이 실려 있음

▷중약에 아스피린을 합방한 최초의 의서

제 2 절 우리나라 방제서의 흐름

삼 국	백제신집방, 신라법사방, 신라법사류비밀요술방, 신라법사비밀방
고 려	제중입효방, 약방(혹은 의방), 향약고방, 어의촬요방, 맥진도결 삼화자향약방, 향약간이방
이 조	동인경험방, 향약혜민경험방, 향약제생집성방, 본조경험방, 향약채취월령(사본이 전해지고 있음)

* 윗 표는 초기의 의학 서적으로 모두 망실됨

* ( )안에 있는 서적은 망실된 것임

(鄕藥惠民經驗方)

鄕藥救急方(鄕藥 170여종)

↓

▷고려시대 만들어 졌다고 생각되고, 일본에 소장된 것은 태종 17년 (1417)에 개간된 것으로 상중하 3권 1책이며 전해지는 의서중 가장 오래된 것임

(三和子鄕藥方)

↓

▷고려말기

(鄕藥簡易方)

▷고려시대

鄕藥濟生集成方(牛馬醫方)

↓

▷조선시대 태조7년 (1393)에 濟生院에서 金希善, 趙俊, 權仲和, 金士衡 등이 편찬

▷338증, 2,803방

鄕藥集成方

↓

▷세종 15년(1433)에 85권 30책으로 만들어짐.

▷959증, 10,706方, 본초 695종(포제법이 78권에 205종이나 실려있음)

▷참고서적 : 우리나라 - 三和子鄕藥方, 鄕藥簡易方, 鄕藥濟生集成方, 濟衆立效方, 御醫撮要方, 鄕藥救急方, 鄕藥古方, 東人經驗方, 鄕藥惠民經驗方, 중국 - 太平聖惠方, 直指方, 聖濟總錄, 醫方集成, 婦人良方 등 醫

方類聚의 인용서와 같음

醫方類聚

▷세종27년(1445)에 세종의 명에 의해 편찬함

▷365권으로 편성, 간행시에는 266권 264책으로 발간

▷우리나라 최대의 의서임

▷당, 송, 원나라 초기까지 153부의 의서를 그대로 인용함

救急簡易方諺解

▷연산군 4년(1499) 尹弼商, 洪貴達, 鄭眉壽 등이 찬함

▷280여방이 수재되어 있음

▷鄉藥集成方, 醫方類聚 등의 의서가 너무 방대하기 때문에 널리 여러 방서를 참고로 하고 요약하여 하나의 救急書를 만든 것임

救急易解方

▷성종 20년(1489)에 尹壕 등이 찬한 救急醫書로 9권 9책으로 되어 있음. 127부문.(醫方類聚의 번잡한 부분을 삭제하고 누락된 곳을 보완한 鄉藥濟生方, 救急方 등이 있으나 — 정요가 부족하여 …)

(醫門精要)

▷연산군 10년(1504)에 許琮(성조 25年전 生?)이 찬한 것임

▷50권 87부문으로 됨. 醫方類聚를 정요(精要 : 精妙하고 緊要함)한 것임.

▷二樂享集 권8에 다음과 같은 개요가 있음

▷이 의문정요는 간요하게 간행하여 용이하고 배포에도 쉬우므로 의가는 물론 관계자는 누구라도 쉽게 통독할 수 있을 것이다. 즉 치료에 편하도록 하였으니)

온역, 구급, 동물병, 황달, 학질, 종기, 언해방들이 나옴

▷溫疫 —— 簡易辟瘟方, 分門瘟疫易解方

▷養 —— 頤生錄

▷救急方 —— 村家救急方, 經驗方 및 活人新方

▷동물병 —— 牛馬羊猪染疫病治療方

▷黃疸瘧疾治療方, 疸瘧易解方, 黃疸瘧方

▷攷事撮要, 妊娠最要方, 治腫秘方, 救急良方(治腫), 治腫指南, 治疱易驗, 治疱方

▷諺解方 ── 諺解痘瘡集要, 諺解救急方, 諺解胎産集要

東醫寶鑑

▷광해군 5년(1613)에 태의 허준이 25권 25책으로 찬한 것임

▷선조가 허준에게 내장문서 500권을 주어 東醫寶鑑 편찬을 명함

▷鄕藥名이 한글로 640개가 기재되어 있음

▷3,400여방

각과 전문서가 많이 출판됨

▷溫疫 : 新纂辟溫方, 辟溫新方

▷섭생 : 頤生錄一. 二養編

▷經驗方 : 鍼灸經驗方, 四醫經驗方, 三方, 舟村新方, 丹谷經驗方抄, 諺解臘藥症治方

▷痘瘡 : 痘瘡經驗方

▷동물용 : 馬經抄集, 馬經抄集諺解

▷안과 : 目科一覽

▷본초 : 本草精華

▷단방요법 : 良方金丹

▷소아과 : 及幼方

醫門寶鑑

▷경종 4년(1724) 주명신 편저로 8권 1책으로 되어 있음

▷(… 동의보감을 저술한 것은 군현들의 방서를 거의 모아 대성한 것으로서, 이 보감의 편철이 호대하고 내용이 상세함이 중복되고 간략한 곳이 너무 많아서 세의들이 지적한 바다…, 끝으로 고금명의와 내가 경험한 바를 말미에 붙여 학자들이 책을 펴면 명료하게 병원과 유래를 손바닥을 보는 것 같이 쉬울 것이므로 初學庸醫라도 證에 따라 방문을 찾으면 거의 차질 없이 만세의 병을 구할 것이다)

▷1,748방

痲疹관계서

▷壬申痲疫方, 痲疹奇方, 痲疹篇, 侑幼一心

廣濟秘急

▷정조 14년(1790) 이경화가 찬함

▷의약으로 모르는 사람을 위해 편찬한 것으로 구급, 잡병, 부인병, 소아병 등에 관한 경험의 요방을 수록하였음

▷참고한 국내서적은 동의보감, 향약집성방 등 9종 정도이고, 중의서로는 난경 등 69종류임

↓

濟衆新編

▷정조 23년(1799)에 강명길이 찬함.

▷동의보감의 요점을 취하고 양노와 약성가를 새로이 넣었으며 내의원에서 상용하는 약제를 써서 8권 5책으로 만듬.

↓

附方便覽

▷철종 6년(1855)에 黃度淵이 필사한 14권 28권.

▷동의보감의 목차에 따라 동의보감의 처방을 초록했음.

▷蔡藺齊의 本草鍼線을 인용하여 본초의 개념을 알 수 있도록 하였음.

↓

醫鑑重磨

▷철종시대의 이규준(1855-1923)이 편찬한 것을 1923년에 서병오가 발행함.

▷6권 3책으로 되어 있음.

▷동의보감에서 많이 인용되고 있는 주단계 등의 자음강화설을 반대하기 위해 쓴 것이라 함.

↓

醫宗損益

▷고종 5년(1868)에 黃度淵이 찬한 것으로 12권 6책, 부록 1권(약성가)으로 되어 있음.

▷동의보감이 권질이 많고 병증이 분류에도 중복된 것이 많아 실정에 맞도록 설삼하여 만든 것임.

↓

醫方活套

▷고종 6년(1869)에 黃度淵이 편술한 것으로 1권 1책으로 되어 있음.

▷의종원익에서 극히 실용에 편리한 것을 추려 의방 전반을 암기하기 편하도록 한 것임.

▷467방.

↓

方藥合編

▷고종 22년(1885)에 黃 度淵이 저술한 것을 그가 사망한 후에 그의 아들 황필수가 편찬한 것으로 1책으로 되어 있음.

▷의방활투보다 한의학의 입문 및 이용에 편하도록 구성되어 있음.

東醫壽世保元

▷고종 31년(1894)에 동무 이제마가 저술한 것으로 4권 2책으로 되어 있음.

▷독창적인 사상의학을 논하고 방제를 기술함

제 2 장 중의학(中醫學)의 기초이론(基礎理論)

제 1 절 중의학(中醫學)의 특징(特徵)

1.정체관념(整體觀念)

(1) 중의학은 전체관(全體觀)을 기본으로 하고 있다.

▷인체는 여러가지 서로 다른 기능들이 복잡하게 연결되어 때로는 돕고, 때로는 억제하는 등 여러가지 형태의 작용을 발현하면서도 전체적으로는 통일을 이루고 있기 때문에 생명이 이어지는 것이다.

▷또한 주위를 둘러싸고 있는 자연환경 가운데에 존재하는 개체이면서 자연환경을 이루고 있는 전체의 일부이기도 하다.

▷인체의 내부는 기(氣), 혈(血), 진액(津液)이 기본이 되고, 오장육부가 기능체로서의 단위가 되며 이들 사이에는 경락(經絡)이 있어 밀접하게 상호 연관을 시켜준다.

▷이들은 서로 돕거나, 서로 억제하는 관계를 통하여 생명활동이나 여러 기능들을 유지한다. 또한, 장부기혈(臟腑氣血)의 실조가 정신면에 반영되거나, 정신적인 면이 장부기능에 영향을 미친다.

▷인체는 자연환경의 변화에 적응하여 내적으로 적응하면서 생명활동에 필요한 여러가지 요소들을 취하고 있다. 그 변화가 너무 클 때에는 적응

하지 못하여 병을 일으키기도 한다.

▷이러한 관점에서 보면, 병은 단순히 병이 진행되고 있는 국소적인 변화에만 관심을 둘 것이 아니라 전체적인 관점에 관심을 두어야 할 것이며 병이 발생할 경우에도 전체의 일부로서 기능을 다할 수 있도록 한다면 병은 자연히 치료될 것이다. 이러한 관념을 정체관념(整體觀念)이라 한다.

▷어떤 경우에는 국소의 증상에서 전신을 고려해야 하고, 또, 어떤 경우에는 전신의 증상에서 국소를 고려해야한다.

▷예를 들면, 두통은 국소적인 면에서도 고려되어야 하고 전신적인 면도 고려해야 한다. 소아가 겨울과 봄에 발열할 경우는 그것이 전신 증상이라 하더라도 급성 편도선염과 같은 국소 질환도 고려해야 한다.

▷정체관념에 대해서는, 보다 바른 이해를 위해서는 다음과 같이 알아 둘 필요가 있다.

1) 음(陰)과 양(陽)이 협조하여야 한다

▷신양(腎陽)이 왕성하고 신음(腎陰)이 부족하면, 장수제화(壯水制火)의 방법을 쓰고, 신음(腎陰)이 왕성하고 신양이 부족하면 익화소음(益火消陰)의 방법을 쓴다.

2) 간접적인 방법으로 치료하여야 한다.

▷虛則補其母, 實則瀉其子

▷각각의 장부 간에는 서로 관련이 있기 때문에 어느 장부가 몹시 허하여 병이 발생하였을 경우는 직접 그 장부를 치료하는 것이 아니라 그 장부에 영향을 주는 장부를 보(補)해 줌으로써 병을 낫게 할 수 있고(虛則補其母), 어느 장부가 너무 실하여 병이 발생하였을 경우는 그 장부가 영향을 주고 있는 장부를 사(瀉)함으로써 병을 낫게 할 수 있다(實則瀉其子).

3) 표(表)와 리(裏)를 같이 치료한다.

▷예를 들면, 폐(肺)와 대장(大腸)은 표리의 관계에 있는데 폐에 한(寒痰))이 있어서 기침을 하고, 대장이 한결(寒結)하여 심한 변비가 생길 때에는 자원(紫苑) 등을 사용하여 한담(寒痰)을 치료하면 변비는 저절로 낫는다.

4) 오장(五臟)에 의해 오관(五官)을 치료한다.

▷오장과 오관은 밀접한 관계에 있다. 예를 들면, 간은 눈과 통해 있으므로 간을 보(補)하면 안병(眼病) 중에서 허증(虛證)을 치료할 수 있고, 간을 사(瀉)하면 안병 중에서 실증(實證)을 치료할 수 있다.

2. 변증시치(辨證施治)

▷변증 : 사진(四診)과 여러 변증(辨證)에 의거하여 병자의 복잡한 증상을 분석한 후, 이를 종합하여 그 증(證)을 찾아내는 것

▷시치 : 이 증(證)에 대하여 치법(治法)을 적용하여 치료방법을 확정하는 것.

▷예를 들면, 환자가 두통이 있다, 입이 마르다, 기침이 난다, 설태는 연한 백색이다, 맥은 부(浮)하고 삭(數)하다 등의 증상이 있는 경우에, 이를 분석하고 종합해 보면, 풍열표증(風熱表證)이라고 변증할 수 있고, 치법이론으로 볼 때 그 치료 방법은 신량해표법(辛凉解表法)이며, 이 경우는 그 중에서도 신량해표제인 은교산이 알맞다고 정하는 것이 변증시치의 구체적인 과정이다.

▷중의학에서 말하는 병(病)과 증(證)은 개념이 다르지만 양자는 불가분의 관계에 있기 때문에 증(證)은 곧 병명(病名)이라고 할 수도 있다.그러나 어떤 병은 2종 또는 2종 이상의 다른 증(證)을 동시에 나타내기도 하고, 또, 같은 증(證)이라 하더라도 여러 종류의 병으로 나타나는 경우가 있으므로, 변증시치할 때에는 질병의 특징에 주의하지 않으면 안된다. 또한 변증을 할 때에는 주증(主證)에서 출발하는 경우가 많기 때문에 변증(辨證)의 결과에 의거하여 적절한 치법(治法)을 찾아야 한다.

제 2 절 사진(四診)

1. 망진(望診, 視診)—환자의 전신상태, 국부상황, 분비물, 배설물 등 전체상황을 관찰하는 방법이다.

1) 망신(望身)—환자의 기력, 저항력 등 환자의 자연치유력의 강약을 측정하고 예후를 판단하는 것

2) 체격, 영양, 동작(形, 色, 態) 등의 관찰 - 내장기관을 반영한 것임.

▷피부상태(광택, 습윤, 원활) - 폐(肺)

▷기육(肌肉)상태(영양, 형태) - 비위(脾胃)

▷혈관상태(딱딱한가, 부드러운가; 약한가 강한가) - 심(心)

▷근육상태(강직되어 있는가, 이완되어 있는가) - 간(肝)

▷뼈와 골수의 상태(큰가, 작은가; 건강한가, 약한가) - 신(腎)

(1) 얼굴, 입술, 손, 발 등을 항상 움직이거나 떠는 것은 양성이다 - 열성질환이 의심됨.

(2) 잘 아프고, 동작이 느리며, 체력이 저하되어 있거나 전체적으로 정적인 것은 음성이다.

- 만성소모성질환이 의심됨.

(3) 실진(舌診)

▷심(心)의 반응

▷후천적인 저항력의 바로미터

▷비(脾), 위(胃)에 연결되어 소화흡수상태, 영양상태를 반영함.

▷전신의 병적인 상태를 정확하게 표시해 줌.

▷관찰

☞설질(舌質)—장부의 변화를 나타냄.

☞설태(舌苔)—소화기의 변화를 나타냄.

▷정상적인 설질—담홍색, 습윤(濕潤), 광택이 남. 경결(硬結)되거나 위축되어 있지 않음.

1) 설색(舌色)

2) 설태(舌苔)—색조와 상태(薄, 厚, 乾, 濕)에 중점을 둠.

▷백태(白苔) : 표증(오한, 두통 등)에서 자주 관찰됨.

▷황태(黃苔) : 이증(裏證)—소화기 증상이 나타나는 시기에 관찰됨.

▷흑태(黑苔) : 중증일때 자주 관찰됨으로 신중을 기하여야 한다.

▷회태(灰苔) : 흑태의 경증. 흑태에 준함.

(4) 안색(顔色)—청(肝), 적(心), 황(脾), 백(肺), 흑(腎)의 오색(五色)으로 나누고 장부와 연결하고 있음.

▷청색 : 동통이 있을 때의 안색으로 체내에 냉(冷)이 있기 때문이라고 한다.

▷적색 : 열이 있을 때의 안색으로, 몸에 염증이 있음을 말한다.

▷황색 : 하리, 복부팽만 등의 소화기증상에서 잘 나타난다.

▷백색 : 허탈, 쇼크상태에서 볼 수 있는 안색으로 폐의 색이라고도 한다.

▷흑색 : 체력이 저하되고 체온이 내려가며 팔다리가 찰 때 많이 볼 수 있는 신(腎)의 색이다.

(5) 눈(目)—장부의 성쇠가 눈에 나타난다고 생각하였다.

▷눈이 황색을 띠게 되면 몸도 황색을 띠고,

▷눈이 희미하게 흐리면 신(腎)이 나빠진 것이며,

▷눈이 맑으면 냉이 있고,

▷눈에 빛이 없고 혼탁하면 습증이 있다.

▷회복기에는 코 끝이 밝아지고, 눈언저리가 황색을 띠며, 미간에서 광택이 난다고 한다.

(6) 코(鼻)—폐(肺)와 관계가 있고, 비(脾)와도 관계가 있다고 한다.

▷코끝이 청색이면 복통이 있고,

▷백색이면 실혈, 빈혈이 있음을 말하며,

▷황색이면 비(脾)에 열이 있고,

▷적색이면 폐에 염증이 있다고 본다.

(7) 입술(脣)—비(脾) 및 위(胃)와 관계가 있어 소화기능을 반영하는 것으로 본다.

▷입술이 청색이면 통증이 있고,

▷백색이면 실혈이나 빈혈이 있으며,

▷황색은 비(脾)에 병이 있음을 가리키고,

▷진한 붉은색은 열성질환이 있음을 말하고,

▷흑색은 내분비기능이 실조되었음을 말하며,

▷담홍색은 몸이 쇠약해졌거나 냉이 있음을 말한다.

▷입술이 담홍색이고 검은 기미가 있으면 냉이 심하다는 뜻이고,

▷진한 홍색이고 건조하면 열병의 종말기로써 예후가 불량함을 말한다.

(8) 손톱(爪)—근(筋)에서 나온 것으로 간(肝)과 담(膽)에 지배된다고 생각했다.

▷건강한 사람의 손톱은 홍색으로 광택이 있다.

▷손톱이 진한 홍색이면 열이 있는 것이며,

▷담백색이면 정력이 약해지고 냉이 있음을 말하며,

▷창백한 것은 빈혈이 있음을,

▷황색인 것은 황달이 있음을 말한다.

▷자흑색이라면 혈행불순(瘀血)이 있고,

▷손끝으로 손톱을 누르면 하얗게 되고, 놓으면 곧 적색으로 될 때에는 치유가 가능하지만

▷손끝을 놓았는데도 적색으로 회복되지 않을 때에는 예후가 불량함.

▷손톱이 청흑색이면 병은 중증이다.

2. 문진(聞診)

▷코로 냄새를 맡는 것까지 포함.

▷환자의 언어, 호흡, 기침, 구토, 딸국질, 신음 등의 소리와 그 상태를 관찰하고,

▷체취와 배설물의 냄새 등을 관찰한다.

▷신음에 따르는 질환은 신(腎)과 관련된 것이 많다.

▷위(胃)에 음식물이 정체되어 있으면 구취에 산취(酸臭)가 나고,

▷위(胃)에 열이 있으면 입에서 더러운 냄새가 나며,

▷냄새가 썩은 것 같으면 치조농루일 때가 많다.

▷대변에서 산취(酸臭)가 나면 장(腸)에 열이 있음을 말하고

▷비린내가 나면서 변이 묽으면 장(腸)에 냉이 있음을 말하며,

▷소변에서 냄새가 나고, 탁하면 습열(濕熱)이 방광으로 내려온 것을 의미한다.

3. 문진(問診)

▷고통(苦痛)의 부위(部位)

☞두신통(頭身痛), 체표통(體表痛)—표증(表證)

☞흉복통(胸腹痛), 내장통(內臟痛)—이증(裏證)

▷열형(熱型)

☞계류열(稽留熱)—표증(表證)

☞간헐열(間歇熱), 이장열(弛張熱)—이증(裏證)

▷오한(惡寒)과 열감(熱感)—표(表)의 열한(熱寒)

▷구갈(口渴), 번소(煩躁), 구도(嘔吐), 하리(下痢), 사지냉(四肢冷)—이(裏)의 한열(寒熱)

▷한(汗)

☞무한(無汗), 도한(盜汗), 자한(自汗)—허실(虛實)

▷요(尿)

☞실금(失禁), 유뇨(遺尿)

▷월경(月經)

☞월경주기(月經週期)—단(短), 장(長), 불순(不順)

☞월경량(月經量)—다(多), 소(少)

☞월경(月經)의 색(色)—자홍(紫紅), 선홍(鮮紅), 담홍(淡紅)

4. 절진(切診)

(1) 맥진(脈診)

① 순환기계의 상태 뿐만이 아니라, 전신상태의 변화를 반영한다.

② 맥은 병성(病性)과 예후를 판단하는데 필요하다.

③ 맥진은 요골경상돌기 내측의 요골동맥에서의 맥진법을 주로 쓰고 있다.

④ 맥상(脈象)—부(浮), 침(沈), 지(遲), 삭(數), 허(虛), 실(實),

▷병위(病位) : 부(浮)—표증(表證), 침(沈)—이증(裏證).

▷병세(病勢) : 허(虛), 실(實)

▷병정(病情) : 지(遲), 삭(數)

☞긴맥(緊脈)

-손끝으로 힘주어 누르면, 좌우로 이동하는 충실한 맥.

☞완맥(緩脈)

-빠르지도 늦지도 않는 평정한 맥.

☞현맥(弦脈)

-활줄을 댕긴 것과 같이 긴장되어 있고 힘있게 느껴지는 맥.

☞활맥(滑脈)

-옥을 굴리는 것 같이 매끄럽게 촉지되는 맥.

☞색맥(濇脈)

-활맥과는 반대로 맥의 왕래가 원활하지 않은 맥.

☞기타맥

-규맥(芤脈, 맥은 크고 폭이 있으나 중공관을 만지는 듯한 맥)

-홍맥(洪脈, 맥의 폭도 넓고 힘이 있다)

-결맥(結脈, 지맥으로 때때로 멎는 맥),

-대맥(代脈, 부맥, 삭, 허, 실이 난립하여 일정치 않는 맥)

-결대맥(結代脈) : 단순히 부정맥이라는 뜻으로 쓰일 때도 있음.

-촉맥(促脈) : 삭맥으로 일시 멎는 맥.

(2) 수족진(手足診)

▷"四肢는 諸陽之本" 즉 팔다리는 양(陽)의 근본이 되는 비(脾)의 지배를 받으며, 생체 대사기능의 성쇠를 반영하고 있다.

(3) 복진(腹診)

▷흉협고만(胸脇苦滿) : 심하부(心下部)에서 계륵부(季肋部)에 걸쳐 막힌 듯하고, 촉진으로 저항압통이 인정되는 증상.

☞협하부(脇下部)가 비경(痞硬)하거나 경만(硬滿)한 것을 협하비경(脇下痞硬)이라 함.

▷결흉(結胸) : 심하부가 팽만되고 굳어 있으며 이곳을 누르면 통증이 있음.

▷소복급결(少腹急結) : 좌장골와(左腸骨窩)에 종류(腫瘤)가 만져지고, 손 끝을 배꼽부위에서 장골와 를 향해 가만히 눌러 가면 급박한 통증을 호소한다.

▷소복구급(少腹拘急) : 하복부의 복직근이 강하게 수축하여 배꼽 밑에서부터 치골(恥骨)에 이르는 사이에 두개의 막대기가 들어 있는 것 같은 촉감이 든다.

▷소복불인(少腹不仁, 臍下不仁) : 하복부가 연약하고 힘이 없는 복증이다.

▷소복만(少腹滿, 少腹硬滿) : 하복부가 팽만한 상태를 소복만이라고 하며, 하복부가 팽만하고 저항 압통이 있는 것을 소복경만이라고 한다.

▷심하비경(心下痞硬) : 자각적으로는 위가 거북하고 막힌감(心下痞)이 있으며, 타각적으로는 심하 부를 중심으로 저항감이 있는 것을 말한다.

▷심하지결(心下支結) : 복직근이 배꼽을 기점으로 하여 심하부와 계륵부를 향하여 부채살 모양으로 연축된 상태를 말한다.

▷위내정수(胃內停水, 振水音) : 상복부에서 많이 들린다.

▷복부동계(腹部動悸) : 심하계(心下悸), 수분지계(水分之悸) 또는 제상계(臍上悸), 제하계(臍下悸).

▷이급(裏急) : 하나는 복부의 피하에서 잡아 당기는 것 같은 느낌이 있는 경우로 복직근이 경련을 일으키는 상태가 이에 속하며 소건중탕을 쓴다. 또 하나는 복직근경련이 아니고 배가 팽창한 느낌이 들 때이다.

제 3 장 팔강 (八綱)

▷팔강, 즉, 음(陰), 양(陽), 표(表), 리(裏), 한(寒), 열(熱), 허(虛), 실(實)은 증(證)을 알아 내고 치법(治法)을 찾는데 기본이 되는 강령(綱領)이다.

▷사진(四診)을 통하여 변증(辨證)의 사료를 얻어낸다.

▷질병의 전체적인 상태를 음증(陰證)과 양증(陽證)으로 개괄하고,

▷병위를 표증(表證)과 이증(裏證)으로,

▷병성을 한증(寒證)과 열증(熱證)으로,

사정(邪正)의 성쇠를 실증(實證)과 허증(虛證)으로 나누는 것이 팔강에

의한 변증방법이다.

▷비록 음양이 팔강의 총강(總綱)이기는 하지만 질병자체가 내포하고 있는 모순점도 복잡하므로, 모든 음, 양, 표, 리, 한, 열, 허, 실의 팔강은 서로 연결되어 상겸(相兼), 전화(轉化) 및 협잡 (挾雜)의 관계로 나타나는 것이 보통이다.

☞상겸(相兼) : 표한, 표열, 허열, 허한 등.

☞전화(轉化) : 표증(表證)—〉이증(裏證), 실증(實證)—〉허증(虛證).

☞협잡(挾雜) : 한열협잡(寒熱挾雜), 허실협잡(虛實挾雜)에서와 같이 성질이 반대가 되는 증후가 동시에 나타나는 것.

☞상한론에는 "내경(內經)"의 팔강이론을 계승하여 육경변증(六經辨證)을 정립하였음.

제 1 절 陰陽

1. 음양(陰陽)의 뜻

(1) 광의(廣意)에서의 음양(陰陽)

▷한의학의 저변에 깔려있는 음양학설은 "소문(素問)-음양응상대론(陰陽應象大論)"에 나오는 "陰陽者, 天地之道也, 變化之父母, 生殺之本, 神明之府也, 治病必求於本."에 근본을 둠.

▷이 음양은 서로 상대적이고 길항적이며 대립된 면이 두드러지지만 그 속에는 서로 의존하고 서로 보완하며 서로 바탕이 되어 주는 조화를 보여 주기도 하여 전체적으로 보면 어떤 통일성을 이루고 있다. 예를 들면, 하늘과 땅, 남자와 여자, 밤과 낮, 여름과 겨울, 더위와 추위, 가벼운 것과 무거운 것, 밝은 것과 어두운 것, 상승과 하강, 등(背)과 배(腹), 흥분과 억제 등으로 세상의 모든 것을 두개로 나누고, 이들의 상호관계를 이치에 맞게 설명하는 이론이 광의에서의 음양이다.

(2) 협의(狹義)에서의 음양(陰陽)

▷크게 세가지로 요약할 수 있음.

1) 생리작용을 나타내기 위한 것으로 음(陰)은 인체를 구성하고 있는 물질(物質)을 가리키고, 양(陽)은 인체의 생리기능(生理機能)을 가리킨다.

2) 병리분야에서 질병의 변화를 표시하는 것으로,

▷병세가 활발하지 않는 것을 음증(陰證)이라 하고, 병세가 항진된 것을 양증(陽證)이라 한다.

▷병소부위가 체내(體內)에 있는 것을 음증(陰證), 체외(體外)에 있는 것

을 양증(陽證)이라 한다.

▷병변이 중증(重證)에서 경증(輕證)으로, 밤에 열이 오르던 증상이 낮에 열이 오르는 증상으로 변하는 것 등을 "음(陰)에서 양(陽)으로 나왔다" 고 하며, 그 반대의 경우를 "양(陽)에서 음(陰)으로 들어갔다" 라고 한다.

▷밖에 나타난 병증은 허한증(虛寒證)이지만 어떤 국소에서는 병세가 항진된 것을 "음중(陰中)의 양증(陽證)"이라 하고, 밖에는 열증을 나타내지만 안쪽 어딘가에는 허한증(虛寒證)이 있는 것을 "양중(陽中)의 음증(陰證)"이라 한다.

▷병변이 기능 항진과 동시에 진액(津液)부족이 나타나는 경우를 "양성음허(陽盛陰虛)"라 하고, 그 반대의 경우를 "음성양허(陰盛陽虛)"라 한다.

3) 인체에 있어서의 상대적인 사물을 표현한다.

▷예 : 좌와 우, 머리와 발, 체외와 체내, 육부(六腑)와 오장(五臟), 동적(動的)인 것과 정적(靜的)인 것 등.

2. 음증(陰證)과 양증(陽證)

▷장경악(張景岳)은 "유경(類經)"에서 "사람의 병은… 반드시 근본이 있어서 혹은 음(陰)을 근본으로 하거나 혹은 양(陽)을 근본으로 하며 병변(病變)이 많더라도 그 근본은 하나이다."라고 하였듯이 병을 보고 그것이 음증인가 양증인가를 알아내는 것은 매우 중요한 일에 속한다.

▷상한론에서는 "병자가 발열하면서 오한하면 병은 양(陽)에서 생긴 것이고 열이 없이 오한하면 병은 음(陰)에서 생긴 것이다."라 하여 음증과 양증을 구별하고 있다.

(1) 음증(陰證)

▷증후 : 병이 만성(慢性)이다, 맥이 허약하다, 병의 상태가 정적(靜的)이다, 병자의 대사기능이 저하되어 있다, 양기(陽氣)가 허하고 약해져 있다, 음한(陰寒)이 체내에 왕성하다 등.

▷증상 : 얼굴색이 창백색이거나 검푸르다, 몸이 무겁다, 팔다리를 오무리고 잔다, 발소리가 낮고 약하다, 조용하고 거의 말을 하지 않는다, 호흡이 미약하다, 기력이 없다, 많이 먹지 않는다, 식욕이 줄고 음식맛도 없다, 불안하지 않다, 입이 마르지 않다, 더운 음료를 마신다, 대변은 비린내가 나고 건조하다, 소변은 맑고 배뇨시간이 길다, 배가 아프고 눌러주기를 원한다, 몸은 춥고 발이 차다.

▷맥 : 침(沈), 세(細), 지(遲), 약(弱) 등.

▷설태(舌苔) : 습(濕)하고 메끄럽다 등.

(2) 양증(陽證)

▷증후 : 병이 급성(急性)이다, 맥은 강하고 실하다, 흥분되어 있다, 병자의 대사기능이 항진되어 있다, 외향적이다, 상해성이다 등.

▷증상 : 얼굴색이 붉다, 몸이 덥고 시원한 것을 좋아한다, 말이 많다, 침착하지 못하다, 입술이 마르고 터진다, 목이 마르고 자주 물을 찾는다, 말하는 소리가 크고 거칠다, 기분이 불안하다, 호흡할 때 숨이 거칠다, 변비가 있다, 변에 냄새가 심하고 더럽다, 배가 아프고 만지는 것을 싫어 한다, 소변이 짧고 붉다, 손발이 따뜻하다 등.

▷맥 : 부(浮), 홍(洪), 삭(數), 활(滑), 실(實) 등.

▷설태 : 마르고 황색이 심하다 등.

(3) 삼음경병(三陰經病)과 삼양경병(三陽經病)

▷여기에 기준이 되는 것은 음증과 양증이다.

▷삼양경병(三陽經病) : 발열, 양기(陽氣)가 충분하지만 사기(邪氣)도 왕성하여 정사(正邪)의 투쟁이 격렬하다는 것을 뜻함. 병(病)이 표(表)에 속함 (어떤 경우에는 裏에 속하기도 함).

열(熱)에 속하며, 실(實)에 속한다는 것을 말해 줌.

▷삼음경병(三陰經病) : 대부분 발열함이 없이 오한(惡寒)이 있음. 이것은 양기(陽氣)가 부족하여 사기(邪氣)에 대한 저항력이 약함을 뜻함. 병(病)은 이(裏)에 속하며 한(寒)에 속하고 허(虛)에 속한다는 것을 말해 줌.

3. 음허(陰虛)와 양허(陽虛)

(1) 음허(陰虛)

▷음액(津液, 血, 精)이 모자라서 생기는 증후

▷혈허(血虛)의 상태가 지속되어 진액(津液)이 현저하게 부족된 것을 뜻함.

▷허열(虛熱) : 물질적인 소모가 많아지고 동시에 이화작용(異化作用)이 항진되거나, 자율신경계가 흥분되거나 또는 중추 억제기능이 약화되어 흥분성이 증대된 결과 나타나는 열증.

☞음허화왕(陰虛火旺, 陰虛火動, 陰虛陽亢, 陰虛內熱) : 허열에서 열증

이 심한 것.

▷상진(傷津, 津虛) : 열병에서 보듯이 탈수가 급속히 일어나는 것.

☞갈증이 있다, 물을 많이 마신다, 입안 및 인후가 건조하다, 소변량이 적다, 변이 굳어진다 등.

▷상음(傷陰) : 상진의 정도가 심해진 것

☞인후가 건조하다, 입술이 튼다, 피부가 건조하다, 목은 마르지만 마실 수가 없다, 변비가 있다 등

1) 혈허(血虛)에 의한 증상

▷안색이 나쁘다, 피부에 윤기가 없다, 머리가 흔들거린다, 눈이 가물거린다, 손톱 빛깔이 나쁘고 손톱이 무르다, 머리칼이 빠진다, 머리칼이 흩트러진다, 지각마비감이 있다 등의 일반 증상과 장기에 따른 혈허증상이 나타난다.

2) 열증(熱證)에 의한 증상

▷만성소모성질환에서 나오는 몸의 열감을 비롯하여 손발이 화끈거린다, 구갈이 있다, 불안하고 초조하다, 몸이 여윈다, 상기증(上氣證)이 있다, 얼굴이 화끈거린다, 소변이 진하다 등.

3) 음허시의 설증과 맥증

▷혀가 붉거나 심홍색이고 건조 또는 파문이 있으며 설태는 적거나 없다. 맥은 가늘고 빠르다.

(2) 양허(陽虛)

▷양기(陽氣)가 부족하다는 것으로,

▷계속되면 기허(氣虛)의 증상도 나타나게 됨.

▷양허의 증상

☞기허의 증상 외에, 추위를 몹시 탄다, 허리와 다리에 힘이 없다, 설사를 잘한다, 오줌이 잦다, 손발이 차다, 찬 것을 싫어한다, 안색이 창백하다 등의 증상이 나타난다. 또한 음위(陰痿), 유정(遺精), 몽설(夢泄), 효천(哮喘) 등이 있음. 설길 담백. 설태 활(滑), 맥은 침지(沈遲)함.

▷장부에 따라 다른 증상이 나타난다.

☞심양허(心陽虛) : 동계가 있고 숨이 가쁘며 결대맥(結代脈)이 있고 심하면 협심증 등이 나타난다.

☞폐양허(肺陽虛) : 만성 기침이 있고 가래가 많으며 식은 땀이 난다.

☞비양허(脾陽虛) : 식욕부진이 있고 복부 팽만감이 있으며 복부에 둔통이 있고 물 같은 변을 배설하거나 또는 소화 불량성인 설사를 한다.

☞신양허(腎陽虛) : 허리와 무릎에 힘이 없다, 동작이 느리다, 지능저하, 유정, 빈뇨, 뇨량이 많다, 야간에 소변을 자주 본다, 뇨실금증, 뇨결핍증, 부종 등이 있다.

▷양기(陽氣)의 기초는 신양(腎陽)이므로 양허에서는 신양허(腎陽虛)가 기본이 되고 심신양허(心腎陽虛), 폐신양허(肺腎陽虛), 비신양허(脾腎陽虛) 등으로 나타난다.

4. 망음(亡陰)과 망양(亡陽)

(1) 망음(亡陰)

▷원인 : 열이 높다, 땀을 많이 흘린다, 다량의 구토나 설사가 있다 등에 의해 음액(陰液)이 소모되거나 상하게 되어 그 결과 병리 반응임.

▷증상 : 몸에 열이 있다, 땀을 많이 흘린다, 기분이 불안하고 침착하지 않다, 입이 마르고 찬 것을 좋아 한다, 숨을 거칠게 쉰다, 입술과 혀가 마르고 붉다, 맥은 허하고 삭(數)하다 등으로 나타난다.

(2) 망양(亡陽)

▷원인 : 심하게 땀을 흘리고 멎지 않는다, 심하게 토하고 설사를 한다, 또는 기타의 원인에 의하여 음액(陰液)이 소모되고 상하게 된 결과 양기(陽氣)가 갑자기 쇠미(衰微)하게 된 것임.

▷증상 : 땀이 줄줄 흐른다, 땀이 구슬같고 조금 끈적거린다, 추위를 싫어한다, 손발이 차다, 호흡이 미약하다, 얼굴이 창백하다, 입이 마르지 않는다, 입이 마를 때에는 더운 물을 마신다, 입술과 혀의 색이 연하고 젖어 있다, 심할 때에는 입술이 청자색이 된다, 맥은 약하고 끊어지기 직전이거나 부삭(浮數)하고 비어 있는 맥이다 등으로 나타난다.

▷망양(亡陽)은 망음(亡陰)이 한층 진행된 것이다.

제 2 절 표리(表裏)

▷표(表)와 이(裏)는 병위가 얕은 데 있는가 깊은 데 있는가(深淺), 병세가 가벼운가 위중한가(輕重)를 가려내는 강령이다.

▷넓은 뜻에서의 표리 : 몸의 바깥부위와 내장. 오장과 육부. 경락과 장부

등.

▷병세의 심천론(深淺論)에서 보면,

☞표증(表證)은 병이 얕은데 있고 병세가 가벼우며, 이증(裏證)은 병이 깊은데 있고 병세가 위중하다.

☞표사(表邪)가 이(裏)로 들어오면 병은 진행되는 것이고, 이사(裏邪)가 표(表)로 나오면 병은 물러가는 것이다.

☞병사(病邪)가 표(表)에서 이(裏)로 들어 갈수록 병은 점점 심해지는 것이고, 이(裏)에서 표(表)로 나올수록 병은 점점 가벼워지는 것이라 할 수 있음.

▷좁은 뜻에서의 표리 : 신체의 피모(皮毛), 기부(肌膚), 경락(經絡) 등을 외(外)라 하고 여기에 병이 생긴 것을 표증(表證)이라 하며, 이와는 반대로 장부(臟腑), 골수(骨髓)를 내(內)라 하고 이 부분에 병이 생긴것을 이증(裏證)이라 하는 개념이다.

1. 표증(表證)

▷원인 : 육음(六淫), 역려(疫癘) 등의 사기(邪氣)

☞침입경로 : 피모(皮毛), 코, 입.

☞침입부위 : 기표(肌表), 경락(經絡).

▷증상 : 발열(發熱), 오한(惡寒) 또는 오풍(惡風), 머리가 아프다, 몸이 쑤신다 등.

☞설태는 엷고 희다, 맥은 부하다 등의 증상이 나타남.

☞목덜미가 땡긴다, 코가 막히고 콧물이 난다, 기침을 한다, 목이 간질거린다, 팔다리의 관절이 쑤신다 등의 증상이 동시에 나타날 때도 있다.

2. 이증(裏證)

▷원인 : 외감(外感) 또는 내상(內傷) 등.

▷이상 : 장부(臟腑)나 기혈(氣血) 등의 생리기능

▷외감병의 중기 또는 후기 그리고 내상잡병(內傷雜病) 등에서 자주 볼 수 있음.

▷증상 : 그 범위가 넓어 증상을 한마디로 말하기가 어렵다.

☞공통적인 것은 열은 이장열(弛張熱)이다, 땀이 난다, 오한이 나지 않고 오히려 오열(惡熱)한다, 입이 마르고 찬물을 마신다, 배가 아프며

손으로 만지는 것을 싫어 한다, 심하면 번조하고 정신이 흐려진다, 변비가 있고 오줌색이 붉다, 설태는 누렇고 두텁다, 맥은 홍삭(洪數)하거나 침삭(沈數)하며 힘이 있다 등.

3. 반표반리증 (半表半裏證)

▷병사가 표위(表位)나 이위(裏位)에 있지 않고, 표(表)와 이(裏) 사이에 있는 병증을 말한다.

▷외사(外邪)가 표에서 안으로 들어 갈 때 아직 이(裏)에는 들어 가지 않는 경우, 그리고 이사(裏邪)가 표로 나올 때 병사가 이(裏)에도 없고 표에도 없는 경우.

▷사정(邪正)은 표와 이 사이에서 싸우고 있는 것으로 봄.

▷증상 : 더웠다 추웠다 한다, 흉협이 꽉차서 괴롭다, 속이 화끈거리고 메스꺼워(心煩) 토할 것 같다, 음식생각이 없다, 입이 쓰고 목이 마르다, 눈이 어지럽다, 맥은 현이다 등으로 나타난다.

▷반표반리는 막원(膜原)이다—명나라 오우가(吳又可)의 "온역론(溫疫論)-원병(原病)"중.

▷반표반리는 삼초(三焦)이다—청나라 엽천사(葉天士)의 "외감온열편(外感溫熱篇)"

4. 표리동병(表裏同病)

▷표증과 이증이 같은 시기에 나타나는 것.

▷표증이 이증보다 더 급한 경우, 이증이 표증보다 더 급한 경우 및 표증과 이증이 모두 급한 경우로 나눌 수 있다.

5. 표증(表證)과 이증(裏證)의 감별(鑑別)

(1) 일반적인 감별법

▷병력(病歷), 한열(寒熱), 설상(舌象), 맥상(脈象) 등을 관찰하는 데서 시작함.

▷일반적으로 새로운 병, 병의 진행이 짧은 병은 모두 표증(表證)에 속하고, 오래된 병, 병의 진행이 길어지는 병은 이증(裏證)에 속한다.

▷발열과 오한이 동시에 나타나면 표증이고, 열이 있더라도 오한하지 않거나, 추워하더라도 열이 없으면 이증이다.

▷표증(表證)은 설태에 변화가 없거나 희고 얇은 설태만이 보이지만, 이증(裏證)은 설태가 비교적 많이 변화하고 혀가 붉거나 혹은 아주 붉으

며 설태는 황(黃), 황후(黃厚), 또는 황조(黃燥) 등으로 나타난다.

▷맥이 부(浮)하면 표증(表證)이고 맥이 침(沈)하면 이증(裏證)이다.

(2) 한법의학(漢法醫學)에서의 감별법

	苦痛	熱型	脈象	舌苔
表證	頭身痛, 體表痛	稽留熱	脈浮	白薄
裏證	胸腹痛, 內臟痛	非稽留熱	脈沈	黃厚

6. 표리(表裏)의 한열(寒熱)과 허실(虛實)

(1) 표증(表證)의 한열(寒熱)

	主症狀	口渴	飮料
表熱	熱感 〉惡寒	有	冷飮
表寒	熱感〈 惡寒	無	熱飮

(2) 이증(裏證)의 한열(寒熱)

	主症狀	尿	脈
裏熱	口渴, 熱感, 煩躁	黃, 少量	沈數
裏寒	嘔吐, 下痢, 四肢厥冷	透明, 多量	沈遲

(3) 표증(表證)과 이증(裏證)의 허실(虛實)

	表熱實	表熱虛	表寒實	表寒虛	裏熱實	裏熱虛	裏寒實	裏寒虛
自汗	無	有	無	有				
脈强	弱	强	弱	强	弱	强	弱	

제 3 절 한열(寒熱)

▷한열(寒熱)은 병성(病性)을 변별하는 강령이다.

▷경악전서(景岳全書)에 "寒熱者, 陰陽之華也"라고 한 바와 같이, 한(寒)이나 열(熱)이 생긴다는 것은 음(陰)이나 양(陽)이 너무 한쪽으로만 왕성해지거나 쇠약해졌음을 말해 주는 것이다.

▷한열(寒熱)의 변별(辨別)은 곧 음양(陰陽)의 성쇠를 변별하는 것이 된다.

▷열증(熱證)이라 함은 양(陽) 만이 너무 성했거나 음(陰) 만이 너무 허해진 것을 가리키고, 한증(寒證)이라 함은 음(陰) 만이 너무 성했거나 양(陽) 만이 너무 허해진 것을 가리킨다.

(1) 한증(寒證)

▷원인 : 한사(寒邪)의 침습을 받았거나,
양만이 너무 허하거나,
음만이 너무 왕성하여
생체의 기능이 억제된 증후이다.

▷증상 : 오한한다, 따뜻한 것을 좋아 한다, 입은 담백하고 갈증이 없다, 얼굴은 창백하다, 손발이 차고 권태로워서 누우려 한다, 소변은 맑고 양이 많다, 대변은 묽고 이다. 설태는 희고 윤활하다. 맥은 지맥(遲脈)이거나 긴맥(緊脈)이다 등으로 나타난다.

(2) 열증(熱證)

▷원인 : 열사(熱邪)의 침습을 받았거나,
양(陽)만이 너무 성하거나,
음만이 너무 허하여
생체기능이 항진된 증후이다.

▷증상 : 열이 나서 시원한 것을 좋아 한다, 입이 마르고 찬 것을 마신다, 얼굴이 붉어지고 눈이 빨갛다, 번조하여 편안치 못하다, 소변은 짧고 붉다, 변비가 생긴다.
혀는 붉고 설태는 황색이며 말라 있다,
맥은 삭(數)하다 등으로 나타난다.

(3) 한열(寒熱)의 허실(虛實)

▷감별요점 : 열증(熱證)의 원인이 열사(熱邪)가 왕성해서인가(실열), 음허화왕(陰虛火旺)때문인가(허열)?

▷실열(實熱) : 장열(壯熱)이다, 갈증이 심하다, 정신이 흐릿하다, 헛소리를 한다, 배가 꽉차서 아프고 손대는 것을 싫어 한다, 변비가 생긴다 등. 혀는 붉고 설태(舌苔)는 황후하며 건조하다. 맥은 삭(數)하거나 홍삭(洪數)하다.

▷허열(虛熱) : 음액(陰液)이 허손되어서 생긴 것이므로 수척하고 피로하다, 조열(潮熱)이 있다, 도한 (盜汗)이 있다, 속이 메스껍다, 번열(煩

熱)하고 목이 건조하며 입이 마르지만 물을 마시려 하지 아니한다. 혀는 아주 붉고 설태는 약간 있거나 없다, 맥은 세삭(細數)하다.

(4) 한증(寒證)과 열증(熱證)과의 관계

1) 한열착잡(寒熱錯雜)

☞상열증(가슴 속이 번열하여 구토를 자주 한다)과 하한증(복통이 있고 따뜻한 것을 좋아하며 대변이 묽고 당(溏)이다)이 동시에 나타나는 상열하한증(上熱下寒證)과 같은 것.

▷열재방광증(熱在膀胱證) : 위완부(胃脘部)에 냉통(冷痛)이 있고 맑은 침을 토해내는 위한증(胃寒證)과 소변이 잦고 배뇨통이 있으며 소변색이 붉어지는 증상.

▷표한이열증(表寒裏熱證) : 처음에 내열(內熱)이 있었는데 여기에 풍한사(風寒邪)에 감염이 되던가, 외사(外邪)가 일부는 표에 남아서 표한증을 나타냄과 동시에 일부는 이(裏)로 들어가서 열로 화한 것을 말한다.

▷표열이한증(表熱裏寒證): 평소에 비위(脾胃)가 허한(虛寒)한 사람이 다시 풍열사(風熱邪)에 감염되면, 발열하고 머리가 아프며 기침을 하고 인후가 붓고 아픈 표열증(表熱證)에, 다시 대변이 묽고 변이 당(溏)이 되며 소변이 길고 맑으며 입은 담(淡)하고 갈증이 없으며 손발이 따뜻해지지 않는 이한증(裏 寒證)이 나타나는 것.

2) 한열전화(寒熱轉化)

☞정(正)이나 사(邪)가 어느 쪽이 강한가에 따라 한증(寒證)과 열증(熱證)이 서로 바뀌는 것.

3) 한열진가(寒熱眞假)

☞한열(寒熱)에는 진짜(眞)와 가짜(僞)가 있음.

▷상한론에서의 "病人身大熱, 反欲近衣者, 熱在皮膚, 寒在骨髓也 : 身大寒, 身不欲近衣者, 寒在皮膚, 熱在 骨髓也."라 한 것은 진한가열(眞寒假熱)과 진열가한(眞熱假寒)을 말한 것이다.

▷진한가열(眞寒假熱)의 특징 : 일반적으로 구갈(口渴)은 없고 물을 마시려 하지 않지만 혀는 담(淡)하고 맥은 크면서 연하거나 빠르다.

▷진열가한(眞熱假寒)의 특징 : 늘 구갈(口渴), 냉음(冷飮), 황적뇨(黃赤尿), 맥삭(脈數), 설홍(舌紅) 등의 증상을 수반한다.

제 4 절 허실(虛實)

1. 허증과 실증

▷허(虛)와 실(實)을 알게 되면 인체가 질병에 대한 저항력이 약한가 강한가를 알 수 있다.

▷인체가 질병에 대한 저항력이 부족하여 기능이 약하게 된 것이 허증(虛證) 혹은 음증(陰證)이고, 인체의 저항력이 충분하여 병의 변화가 항진된 상황이 실증(實證) 혹은 양증(陽證)이다.

▷허(虛)와 실(實)이란 병상(病狀)의 진가(眞假)를 표시하는 부호임.

(1) 허증(虛證)

▷증상 : 정신이 권태롭다, 가슴 속이 공허하다, 오한(惡寒)이 난다, 손발이 차다, 소화되지 않는 변을 본다, 소변횟수가 많다. 설담홍. 태소 또는 무. 맥완 또는 맥미세.

▷원인 : 하나는 평소부터 허약한 경우이고, 또 하나는 병자는 평소에 정상이지만 오치(誤治)나 약물의 오용 등.

(2) 실증(實證)

▷증상 : 내장(內臟)에 열이 쌓여 번조(煩躁)하다, 변비가 생긴다, 배설물에 냄새가 심하다. 소변은 황적색이고 심한 경우에는 소변을 볼 때 열통(熱痛)이 느껴진다, 팔다리와 온몸에 고열이 난다, 조증(躁證)이 생겨 함부로 행동한다, 입이 건조하여 때때로 냉수를 찾는다. 혀는 아주 붉으며 설태는 두텁고, 맥은 장대(長大)하고 충실하게 나타난다.

▷원인 : 하나는 환자가 평소 건장하여 병에 걸린 후에도 그 상태를 유지하는 경우이고, 또 하나는 의사의 오치나 약물의 오용에 의한 것.

3) 허증(虛證)과 실증(實證)의 감별

▷실증 : 병의 진행과정이 비교적 짧다, 체질이 건강하며 목소리가 높고 거칠다, 동통이 있고 만지는 것을 싫어 한다, 맥실.

▷허증 : 몸이 약하고 병이 오래 되었다, 목소리가 낮고 숨소리가 적다, 아픈 곳을 만지는 것을 좋아한다, 맥이 허하고 힘이 없다.

2. 허증(虛證)과 실증(實證)의 관계

(1) 허실착잡(虛實錯雜)

▷허증(虛證) 중에 실증(實證)이 있거나 실증(實證) 중에 허증(虛證)이 겸하여 허증과 실증이 동시에 나타나는 것.

(2) 허실전화(虛實轉化)

▷허증이 실증으로 되거나, 실증이 허증으로 되는 것.

(3) 허실진가(虛實眞假)

▷진실가허(眞實假虛), 진허가실(眞虛假實) 등.

제 4 장 변증 (辨證)

제 1 절 병인변증(病因辨證)

▷병인(病因)이란 생체의 항상성을 혼란시키거나 파괴하여 질병이나 병증을 일으키는 원인을 가리키는 것으로 발병인자(發病因子) 또는 사기(邪氣)와 같은 개념으로 쓰인다.

▷효시-내경, 틀-금궤요략(金匱要略), 주후백일방-내질 외발 타범.

▷오늘의 삼인학설은 宋대에 진무택(陳無擇)이 "삼인극일병증방론(三因極一病證方論)"에서 다음과 같이 제시함으로써 정립되었다.

☞"六淫, 天之常氣, 冒之則先自經絡流入, 內合於臟腑, 爲外所因 ; 七情, 人之常性, 動之則先自臟腑鬱發, 外 形於肢體, 爲內所因 ; 其如飮食饑飽,叫呼傷氣, 盡神度量, 疲極筋力, 陰陽違逆, 乃至虎狼毒蟲, 金瘡踒折, 疰忤附着, 畏壓溺等, 有背常理, 爲不內外因"

1. 육음(六淫)

▷외사(外邪)에 속하며 기후를 나타내는 六氣(風, 寒, 暑, 濕, 燥, 火)중 어느 것이 많거나 적게 되고, 인체가 이러한 기후의 변화에 저항력을 잃고 병증을 일으킬 때, 이 때의 육기를 각각 풍사(風邪), 한사(寒邪), 서사(暑邪), 습사(濕邪), 조사(燥邪) 및 화사(火邪)라 하고 이를 총칭하여 육음이라 하는데 이를 가리키는 말이다. 이 때 육음(六淫)에 감염되어 병이 생기는 것을 외감(外感)되었다고 한다.

(1) 풍(風)

▷풍은 봄의 주기(主氣)이고, 풍사(風邪)에 외감한 병은 봄에 가장 많다.

1) 풍사습표(風邪襲表)

▷증상 : 발열, 오풍, 땀이 나거나 또는 약간 땀이 난다. 머리가 아프다. 코가 막히고 콧물이 나온다. 목구멍이 가렵다. 조금 기침을 한다. 맥은 부하고 완만하다. 설태는 엷고 희다 등의 증상이 나타난다.

▷겸증 : 풍한습표(風寒襲表), 풍열습표(風熱襲表) 및 풍습습표(風濕襲表).

▷치법 : 거풍한해표(祛風寒解表), 거풍열해표(祛風熱解表), 거풍습해표법(祛風濕解表法).

2) 풍객기부(風客肌膚)

▷증상 : 피부가 가렵우며 풍진(風疹)이 생기기도 하고 긁으면 두드러기

가 생기기도 한다. 발생하는 곳이 일정하지 않다.

▷치법 : 거풍지양법(祛風止癢法)

3) 풍습경락(風襲經絡)

▷증상 : 손발이나 얼굴이 굳어지고 이를 꽉 물고 열지 않으며 눈과 입이 비틀어지거나 목이 굳어지고 팔다리가 뒤틀린다.

▷치법 : 거풍통락법(祛風通絡法).

4) 풍역관절(風歷關節)

▷증상 : 역절동통(歷節疼痛)이 심하여 참기 어렵고 몸을 구부리지 못하며 호흡이 가쁘고 땀이 저절로 흐르며 맥은 부현(浮弦) 또는 침약(沈弱)하고 설태는 희며 두텁다.

▷치법 : 보통은 거풍습(祛風濕), 지비통법(止痺痛法)을 쓴다.

(2) 한(寒)

▷한(寒)은 겨울의 주기(主氣)이지만 다른 계절에 나타날 경우도 있다.

▷한사(寒邪)는 음사(陰邪)에 속함으로 사람의 음기(陰氣)를 상하게 한다.

1) 한사재표(寒邪在表)

▷증상 : 병이 갑자기 생긴다. 처음에는 열이 나지 않는다. 오한하고 땀이 나지 않는다. 몸을 떨고 머리와 목덜미 및 척추가 심하게 아프다. 온몸은 물론 뼈 마디마디가 다 아프다. 열이 지속적이다. 맥은 부긴(浮緊)하고 설태는 희고 얇으며 때로는 손발이 따뜻하다.

▷치법 : 발한해표(發汗解表), 선폐산한법(宣肺散寒法).

2) 한중어이(寒中於裏)

▷원인 : 한사(寒邪)가 직접 이(裏)에 침입하여 장부의 기능에 영향을 미치고 음은 성해지고 양은 쇠약해지는 증상을 나타낸다.

▷증상 : 위한(胃寒)일 경우는 위부(胃部)에 냉통(冷痛)이 있고 통증이 잘 멈추지 않으며 뜨거운 것을 좋아하고 만져 주는 것을 좋아 하며 맑은 물을 토해 내기도 하고 설태는 희다.

비한(脾寒)일 경우는 묽은 설사를 하고 배가 살살 아프며, 따뜻하게 해주면 통증이 약해지고 설태는 희다.

▷치법 : 위한–온중산한법(溫中散寒法), 비한–온비거한법(溫脾祛寒法).

3) 한응경맥(寒凝經脈)

▷증상 : 팔다리와 관절이 심하게 아프고 아픈 곳이 일정치 않다. 종창이 있고 국부가 추위를 탄다. 피부색은 희고 만지더라도 따뜻해지지 않는

다. 추위를 만나면 아프고 열을 받으면 통증이 약해진다. 설태는 희고 두텁거나 미끄럽고 맥은 현긴(弦緊) 또는 현완(弦緩)하다.

(3) 서(暑)

▷서(暑)는 여름의 주기(主氣)이다.

▷여름에 걸린 열병을 서병(暑病)이라 부르고,

☞한여름에 뜨거운 볕에서 일을 하거나 장거리 여행을 하다 갑자기 졸도하여 인사불성이 되는 경우를 중서(中暑)라 부른다.

▷증상 : 일반적으로 머리가 무겁고 가슴이 답답하며 몸이 권태로워서 땀을 흘리고 얼굴에 때가 끼는 증세가 나타나거나 계속되는 열 때문에 목이 마르고 소변색이 붉다. 맥은 허하고 설질은 붉고 설태는 황색이고 얇은 증세가 나타난다.

1) 중서(中暑)

▷증상 : 고열이 계속되고 머리가 어지러우며 가슴이 괴롭고 구토, 오심이 있으며 호흡이 가쁘다. 갑자기 쓰러져서 헛소리를 한다. 소변량은 적고 붉다. 혀는 건조하고 피부도 건조하다. 맥은 허하고 빠르다 등의 증상이 나타난다.

▷치법 : 청서생진법(淸暑生津法)을 쓴다.

2) 서습(暑濕)

▷증상 : 서열(暑熱)에 습(濕)이 더해진 것으로 열은 낮고 바람을 싫어 하고 땀이 약간 난다. 가슴이 답답하고 배가 더부룩하며 입안은 끈끈하고 입은 쓰며 대변은 당(溏)이다. 피로하고 권태로우며 설태는 두텁다.

▷치법 : 청열화습법(淸熱化濕法).

3) 서열(暑熱)

▷증상 : 서사(暑邪)가 피부에 침습된 병증으로 땀은 많이 나지 않는다. 목이 마르고 권태롭다. 식사를 적게 한다. 설태는 얇고 약간 붉다. 소변은 맑고 양이 많다. 맥은 가늘고 빠르다 등.

▷치법 : 청열익기생진법(淸熱益氣生津法).

(4) 습(濕)

▷습(濕)은 장하(長夏)의 주기(主氣)로서 무겁고 점조하며 밑에 깔리는 성질을 가진 음사(陰邪)이다.

▷일반적으로 습병(濕病)은 안개나 이슬을 맞았거나, 수중에서 작업하는 일이 많거나, 개울물을 건너기도 하고 비에 젖기도 하면서 생활하거나 하는 사람, 또는 거주지가 낮고 습한 곳에 사는 사람들에게 잘 걸리는

병이다.

1) 습곤위표(濕困衛表)

▷증상 : 열은 높지 않고 약간 춥다, 병은 오래 지속된다, 땀은 끈끈하고 가슴이 답답하다, 머리와 팔 다리가 무겁고 아프다, 변은 당(溏)이고 설태는 두텁다 등의 증상이 나타난다.

▷치법 : 방향화습법.

2) 습체경락(濕滯經絡)

▷증상 : 습이 낙(絡)에 울체되어 팔다리 관절이 상하게 된 병증으로 통증이 심하고 무릎이 부어 엎드리기가 어려우며 설태는 희고 매끄럽고 두터우며 맥은 완맥이다.

▷치법 : 거습통락법(祛濕通絡法).

3) 습독침음(濕毒侵淫)

▷증상 : 개선, 습창, 포진이 있고 냄새가 나며 음부가 가렵다.

▷치법 : 화습해독법(化濕解毒法).

(5) 조(燥)

▷조(燥)는 가을의 주기(主氣)로서 이것에 침습된 병증을 조병(燥病)이라 한다. 여기에는 양조(涼燥)와 온조(溫燥)가 있다.

▷가을이 깊어 처음으로 찬기운을 받아 외감된 것을 양조(涼燥)라 하고, 가을이 청명하여 오래도록 비가 오지 않을 때 외감된 것을 온조라 한다.

▷양조(涼燥)는 머리가 약간 아프고 추위를 타며, 기침을 하고 코가 막히며 땀이 나지 않고 혀는 희고 건조하며 맥은 현삭(弦數)한 증세로 나타난다.

▷온조(溫燥)의 경우는 몸에 열이 있고 땀이 나며 목이 마르고 목이 아프며 기침을 하고 흉통(胸痛)이 있으며 심해지면 가래에 피가 섞이고 상기증(上氣證)이 있으며 코가 마르고 맥은 부대(浮大)하며 설태는 약간 누렇게 된다.

(6) 화(火)

▷열(熱)이 심하면 화(火)가 될 수 있다.

▷화병(火病)은 장부(臟腑)를 태우고 진액(津液)을 소모시키는 등, 그 해(害)가 아주 심하다.

▷증상 : 일반적으로 열이 심하다(壯熱), 가슴이 답답하다, 목이 마른다, 목이 아프다, 얼굴이 빨개진다, 눈이 충혈된다, 맥이 빠르다.

▷기타 : 부스럼이나 빨갛게 열이 달아오르는 종기 등도 화독(火毒)에 속

한다.

▷화열(火熱)에는 실화(實火)와 허화(虛火)가 있는데 실화에는 청열사화법(淸熱瀉火法)을 쓰고, 허화에는 청허열법(淸虛熱法)을 쓴다.

▷육기(六氣) 중, 풍(風), 한(寒), 서(暑), 습(濕), 조(燥)의 五氣는 조건에 따라 모두 화(火)로 바뀔 가능성이 있다.

2. 칠정(七情)

▷정신적으로 stress를 받으면 병이 생기는데 이 정신적인 활동은 희(喜), 노(怒), 우(憂), 사(思), 비(悲), 공(恐), 경(驚)으로 표시할 수 있고, 이를 칠정(七情)이라 한다.

▷정상적인 상태에서는 절도가 있고 건강에는 해롭지 않지만 지나치면 정상적인 생리변화에 영향을 주어 병을 일으키게 된다.

▷병을 일으킬 때의 칠정(七情)을 내인(內因)이라 하고 그 병을 내상(內傷)이라 한다.

(1) 희(喜)

▷지나치면 심기가 소모되어 병이 생긴다.

▷증상으로는 정신이 황홀해지고 심하면 말에 강약이 없어지며 움직임에 이상이 생긴다.

(2) 노(怒)—혈기가 왕성한 사람은 화를 잘 내고 화(火)가 왕성한 사람도 대개 화를 잘 낸다.

▷화를 크게 내서 간(肝)이 상하게 되면 간기상역(肝氣上逆)을 일으키고 심하면 혈이 상초(上焦)에 울체되어 신혼급궐증(神昏急厥證)을 일으킨다.

(3) 우(憂)

▷"우수(憂愁)는 기(氣)가 막혀서 움직이지 않는 것"이라 했다. 기(氣)는 폐(肺)가 다스리고 있기 때문에 걱정스럽고 우울한 상태가 오래 계속되면 폐(肺)도 상하게 되고, 폐(肺)가 상하면 비(脾)도 상하게 된다.

(4) 사(思)

▷정서에 좋지 않는 영향을 준다. 비(脾)의 지(志)는 사(思)이므로 사려(思慮)가 지나치게 깊으면 비(脾)도 상하게 된다.

▷증상 : 권태감, 소식(小食), 건망증, 만성심계항진증 등이 나타남. 눕기를 좋아하며 잘 때 땀이 나고 몸이 쇠약해지고 여윈다.

(5) 비(悲)

▷슬픔이 지나치면 기는 소침(消沈, 銷沈)해지고 폐와 심(心)에도 손상을

끼침으로, 안색은 매우 창백해지고 정신력도 약해지게 된다.

(6) 공(恐)

▷두려움을 느끼게 되면 기가 하강하여 신(腎)이 손상을 입게 되고, 그 결과 불안해져서 문을 닫아거는 등 공포증이 나타난다.

(7) 경(驚)

▷사람이 놀라게 되면 심신이 흔들리고 신기가 산란하며 감정상태가 불안하게 되어 병이 생김.

제 2 절 氣血津液辨證

1. 기(氣)

(1) 기의 개념

▷자연계를 구성하는 기본물질이다.

▷자연계의 모든 사물은 기의 운동변화에 의해 생성된다.

▷자연계에서 수곡섭취―〉 인체의 기로 전환―〉 이 기능에 의해 생명을 영위함

▷장상학설에서의 장부조직의 생리적인 기능, 경락학설에서의 경맥의 기는 같은 의미에서의 기이다.

(2) 기본이 되는 기

▷정기―선천적으로 물려받은 기로 신(腎)에 저장됨.

▷수곡정미―후천적인 기, 외계에서 수곡을 섭취하여 비위의 운화기능에 의해 얻어진 것

▷청기―폐의 호흡에 의해 자연계로 부터 얻어진 것.

(3) 기의 형성

▷신 ―〉 정기― 신의 작용에 의해 신을 떠남―〉 중초로 감―〉 비위가 흡수한 수곡정미의 기와 결합―〉 또 상초로 감―〉 폐에서 흡수한 청기와 결합 ―〉 기가 됨―〉폐의 작용에 의해 전신으로 살포됨(폐의 선강작용)

(4) 기의 분포와 분류

▷기는 인체에 각각 다르게 분포되어 있기 때문에 기능이 다르고 명칭도 다르다.

▷인체의 기는 원기, 종기, 영기, 위기의 네가지로 분류할 수 있다.

1) 元氣(眞氣)

▷인체 생명활동의 원동력임

▷가장 기본이 되고 가장 중요한 기임

① 형성

▷부모에서 받은 선천적인 정기가 신의 생리작용에 의해 형성되는 것이다.

▷후천적인 수곡정미에 의해 끊임없이 보충되고 키워진다.

② 분포

▷신에서 형성—삼초를 통해—경락계통과 주리 사이를 운행한다.

③ 중요기능

▷추동, 온화, 방어, 고섭, 기화

2) 宗氣

▷가슴 속에 모여 있는 기를 가리킴

① 형성

▷수곡정미와 폐기가 합친 것

▷비위나 특히 폐와 관계가 깊음

② 분포

▷폐의 선발작용에 의해 후두로 나와—〉 심맥으로 들어가며

▷폐의 숙강작용에 의해 단전에 저장됨

▷종기가 흉부에 모이는 곳을 기해 또는 단중이라고 한다.

③ 주요한 기능

▷폐의 호흡 촉진, 기혈의 운행, 심기를 도와 심맥의 박동을 추동하고 심율을 조정함.

▷언어의 강약과도 관계가 있음

3) 營氣

▷위기와 상대적인 것으로 음에 속하며 영음이라고도 한다.

▷수곡정미가 혈에 들어가 영기로 변화함

▷중초에서 나와 —〉폐로 가서—〉경맥에 들어간 후—〉 14경맥을 따라 전신을 순환함

▷현대적인 의미에서의 혈액과 같은 개념임. 영양공급

4) 衛氣

▷영기와 상대적인 것으로 양에 속하며 위양이라고도 한다.

▷비위를 원으로 하고 상초에서 출하여 맥외를 돈다

▷피부표면의 보호, 장부의 온화와 피모의 윤택, 주리개합의 통제에 의한 땀과 체온의 조절

(5) 기의 운행

▷끊임없이 운동하고 순행함

▷승강출입이 기운동의 기본형식임—기기의 정지는 생명활동의 정지를

뜻함

2. 혈(血)

(1) 개념

▷혈은 맥관 속을 순행하는 붉은 액체로 인체의 생명활동을 유지하는데 기본이 되는 영양물질임.

▷맥관은 혈이 통행하는 통로로서 혈부라고도 한다.

(2) 형성

▷원천 : 위와 비임.

▷수곡정미—폐에서 청기와 결합—맥관으로 들어감—혈

▷수곡정미에서 흡수한 영기와 진액은 혈의 중요한 구성성분임.

▷精도 혈을 형성하는 중요한 물질임.

(3) 순행

▷순행은 심기의 추동기능에 의거함.

(4) 기능

1) 전신을 영양하고 습윤시킨다.

2) 정신활동에 기초가 되는 물질이다.

▷난경 血主濡之, 소문오장생성설 肝受血而能視, 足受血而能步, 掌受血而能握, 指受血而 能攝, 영추-본장 血和則 筋骨勁强, 關節淸利矣. 영추-평인절곡 血脈和, 則精神乃居, 의론30편 血爲養命之源

▷혈(血)은 "혈관속에 들어 있는 적색의 액체"로서 전신에 있는 조직과 기관에 영양을 공급하고 이들을 자윤(滋潤)하는 작용이 있다.

▷비(脾)에서 흡수된 자양분이 물질적인 기초가 되고, 심장으로 이동하여 심장의 심화(心火)를 받아 적색으로 된 것이 혈(血)이지만, 이것이 폐로 가서 폐의 기를 받아 전신으로 살포될 때 비로소 완전한 혈(血)이라 할 수 있다.

▷장상학설(臟象學說)에 의하면 간(肝)은 혈액을 저장한다고 하였고, 신(腎)도 선천(先天)의 본(本)이라 하였음. 비(脾), 심(心), 폐(肺) 이외에 간(肝)과 신(腎)도 혈액의 생성과 순환과정에 크게 관여하고 있음.

▷혈화(血和) : "內經"에서도 "血脈和利, 精神乃居"라 하여 그 중요성을 강조하고 있다.

☞정적인 면에서, 전신 또는 국소의 혈액량이 정상이고 혈액성분이 정상이며 심혈관계의 형태 및 기능이 정상인 상태를 뜻하고,

☞동적인 면에서, 전신 및 국소에서의 혈액순환이 정상적인 상태에 있

음을 뜻함.

▷혈병(血病) : 혈(血)의 생성이 부족되거나 소모가 많아져서 생기는 혈허(血虛)와 순환 또는 혈행(血 行)이 장애되어 생기는 혈어(血瘀), 혈열(血熱), 혈한(血寒) 등으로 나눌 수 있다.

(1) 혈허(血虛)

▷피가 모자란 병증, 즉 피의 내용이나 기능이 모자란 것으로 몸 전체나 몸의 일부에 영양이 불량한 증세가 나타나고 전신이 허약한 증후가 나타남.

▷동시에 내분비 조절 이상, 순환 불량, 자율신경계 및 신경계의 실조가 나타나는 병증이다.

▷혈허의 원인 : 혈액의 생성은 적어짐—선천적인 소인, 비위기허, 만성질환이 비위의 운화에 영향을 미침, 소모가 많아짐—만성출혈, 우울증, 기화내성, 소모성질환, 기생충 등

▷일반적인 증상 : 안색이 나쁘다, 피부에 윤기가 없다, 머리가 흔들린다, 눈이 가물거린다, 손톱빛깔이 나쁘다, 손톱이 무르다, 머리칼이 빠진다, 머리칼이 흩어진다, 지각마비감이 있다 등.

▷장부의 혈허증 중에서 임상적인 의의가 큰 것은 심혈허(心血虛)와 간혈허(肝血虛)이다.

☞심혈허(心血虛) : 머리가 멍하고 머리가 흔들린다. 건망증, 초조감, 불안감, 비애감, 다몽(多夢), 동계(動悸)가 있고 깊은 잠을 못 이룬다. 사고력의 저하가 뚜렷하다 등.

☞간혈허(肝血虛) : 눈이 가물거린다. 눈에 건조감이 있다. 눈이 부시고 눈이 아프다. 눈이 피로하고 눈이 잘 떠지지 않는다, 초조감, 사지마비감, 근육경련, 근경직, 지각둔마 등.

-피부가 기칠거나 피부에 갈색 반점이 생기거나 안면홍조가 나다니기도 한다.

-여성의 경우 월경 주기의 연장, 경혈양의 감소 및 무월경 등이 나타난다.

▷혈허증에 수반하기 쉬운 증상

▷혈허생풍(血虛生風) : 혈허(血虛)시에 나타나는 피부병변. 피부건조, 피부파열, 낙설, 피부위축 등에 따르는 피부소양증과 소량의 출혈이 있은 후 피딱지가 앉는 증세.

▷간기울결(肝氣鬱結) : 우울감, 억울감, 초조감, 분노, 정서불안 등.

▷열증 : 몸에 열감이 있다, 국소에 열감과 발적이 있다, 입이 마른다, 얼

굴이 화끈 달아오른다, 차고 냉한 것을 좋아한다, 따뜻한 것을 싫어한다 등.

(2) 혈어(血瘀)

▷장부나 경맥에 어혈(瘀血)이 축적된 병증을 말한다.

▷동의어로는 중국의 고전에 체혈(滯血), 유혈(留血), 축혈(蓄血), 폐혈(閉血), 건혈(乾血), 노혈(老血), 사혈(死血), 패혈(敗血), 악혈(惡血), 또는 부혈(腐血) 등 여러가지가 쓰이고 있다.

① 어혈(瘀血)

▷어혈(瘀血)이란 혈액으로서의 생리적인 기능을 상실한 혈액이나 혹은 혈액기원(血液起源)의 이물(異物)들이 대사되거나 배설되지 못한 채 어느 일정부위에 정체되어 있거나, 또는 이러한 비생리적인 혈액들이 계속적으로 형성되고 있는 상태에 있으므로 해서 그 부위에, 그 자체가 병적으로 작용한다던가 또는 다른 질병을 일으키는 원인이 된다는 개념이다.

① 어혈(瘀血)의 원인

▷원인 : 한사침입, 열사내울, 기기울체, 기허불운, 외상 등

☞첫째는 외상(外傷)에 의한 것을 들 수 있다.

☞둘째로 외사(外邪)에 의한 것을 들 수 있다.

☞셋째는 기(氣) 및 혈(血)과의 관계를 들 수 있다.

☞넷째는 정신적인 소인을 들 수 있다.—정신이 맑지 않으면 기(氣)가 순조롭지 못하게 되어 어혈을 일으킨다.

② 어혈(瘀血)이 일단 형성되면

▷또 하나의 어혈의 원인이 된다.

☞그 자체가 기혈(氣血)의 운행을 저해하고

☞장부의 기능에 장해를 주어 어혈발생을 촉진함.

▷여러가지 병변을 일으킴

☞장부조직 사이에 혈액이 정체되어 있고 그것을 배출하거나 없애는 것이 불가능하여 혈행(血行)이 어렵고 경맥(經脈)이 막힘.

③ 증상

▷일반적으로 손바닥이 홍적색이다, 피부에 자색 반점이 나타난다, 피부

모세혈관이 증가한다, 피부가 거칠다, 입술 주위가 청자색이다, 눈 주위가 암자색이다, 출혈하기 쉽다, 주로 복부 왼쪽을 누 르면 아픈 증상이 나타난다. 뱃속에 있는 종괴(腫塊)는 만지면 매우 딱딱하고 이동하지 않는다, 종괴(腫塊)가 체표조직 사이에 있을 때에는 피부색은 청자 또는 흑암색이고 얼굴은 거무죽죽하며, 입술과 손톱은 청자색이고 피부가 쭈굴쭈굴하며 다리부분에 푸른 정맥혈관이 나타난다.

④ 이와 같이 어혈은, 그 출현 범위가 넓고 증상도 다양하지만

▷동통이 바늘로 찌르고 칼로 자르는 것처럼 아프고 아픈 부위가 이동하지 않으며 만지면 더 아프고 통증은 일반적으로 밤에 심한 것이 공통적인 특징이다(예;협심증, 심근경색 등).

⑤ 어혈의 3대증상

▷통증 이외에 국소의 종창(腫瘡), 종류(腫瘤), 관절의 종창, 肝脾腫, 자궁근종, 혈종, 피하출혈, 피하결절 등, 그리고 혀가 암자색으로 되거나 어혈반(瘀血斑)이 나타나는 것.

⑥ 기타 다음과 같은 증상들이 나타난다.

▷어린상피부(魚鱗狀皮膚), 굳어지는 피부, 눈주위가 검어짐, 백반(白斑), 구모상혈관종, 황달 등의 피부의 변화와 모발의 변화

▷정신,신경증상 (정신분열증, 건망증, 우울증, 난청 등)

▷발열(어혈에 의한 발열은 증상이 맥증과 일치하지 않는 것이 특징임)

▷출혈경향

▷해수 또는 천식

▷동계(動悸)

▷복부팽만감

▷대소변의 이상(대변이 흑색이거나,소변을 자주 봄)

▷월경이상(하복부의 자통(刺痛), 월경시의 두통, 월경혈이 암자색이거나 핏덩어리가 나타남)

▷맥이 현(弦), 침(沈), 결(結) 또는 삭(數)하다.

2) 혈어증(血瘀證)

▷혈어증은 어혈 때문에 발생된 병증.

☞활혈거어법(活血祛瘀法)을 쓴다.

① 기허혈어(氣虛血瘀, 血瘀兼氣虛證) : 몸이 권태롭다, 힘이 없다, 숨소리가 작

다, 자한이 있다, 통증이 심하여 손을 대지 못하게 한다, 혀는 어두운 색이거나 어혈반(瘀血斑)이 나타난다.

▷익기활혈법(益氣活血法)을 쓴다. 기체(氣滯)에 의한 것은 행기활혈법(行氣活血法)을 쓴다.

② 혈허혈어(血虛血瘀, 血虛兼血瘀證) : 어혈이 한곳에 머물러 있는데도 새로운 혈액이 다시 공급되지 않아서 혈허(血虛)가 되었거나, 처음부터 혈허(血虛)인 상태에서 여러가지 원인이 작용하여 혈어(血瘀)가 생긴 병증이다.

▷증상 : 머리가 어지럽다, 눈이 번쩍거린다, 가슴이 뛰어서 잠을 이루지 못한다, 혀는 연한 색을 띄고 어혈반(瘀血斑)이 있으며 맥은 가늘고 삽(澁)하다. 가끔, 종괴(腫塊)가 만저지지만 통증이 심하여 손을 대지 못하게도 하며 아픈 곳이 이동하지 않는다.

☞양혈활혈법(養血活血法)을 쓴다.

③ 한객혈맥(寒客血脈, 血寒證) : 동상, 탈골저, 징적, 부녀월경불리와 같이 한사(寒邪)가 혈맥중에 들어와서 혈을 엉키게 하여 혈액순환을 저해시키기 때문에 발생한다.

▷증상 : 통증은 따뜻하게 하면 완화된다, 온몸이 춥게 보이고 팔다리가 차다, 혀는 연한 색을 띄고 어둡다, 맥은 침하고 느리며 삽(澁)하다 등의 증상이 나타난다.

☞온경활혈법(溫經活血法)을 쓴다.

④ 어열박결(瘀熱搏結, 血熱證) : 이미 혈어증(血瘀證)이 있는데, 또 혈열(血熱)이 나타나는 것을 말하고 실증(實證)에 속하지만 허실(虛實)이 뒤섞여 나타나는 경우도 있다.

▷증상 : 통증은 차게 하면 경감되고 열이나며 출혈이 있고 종괴(腫塊)가 있다. 맥은 빠르고 혀는 어두운 홍색이다. 해혈, 토혈, 뉵혈, 요혈, 변혈 등

☞비뉵, 치뉵, 치은종, 설상출혈, 설종, 혈붕, 적림, 월사선기, 열입혈실, 안폭적통 등.

3. 진액(津液)

(1) 개념

▷인체에 있는 정상적인 모든 수액의 총칭임.

☞타액, 위액, 장액, 활액, 콧물, 눈물, 요액 등을 포괄함.

▷진과 액의 차이

☞津 : 비교적 맑고, 유동성이 크며, 혈맥을 채워주고, 장부와 피모를 윤택하게 하며, 땀구멍 등으로 쉽게 배출되고, 쉽게 보충할 수 있다.

☞液 : 비교적 점조하고, 유동성이 적으며, 장부에 영양을 주고, 골수 척수 뇌수 활액강을 채워 주며 관절을 부드럽게 움직이게 하지만 쉽게 소모되지도 않고 쉽게 보충되지도 않는다.

(2) 진액의 기능

▷자양하고 윤활한다.

▷혈의 형성에 참여한다.

▷음양의 평형을 조절한다.

▷대사산물을 배설한다.

(3) 대사

▷(생성) : 비기의 운화, 폐기의 선강 및 신양의 기화작용에 의해 진액을 생성하고

▷(수송, 분포) : 이를 전신에 수송, 분포하여 전신을 충실하게 하고 생명 활동이 원활하게 이루어 지도록 한 후

▷(배설) : 그 노폐물은 발한, 배뇨, 호흡 등에 의해 체외로 배출시킨다.

(4) 진액이 관여하는 병증

▷진액이 관여하는 병증으로는 ① 진액부족, ② 진액의 운반장애, ③ 진액의 배설장애로 나눌 수 있다.

1) 진액부족

▷증상 : 입술이 타고, 목이 건조하거나 목이 마르며, 피부가 건조해지고, 머리털이 뻣뻣하여 윤기가 없으며, 눈이 들어 가고, 근육이 뒤틀리고 땡기며, 땀이 잘 나지 않거나 전혀 나지 않으며, 소변량이 적다.

2) 진액의 운반장애 및 배설장애

▷비, 폐, 신 및 삼초는 진액을 전신으로 운반하고 공급하는 역할을 맡고 있는 데 그 기능이 허하여 이들을 수송하지 못하거나 불필요하게 된 것들을 체외로 배출시키지 못하면 수습 이 정체되게 된다. 이 때,

☞증세가 가벼우면 습탁이 중초(中焦)를 막아 담음(痰飮)이 되고,

☞심하면 수습이 정체되고 쌓여서 수종(水腫)이 된다.

▷담음은 보통 담증, 음증으로 나눈다.

(5) 담증, 음증, 수종

1) 痰

▷담(痰)이란 병이 진행되는 과정에서 생기는 생성물로서 내상(內傷)과 외감(外感)을 비롯한 모든 병에서 생긴다.

▷담(痰)과 장부와의 관계에서 보면 폐(肺), 비(脾), 신(腎)의 세 장(臟)이 골고루 관계가 있지만 비(脾)가 습(濕)을 제어하지 못하고 운화(運化)를 제대로 다 하지 못하는 것이 중요한 원인이다.

☞"비(脾)는 담(痰)을 생성하는 원천이다"한 것은 이것을 두고 하는 말이다.

▷담(痰)은 여러가지 질병의 원인이 되므로 흔히 "壞病多痰"이라고 말하고 있다.

☞예. 담음(痰飮)이 흉협(胸脇)에 정체하면 심하(心下)가 비색(塞)하여 이완되지 않는다, 흉협에 통증이 생긴다, 속이 조잡(雜)하여 시장한 것 같기도 하다, 등의 어딘가가 늘 시린 것 같기도 하다.

▷음양이 승강하지 못하면 심(心)과 신(腎)이 서로 어울리지 않아 불면증이 온다, 위기가 상역하면 오심구토가 일어난다 등.

▷폐(肺)를 범하게 되면

☞천해(喘咳)가 일어난다.

▷풍사(風邪)가 담(痰)을 협잡하여

☞정수리에 미치면 현훈과 두통이 생긴다,

☞심(心)을 지나면 놀라고 겁내는 경계(驚悸)가 생긴다, 심계항진이 생긴다,

☞심포를 가려 심규(心竅)가 막히면 담중(痰中)과 전간(癲癎)이 발작한다.

☞장간(腸間)을 내려가면 설사가 난다,

☞전음(前陰)으로 내리면 대하가 생긴다,

☞기혈(氣血)을 막으면 월경불순이 생긴다,

☞기육(肌肉)에 체하여 팔다리를 유주(流注)하면 팔다리가 마비되어 잘 움직이지 못하게 되거나 팔 다리에 동통이 생기거나 또는 옹종(癰腫)이나 결핵이 된다.

▷담(痰)의 병인에는

☞풍(風), 한(寒), 습(濕), 열(熱)이 있고,

▷담(痰)의 성질에는 기울(氣鬱)과 완고한 만성담으로 구별되며,

▷담(痰)도 생기는 원인과 상태에 따라 여러가지로 나뉘는데 그 중 잘알려진 것은 다음과 같다.

☞습담(濕痰) : 희고 많은 가래가 나오고 뱉어내기가 쉬우며 흉민(胸悶), 오심(惡心)이 주증이다.

-반하, 천남성, 창출, 백출 등으로 조습화담(燥濕化痰)하게 함. 이진탕, 이출이진탕.

☞한담(寒痰) : 담(痰)이 많고 희박하며 설태는 활하고 등어리 어딘가가 늘 냉한 것이 주증임.

-일반 거담방제에, 건강, 육계, 부자를 가하여 한담(寒痰)을 온화(溫化)한다.

-이중화담환, 계부이진탕.

☞열담(熱痰) ; 흔히 담열(痰熱)로 하여 불면증이 오며 숨이 거칠고 황색 또는 끈적끈적한 가래가 나오며 인후통이 있고 목이 마르며 가슴에 통증이 있다.

-죽여, 황금, 황련, 괄루인, 패모, 상백피, 우담남성 등으로 청열화담한다.

☞조담(燥痰) ; 인후가 마르며 가래는 점조하고 양은 적으며 뱉어내기가 어렵고 피가 섞일 때가 있으며 입과 입술이 마르고 혀는 붉으며 건조하고 맥은 가늘고 빠르거나 삽(澁)하다.

-청열윤폐화담법(淸熱潤肺化痰法)을 쓴다.

☞풍담(風痰) ; 심(心)의 담증(痰證)에 속하는데 갑자기 졸도하여 입에 거품을 물고 경련한다.

-현훈증과 두혼중통(頭昏重痛)이 주증이다.

-우담남성, 백부자, 천마, 천축황, 조구등, 국화, 영약각, 백질려 등으로 거풍척담(祛風滌痰)하게 함. 도담탕, 반하백출탕.

"사람의 몸에는 담아 놓은 담(痰)이 없고, 천하에는 역류하는 물이 없다. 그러므로, 담(痰)을 치료하려면 담(痰)보다 기를 치료하여야 한다. 기(氣)가 순조롭게 운행하면 온몸에 있는 진액(津液) 역시 따라서 순조로워진다"라 하였듯이, 치담방제(治痰方劑)에는 진피와 지각 등의 조기약(調氣藥)을 많이 배합한다는 것을 명심하여야 한다.

2) 음증(飮證)

▷음증이란 여러가지 수음(水飮)을 일으키는 병증의 총칭임.

▷수음(水飮)이 어디에 정체되어 있느냐에 따라 담음(痰飮), 현음(懸飮), 일음(溢飮), 지음(支飮) 등으로 나눈다.

☞담음(痰飮) ; 수음이 흉협위완부(胸脇胃脘部)에 머물러 있는 병증이다.

-흉협(胸脇)이 꽉 차있는 듯 하고, 위완부(胃脘部)에 진수음(振水音)이 들리며, 구토하고, 묽은 가래가 계속되며, 목은 마르지 않거나 마르더라도 물을찾지 않고, 머리와 눈이 어지러우며, 가슴이 뛰고, 호흡이 가쁘다.

☞현음(懸飮) ; 수음이 협륵(脇肋)에 있고 가슴 속이나 뱃 속에는 수음(水飮)이 영향을 주지 않는 것을 가리킨다.

-협통(脇痛)이 있고, 숨을 쉬거나 체위를 바꿀 때 통증이 오며, 숨이 가쁘고 기침을 한다.

☞지음(支飮) ; 수음이 흉협위완(胸脇胃脘)에 머물러 있는 병증이다.

-기침을 하고 호흡이 곤란하며, 일어나 앉아서 숨을 쉬고, 부종이 있으며, 가래가 많고 가래는 거품모양을 하고 있다.

☞일음(溢飮) ; 수음(水飮)이 팔다리의 피부와 살에 머물러 있는 병증이다.

-팔다리가 무겁고 아프며 심하면 붓기도 하고, 소변불리가 있으며, 가끔 열이 나고 오한하지만 땀은 나지 않는다. 또한, 해천(咳喘)이 있으며, 가래는 양이 많고 흰 거품이 생긴다.

3) 수종(水腫)

제 3 절 육경변증(六經辨證)

▷黃帝內經素問卷九 熱論篇第三十一

☞ 黃帝問日, 今夫熱病者, 皆傷寒之類也, 或愈, 或死, 其死皆以六七日之間, 其愈皆以十日以上者何也, 不知其解, 願聞其故. (이제 저 열병이라는 것은 모두 상한류로서 낫기도 하고 죽기도 하는데 죽을 때에는 6-7일 정도이고 나을 때에는 모두 10일 이상이나 되는 것은 어째서입니까. 원컨데 그 까닭을 듣고 싶습니다.)

▷岐伯曰, 傷寒一日 巨陽受之, 故頭項强痛腰脊强, 二日, 陽明受之, 陽明主肉, 其脈俠鼻絡於目, 故身熱目疼而鼻乾不得臥也, 三日, 少陽受之, 少陽主膽, 其脈循脇絡於耳, 故胸脇痛而耳聾, 三陽經絡, 皆受其病而未入於藏者, 故可汗而已, 四日, 太陰受之, 太陰脈布胃中絡於 , 故腹滿而 乾, 五日, 少陰受之, 少陰脈貫腎絡於肺繫舌本, 故口燥舌乾而渴, 六日, 厥陰受之, 厥陰脈循陰器而絡於肝, 故煩滿而囊縮, 三陰三陽, 五臟六腑, 皆受病, 營衛不行, 五臟不通, 則死矣. (기백이 말하기를 상한 1일에는 거양이 이를 받으므로 두항이 강통하고 요척이 뻣뻣합니다. 2일에는 양명이 이를 받습니다. 양병은 肉을 다스리고 그 맥이 코에서부터 눈에 이어져 있으므로 신열이 나고 눈이 아프며 비가 건조하여 누워있지 못합니다. 3일에는 소양이 이를 받는데 소양은 담을 다스리고 그 맥이 옆구리를 돌아 귀에 이어지므로 휴협이 아프고 귀가 들리지 않게 됩니다. 3양 경락이 모두 병을 받았으나 아직 장에는 들어가지 않았음으로 땀을 내면 낫게 됩니다. 4일에 태음이 이를 받는데 태음맥은 위중에 분포하며 목구멍에 이어지므로 목만하고 목이 건조하게 됩니다. 5일에는 소음이 이를 받는

데 소음맥은 신을 관통하여 폐에 이어지므로 舌本에 연결되어 있으므로 口燥하고 舌乾하며 갈증이 납니다. 6일에는 궐음이 이를 받는데 궐음맥은 음기를 순환하고 간에 이어지므로 번만하며 낭이 수축하게 됩니다. 삼양삼음과 오장육부가 모두 병을 받아 영위가 움직이지 못하고 오장이 불통하게 되면 죽습니다.)

▷"소문(素問)-열론편(熱論篇)"의 육경변증을 기본으로 하여 외감병이 진행하는 과정에서 나타나는 각종 증후들을 음과 양으로 변별한 후 이를 삼음과 삼양의 두개의 부류로 나누어 변증하는 방법이 육경변증이다.

▷육경변증을 잘 체계화시킨 이론이 상한이론(傷寒理論)이다.

▷상한이론은 외감한사(外感寒邪)를 대상으로 그 침습 및 발전과정을 육경변증과 한대(漢代)까지의 평맥변증(平脈辨證) 및 치료경험을 참고로 하여 중의학의 이론을 창조적으로 발전시키고 계통화시킨 것으로 복잡한 증후를 상반경향(相反傾向)을 띤 양증(陽證)과 음증(陰證)으로 단순화시킨 탁월한 이론이다.

▷상한론은 육경을 변증론치(辨證論治)의 강령(綱領)으로 내세우고, 팔강변증(八綱辨證)을 위주로 하여 여기에 장부경락변증(臟腑經絡辨證)을 유기적으로 결합시켜, 모든 외감병(外感病)을 일목요연하게 식별할 수 있도록 함으로써, 증(證)의 변별(辨別)과 치료에 대한 지침을 부여하고 있다.

▷육경(六經) : 태양(太陽), 양명(陽明), 소양(少陽), 태음(太陰), 소음(少陰) 및 궐음(厥陰).

▷병자(病者)의 정기(正氣)가 충실하고 병정(病情)이 항진적이며 열성(熱性)일 때는 三陽證(太陽, 少陽, 陽明)으로 분류하고, 반대로 병자의 정기(正氣)가 점점 허약해지고 병정이 침쇠적이며 한성(寒性)일 때는 三陰證(太陰, 少陰, 厥陰)으로 분류하고 있다.

▷證

☞陽證

-三陽經病

太陽病	表證	太陽之爲病, 脈浮, 頭項强痛而惡寒.
少陽病	裏熱虛證	少陽之爲病, 口苦, 咽乾, 目眩也.
陽明病	裏熱實證	陽明之爲病, 胃家實也.

☞陰證

-三陰經病

太陰病　　　裏寒證　太陰之爲病，腹滿而吐，食不下，自利益甚，時腹自痛.

少陰病　　　寒虛證　少陰之爲病，脈微細，但欲寐也.

厥陰病　　　虛證　　厥陰之爲病，氣上衝心，心中疼熱，飢而不欲食，食則吐，下之利不止.

▷또한, 병의 전변(轉變)도 "표(表)에서 이(裏)로, 낮은 곳에서 깊은 곳으로, 실한 데서 허한 데로, 양에서 음으로"라는 과정을 따르고 있다.

☞그러나, 육경병(六經病)은 장부경락의 병변을 반영한 복합적인 증후(三陽病은 六腑의 병변을 반영한 것이고, 三陰病은 五臟의 병변을 반영한 것임)를 표현한 것이어서, 육경병(六經病)의 전변(轉變)은 반드시 육경의 순서로 발전되는 것 만은 아니고, 정기(正氣)의 성쇠(盛衰), 장부경맥(臟腑經脈)의 표리관계(表裏關係) 등에 의해 이루어지는 경우가 많다.

▷정기(正氣)가 충실하고 왕성하여 사기(邪氣)에 대한 저항력이 강하면 사기(邪氣)는 안으로 전입할 수 없고, 사기(邪氣)가 안으로 전입되었더라도 정기(正氣)가 회복되면 병정(病情)은 음(陰)에서 양(陽)으로 변한다.

▷또한, 경맥과 장부는 상응되는 경맥과 장부가 서로 표리(表裏)의 관계에 있기 때문에 어느 장부나 경맥에 병변이 생기면 표리관계에 있는 경맥과 장부에도 영향을 끼치게 된다.

▷육경병(六經病) 중에는 전경(轉經)에 의하지 않고 직중(直中)에 의해서 병사(病邪)가 직접 음경(陰經)에 침입하는 것도 있으며, 두세개의 경(經)에 같이 발병하는 합병(合病)과 또 어떤 경병(經病)이 미처 낫기도 전에 다른 경(經)에 다시 발병하는 병병(倂病)도 있다.

1. 태양병(太陽病)

(1) 태양경(太陽經)

▷족태양방광경(足太陽膀胱經)을 가리킴.

▷신양(腎陽)—〉방광에 있는 진액(津液)을 기화(氣化)함—〉〔太陽의 氣〕를 형성—〉체표에 운반

太陽의 氣는 태양경을 따라 체표를 돌면서 피부를 따뜻하게 하고 한선(汗腺)의 개폐(開

閉)를 관리하며 외사(外邪)를 막고 전신을 보위(保衛)하는 작용을 하기 때문에 위기(衛氣)라고도 부른다.

▷위기(衛氣)—〉눈—〉머리—〉목덜미와 등 뒤(頸背部)—〉발뒷꿈치

☞밤낮으로 25회씩 하루 50회에 걸쳐 전신을 돌면서 외부를 파수하고 있기 때문에,

☞"태양(太陽)은 표(表)를 주(主)하고 육경(六經)의 수(首)가 되며 영위(營衛)를 총통(總統)하고 일신(一身)의 외번(外藩)이 된다" 라 말하고 있다.

▷태양(太陽)의 기(氣) + 수곡정미(水穀精微)—〉폐에 의해 전신으로 살포됨

☞피부는 훈훈하게 되고 몸은 충실하게 되며 피모(皮毛)는 윤택해진다.

(2) 太陽病

▷체표부에서만 정사(正邪)가 투쟁하고 있는 외감병(外感病)의 초기단계로 표증(表證)이라고도 함.

▷상한론에서는 太陽之爲病, 脈浮, 頭項强痛而惡寒. 이라고 총괄하고 있음.

▷이 태양병은 태양경증, 태양부증 및 기타로 나눈다.

1) 太陽經證

▷太陽病(表證)

☞表熱證

☞表寒證

-表寒實證…傷寒…太陽病, 或已發熱, 或未發熱, 必惡寒, 體痛, 嘔逆, 脈陰陽俱緊者, 名爲傷寒.

-表寒虛證…中風…太陽病, 發熱汗出, 惡風, 脈緩者, 名爲中風.

▷상한과 중풍의 비교

	惡寒	發熱	汗出	脈象
傷寒	重	或已發熱, 或未發熱	無汗	浮緊
中風	輕	翕翕發熱	汗出	浮緩

2) 太陽腑證

☞태양경(太陽經)은 방광(膀胱)에 연락되어 있는데, 태양경(太陽經)에 있는 사(邪)가 풀리지 않으면 그 사(邪)는 경맥을 따라 방광으로 침입하게 된다.

☞이때, 사(邪)가 방광의 기화작용(氣化作用)을 방해하게 되면 태양축수증(太陽蓄水證)이 되고, 혈과 싸워서 어열이 소복부에 정체하게 되면 태양축혈증(太陽蓄血證)이 된다.

① 太陽蓄水證 : 發熱惡寒, 汗出, 小便不利, 消渴, 或水入則吐, 脈浮或浮數

예 : 오령산

② 太陽蓄血證 : 少腹急結, 硬滿, 如狂發狂, 小便自利, 脈沈澁或沈結, 或表證未解, 身體發黃.

예 : 도핵승기탕

3) 기타 : 허번증-기분초열(치자시탕), 결흉과 장결, 심하비, 양감증, 태양병유증.

2. 양명병(陽明病)

(1) 양명경

▷양명(陽明)이란 족양명위(足陽明胃)와 수양명대장(手陽明大腸)을 가리킴.

▷태양(太陽)과 소양(少陽)의 밝음(明)을 합한 것이라는 뜻이므로, 양기(陽氣)가 가장 왕성한 곳임.

▷양명(陽明)은 기(氣)와 혈(血)이 많은 경락(經絡)임.

☞따라서 사기(邪氣)가 여기에 침입하면 기와 혈은 쉽게 열로 화함.

☞때문에 양명병(陽明病)은 외감열병(外感熱病)의 진행과정에서 정기(正氣)와 사기(邪氣)의 싸움이 가장 격렬하고 열이 극을 이루는 단계라 할 수 있음.

▷위(胃)와 대장(大腸)은 육부(六腑)에 속하므로 음식물을 단지, 소화, 흡수, 수송할 뿐이고 저장하지는 않는다.

▷양명병으로 열(熱)이 극(極)에 이르르면 진액(津液)이 고갈됨—>장조변비—>부기(腑氣)의 유통에 지장을 초래함—>비(痞), 만(滿), 조(燥), 견(堅), 실(實)로 표현되는 이실열증(裏實熱證)이 된다.

▷맥홍대, 불오한, 반오열.

(2) 양명병(陽明病)

▷양명병에는 양명부증(陽明腑證), 양명경증(陽明經證) 이외에 양명열증(陽明熱證), 양명한증(陽明寒證) 및 양명축혈증(陽明蓄血證)도 있으며 양명병에 열과 습이 결합하여 생기는 황달(黃疸)도 있다.

▷대표적인 치법은 하법(下法)이다.

1) 양명경증(陽明經證)

▷풍한(風寒)의 사기(邪氣)가 양명경의 표(表)에 침입된 초기단계로 양명부(陽明腑)에는 영향이 미치지 않는 경우이다.

▷사열(邪熱)은 매우 왕성하지만 장의 내용물은 아직 굳지 않는 단계임.

▷신대열, 한대출, 구대갈, 맥홍대.

▷신량청열법(辛涼淸熱法)이나 익기생진법(益氣生津法)을 쓴다.

2) 양명부증(陽明腑證)

▷사열(邪熱)이 위(胃)와 장(腸)을 침범하여 장내용물을 마르게 하고 변이 장내에서 굳어진 증후.

▷일포시발조열, 수족즙연한출, 제복만동통, 거안, 대변비결 혹 열결방류, 맥침지이실혹활삭, 설변 첨기자, 초흑조열 열이 상초(上焦)로 가면 정신이 혼미하여 헛소리를 하고 귀신과 같은 모양을 하며 번조하여 잠을 이루지 못한다.

▷공하설열법(攻下泄熱法)을 쓴다.

3) 기타 : 양명열증(陽明熱證), 양명한증(陽明寒證), 양명축혈증(陽明病蓄血證), 습열황달(濕熱黃疸) 등.

3. 소양병(少陽病)

(1) 소양경(少陽經)

▷수소양삼초(手少陽三焦)와 족소양담(足少陽膽)을 가리킴.

☞궐음(厥陰)과는 표리(表裏)관계에 있고 반표반리(反表反裏)를 주관한다.

▷태양경(太陽經)은 배부(背部)를, 양명경(陽明經)은 복부(腹部)를, 그리고 소양경(少陽經)은 그 사이에 있는 신체의 측면을 주행하며 외측에서는 태양경에 연락되고 내측에서는 양명경에 연락되어 있다.

(2) 소양병(少陽病)

▷소양(少陽)이 사기(邪氣)를 만나면 기(氣)는 한 곳에 모여 움직이지 못하므로 담화(膽火)가 된다.

▷상한론에서는 "少陽之爲病, 口苦, 咽乾, 目眩也"라 하였고, 이 이외의 증후로 往來寒熱, 胸脇苦滿, 默默不欲飮食, 心煩喜嘔, 脈弦 을 들고 있다.

▷화해소양법(和解少陽法)을 쓴다.

4. 태음병(太陰病)

(1) 태음경(太陰經)

▷태음은 삼음(三陰) 중 첫번째 단계이다.

▷족태음비와 수태음폐를 가리키고 위와 대장과는 표리관계에 있다.

(2) 태음병(太陰病)

▷비(脾)는 수곡정미(水穀精微)와 수습(水濕) 등을 전신으로 운반하는 장기이다. 때문에 비위가 허약해지면 한습(寒濕)이 비에 정체되는데 이 병증이 태음병이다.

▷腹滿而吐, 食不下, 自利, 時腹作痛, 脈緩弱.

▷양명병과 마찬가지로 소화기계 질환에 속하지만 태음병은 허증이고, 양명병은 실증이라는 점이 크게 다르다.

▷태음병도 사기(邪氣)가 장(臟)으로 들어가서 생기는 태음장병(太陰臟病)과 경(經)에 남아 생기는 태음경병(太陰經病)으로 나눈다.

▷온중부양(溫中扶陽), 한습운화법(寒濕運化法)을 쓴다.

5. 소음병(少陰病)

(1) 소음경(小陰經)

▷수소음심(手少陰心)과 족소음신(足少陰腎)을 가리키므로 소음병(少陰病)은 곧 심신질환(心腎疾患)을 의미한다.

▷심(心)은 혈(血)을 다스리고 신(神)을 장하며, 신(腎)은 정(精)을 장하고 수(水)가 기(氣)로 화하는 것을 다스린다.

▷심(心)과 신(腎)은 경맥(經脈)을 통하여 수(水)와 화(火)를 위 아래로 연계시켜 음(陰)과 양(陽)을 균형있게 유지시킨다.

▷또한, 소음(少陰)의 기(氣)는 정상상태에서 정신활동과 기혈의 운행을

조절하고 전신의 수액대사(水液代謝)를 관리 한다.

(2) 소음병(少陰病)

▷심신(心腎)이 다쳐서 생긴 병증으로 음(陰)과 양(陽)이 균형을 잃게 되고, 기와 혈이 허약해져서

☞"맥은 아주 가늘고 단지 잠을 자고 싶은" 전신성 허한증(虛寒證)에 속한다.

▷상한론에서 少陰之爲病, 脈微細, 但欲寐也. 라 한 것은 이 때문이다.

☞"欲吐不吐, 心煩"하는 증(證)도 나타난다.

▷환자의 체질에 따라 심(心)이 약하면 양허한증(陽虛寒證), 즉 少陰病寒化證으로 나타나고, 신(腎)이 약하면 음허열증(陰虛熱證), 즉 少陰病熱化證으로 나타낸다.

▷소음(少陰)의 주증(主證)이 나타날 경우에는 회양구역법(回陽救逆法)을 써서 급온(急溫)한다.

▷치료의 시기를 잃게 되어 심신(心腎)의 기능이 쇠퇴해지면 하초(下焦)에 있는 신수(腎水)는 양(陽)이 없기 때문에 설사를 하게 되고 상초(上焦)에 있는 심화(心火)는 음(陰)이 없기 때문에 물을 찾게 되는 증상으로 나타난다.

6. 궐음병(厥陰病)

▷족궐음간(肝)과 수궐음심포(心包)를 가리키고, 담(膽)과 삼초(三焦)와는 표리관계에 있다.

▷육경(內經)에서 "양음(兩陰)이 모두 다했으므로 궐음(厥陰)이라 한다." 라고 하였듯이 궐음(厥陰)은 삼음경(三陰經)에서 마지막 단계이고 궐음병(厥陰病)은 육경병증(六經病證)에서 마시막 단계이다.

▷궐(厥)에는 극(極)에 달했다는 뜻도 있으므로 병(病)이 궐음(厥陰)에 있다면 음한(陰寒)이 극에 이르렀음을 뜻한다(陰寒盛極).

▷변증법(辨證法)에서는

☞"극(極)에 이르르면 반드시 돌아가게 되고(反), 궁하게 되면 바로 변화가 생긴다(變)"라 하였으므로 음(陰)이 다하면 양(陽)이 생기고, 한(寒)이 극(極)에 달하면 열(熱)이 생길 것임을 알 수 있다.

▷궐음증에는 한열(寒熱)이 뒤섞이는 한열착잡증(寒熱錯雜證)이 나타나기도 하고, 정과 사가 서로 싸울 때 양이 이기면 열이 나고 음이 이기면 한이 생기기도 하는 궐음승복증(厥陰勝復證)도 나타날 수 있다.

제 4 절 위기영혈변증(衛氣營血辨證)

▷청대(淸代)의 엽천사(葉天士)(1667-1746)가

☞"상한론"에 기초를 두고, 그 때까지 알려진 여러 의학자들의 이론과 열성병(熱性病)의 특징을 결합시켜 외감열병(外感熱病)의 진행과정과 치료원칙을 체계적으로 정립시켰는데, 그 중에서 핵심을 이루는 이론이 위기영혈변증(衛氣營血辨證)이다.

▷위(衛), 기(氣), 영(營), 혈(血)이란

☞생리학적으로는 : 몸을 따뜻하게 하고, 영양을 공급하며, 외사(外邪)의 침입에 대항하여 몸을 지키는 정미한 물질 또는 그 기능으로 이해되지만,

☞병리학적으로는 : 온병(溫病)의 발전과정에서 나타나는 병리 변화를 가리키고, 또한, 그 깊고 낮음이 서로 다른 네 단개, 즉, 위분(衛分), 기분(氣分), 영분(營分) 및 혈분(血分)의 증후 유형을 가리킨다.

▷육경변증: 모든 병의 변증시치에 일차적으로 적용되는 기초이론이지만,

☞위기영혈변증 : 외감열병에 관하여는 육경변증(六經辨證)보다 우선적으로 적용된다.

☞현대 중의학에서는 여러가지 질병의 변증시치에도 널리 이용된다.

▷육경변증과 위기영혈변증의 차이 : 병사(病邪)가 다르다.

☞육경변증 : 상한론에서 강령이 되어 있음. 한사(寒邪)에 대하여는 매우 상세하게 다루고 있음.

☞한사 이외의 병사에 대해서는 설명이 충분하지 못함. 열사(熱邪)에 의한 음액소모(陰 液消耗)의 과정을 분석한 항목도 많지 않음. 설진(舌診)에 대한 기재도 적음.

☞위기영혈변증 : 온병에서 강령이 되어 있음. 그 병사도 풍온(風溫), 온열(溫熱), 온역(溫疫), 온독(溫毒), 서온(暑溫), 습온(濕溫), 추조(秋燥), 동온(冬溫) 및 온학(溫瘧) 등 9사(邪)를 내세움.

☞온병의 주된 병사는 풍온(風溫), 습온(濕溫) 및 온열(溫熱)이고, 이들은 모두가 열사(熱邪)에 속하기 때문에 음액을 소모시킨다고 함. "상한론"에서 말하는 한사(寒邪)가 양기(陽氣)를 소모시키는 것과는 달리 매우 위험하고 진행도 빠르다고 함.

▷위분(衛分)과 기분(氣分) : 모두 기(氣)의 병변에 속함. 인체의 기능이 상이나 장해를 나타냄.

▷영분(營分)과 혈분(血分) : 모두 혈(血)의 병변에 속함. 인체의 진액(津液) 및 음혈(陰血)의 과부족을 표현하고 있음.

▷병사의 진행 : 보통 위분(衛分)에서 시작하여 차례로 기분(氣分), 영분(營分), 혈분(血分)으로 전입(轉入)하게 되고, 병증은 위, 기, 영, 혈의 순으로 점점 악화됨.

1. 위분증(衛分證)

▷온열병의 초기단계임. 온사(溫邪)가 위분(衛分)에 침입하여 정기(正氣)와 투쟁하는 상태임.

☞發熱, 微惡風寒, 頭痛, 無汗或少汗, 咳嗽, 口微渴, 舌尖邊紅, 苔薄白, 脈浮數.

▷대표증상 : 發熱, 微惡風寒, 口微渴.

▷위기는 양기에 속함. 수곡정미(水穀精微)의 기(氣)가 폐(肺)에서 기화(氣化)하여 생성된 것임.

☞피부나 살 속을 운행하면서 체온을 유지시키고 피부를 탄탄하게 하며 주리를 자양하여 열고 닫히는 것을 원활하게 함. 외사가 침습할 때에는 제일 먼저 손상을 받아 병증을 일으킴.

▷증상의 해석 : 위기(衛氣)가 사기(邪氣)와 싸울 때에는 열이 나고 약간 오풍 오한하며, 위기(衛氣)가 사기(邪氣) 때문에 막히게 되고 주리(腠理)를 열고 닫을 수 없게 되면 땀이 나지 않거나 약간 나고, 영기(營氣)가 한 곳에 머물러 양열(陽熱)이 멋대로 위로 가면 머리가 아프게 되며, 위기(衛氣)가 울조하여 폐기(肺氣)가 선산(宣散)하지 못하게 되면 기침을 하고, 온사(溫邪)가 진액(津液)을 상하게 하면 목이 마르게 된다.

▷위분증의 병리적인 특징 : 온사습표(溫邪襲表), 폐위실선(肺衛失宣)

▷衛氣營血辨證

도표

증 형	병 리	증 후	변 증 요 점
衛	溫邪襲表肺衛失宣	發熱, 微惡風寒, 頭痛, 無汗或少汗, 咳嗽, 口微渴, 舌尖邊紅, 苔薄白, 脈浮數.	發熱, 微惡風寒, 口微渴.
氣	邪入氣分熱熾津傷	壯熱, 不惡寒, 反惡熱, 汗多, 渴喜凉飮, 尿赤, 舌質紅, 苔黃, 脈數有力.	壯熱, 不惡寒反惡熱, 口渴, 苔黃.
營	熱灼營陰心神被擾	身熱夜甚, 中乾不甚渴飮, 或斑疹隱隱, 心煩不寐, 時有譫語, 舌紅, 脈細數.	身熱夜甚, 心煩譫語, 舌紅
血	熱盛迫血熱瘀交結	身熱灼手, 吐血, 衄血, 便血, 尿血, 斑疹密布, 昏狂譫妄, 躁鬱, 舌深絳.	斑疹, 出血症, 舌紅

2. 기분증(氣分證)

▷온병병변이 위분(衛分)에 있지도 않고, 아직 영분(營分)이나 혈분(血分)에도 들어가지도 않는 모든 병증을 기분증이라 한다.

▷기분증이 생기는 경로 : 위분증(衛分證)의 전변, 직접 기분(氣分)에 침입되는 것, 외감(外感)되었을 때에 영혈분(營血分)에 있는 복열(伏熱)이 기분증을 일으키는 것, 병변이 진행되는 과정에서 사열(邪熱)이 기분(氣分)에서 위분(衛分)으로 전변되는 것 등.

▷邪入氣分熱熾津傷

▷壯熱, 不惡寒, 反惡熱, 汗多, 渴喜凉飲, 溺赤, 舌質紅, 苔黃, 脈數有力.

▷대표증상 : 壯熱, 不惡寒反惡熱, 口渴, 苔黃.

▷병리적인 특징 : 津傷

▷임상에서 잘 나타나는 6개의 병증

☞기분열성(氣分熱盛, 熱在氣分)

-대열(大熱), 대갈(大渴), 대한(大寒), 맥홍대(脈洪大).

-열극생풍—〉추축(抽搐). 심신요란—〉섬어.

-치법 : 청열생진법(清熱生津法). 백호탕.

☞담열조폐(痰熱燥肺, 痰熱壅肺)

-高熱不惡寒.

-열사(熱邪)가 폐를 상하게 하고 진액(津液)을 소모시켜버림.

-해수, 흉통, 氣喘, 鼻煽, 痰多而黃稠.

-치법 : 청폐설열(清肺泄熱), 화담평천법(化痰平喘法). 마행감석탕.

☞위장실열(胃腸實熱, 熱在胃腸) : 육경변증의 양명부실증과 같음.

☞기분습온(氣分濕溫, 裏熱挾濕, 濕熱內鬱),

☞기위동병(氣衛同病).

☞반표반리(半表半裏)

3. 영분증(營分證)

▷병사가 깊이 침입하여 영양물질을 손상시키는 단계.

▷병변부위는 심(心)과 심포(心包)에 있고 심신을 교란시키는 병증을 나타냄.

▷온사(溫邪)가 영분에 침입한 것임.

▷熱盛迫血熱瘀交結

▷증상 : 身熱夜甚, 口乾不甚渴飮, 或斑疹隱隱, 心煩不寐, 時譫語, 舌紅,

脈細數.

▷대표적인 증상 : 身熱夜甚, 心煩譫語, 舌紅

▷흔히 관찰되는 5가지의 영분증(營分證).

☞영분병(營分病, 熱在營分, 熱入營分),

☞위영동병(衛營同病, 營熱兼表證),

☞기영동병(氣營同病),

☞열입심포(熱入心包) : 열사가 심포에 침입하여 심규(心竅)를 막아버리는 병증. 치법—청영설열(淸營泄熱), 청심개규법(淸心開竅). 안궁우황환이나 지보단.

☞열동간풍(熱動肝風) : 고열, 번조불안, 경기, 경련, 추휵, 각궁반장(角弓反張), 혀가 꼬이고 줄어들며, 혀는 붉고 가끔 정신이 혼미해짐. 청영식풍법(淸營熄風法)을 씀.

4. 혈분증(血分證)

▷위기영혈변증의 마지막 단계에서 나타나는 병증.

▷열사가 혈분으로 깊이 들어와서 혈(血)을 소모시키고 혈(血)을 교란하여 병이 몹시 위중함을 뜻함.

▷병위는 혈을 다스리는 심(心)이지만, 혈을 장(藏)하는 간(肝)만이 아니라 정(精)을 장(藏)하는 신(腎)도 관계가 있음.

☞熱盛迫血熱瘀交結

☞身熱灼手, 吐血, 衄血, 便血, 尿血, **耗**血, 斑疹密布, **神昏譫語** 躁擾, 舌深絳.

☞斑疹, 出血證, 舌紅

▷혈분증의 임상유형

☞열성박혈 (熱盛迫血) : 혈분에 있는 혈독이 왕성하여 혈을 몰아내고 멋대로 움직이는 병증이다. 고열, 번조가 주증임. 섬어, 토혈(吐血), 뉵혈(衄血), 변혈(便血), 반진(斑疹). 청열해독(淸熱解毒), 양혈법(涼血法).

☞기혈양번(氣血兩燔) : 장열(壯熱), 간증, 태확, 맥삭, 번조, 토혈(吐血), 뉵혈(衄血), 변혈(便血).

☞혈열동풍(血熱動風) : 혈열(血熱)이 왕성하여 간풍(肝風)을 일으킨 병증. 고열, 정신혼미, 손발의 경련, 목과 어깨가 굳어지며 심하면 각궁반장(角弓反張)이 있음, 양쪽 눈이 위를 향하고 이를 악문다, 혀는

아주 붉거나 적자색이다, 맥현삭, 가끔 겸증으로 반진(斑疹)이나 출혈이 있다. 이 증은 간풍내동(肝風內動)이 주증이지만 동시에 신혼지궐증(神昏肢厥證)도 나타난다. 양혈청열법(凉血清熱法)을 씀.

☞열어교결(熱瘀交結) : 열독이 혈분(血分)에 내결(內結)하고 열어(熱瘀)가 서로 엉켜 하초(下焦)에 머물러 있는 병증이다.

제 5 절 삼초변증(三焦辨證)

▷청대의 오국통(吳鞠通, 1758-1836)은 금궤요략(金匱要略) 중의 상, 중, 하초의 열론(熱論)과 엽천사(葉天士)의 위기영혈변증에 기초를 두고 유하간(劉河間), 왕안도(王安道), 오우가(吳又可) 등의 이론과 본인의 이론을 결합시켜 온병증치(溫病證治)의 이론을 세우고 "온병조변(溫病條辨)"을 저술함. 이 이론이 삼초변증이다.

▷"內經"의 삼초이론을 계승하여 발전시킨 것임. 온병(溫病)의 변별(辨別)과 치료에 위기영혈변증과 더불어 지침이 되는 필요불가결한 이론임. 현대 중의학에서 주류를 이루는 변증이론(辨證理論) 중의 하나임.

▷위기영혈변증 : 기(氣)와 혈(血)의 생리와 병리 변화를 온병(溫病)에 연계시켜 체계화시킨 이론임.

☞삼초변증 : 장부(臟腑)의 생리와 병리에 따라 온병(溫病)의 발전과정과 그 병기(病機) 및 증후를 분석하여 체계화시킨 이론임.

▷三焦 : 병변이 생긴 장부부위를 표현한 것임.

☞상초(上焦) : 수태음폐(手太陰肺)와 수궐음심포(手厥陰心包)를 가리키고

☞중초(中焦)는 족태음비(足太陰脾)와 족양명위(足陽明胃)를 가리키며,

☞하초(下焦)는 족궐음간(足厥陰肝)과 족소음신(足少陰腎)을 가리킨다.

▷병사(病邪)는 상초(上焦)—〉 중초(中焦)—〉 하초(下焦)

☞상초 : 폐위병(肺衛病). 온병의 시작. 중초 : 비위병(脾胃病). 온병의 중기. 하초 : 간신병(肝腎病). 온병의 말기.

▷삼초변증의 특징 : 삼초에 소속된 장부가 습열온병(濕熱溫病)에 침습되었을 때 나타나는 병리변화를 체계적으로 변증한 점이라 할 수 있다.

▷온병의 병사는 병변을 일으키는 성질로 보아 온열(溫熱)과 습열(濕熱)의 두 계열로 나누고 있다.

▷습온(濕溫)은 음사(陰邪)에 속하는 습(濕)이 위주가 되기 때문에 양기

(陽氣)를 상하게 하지만, 위분(衛分)과 기분(氣分)사이에 머물러 있으려는 경향때문에 영분(營分)과 혈분(血分)에는 열이 형성되지 않아서 음(陰)을 상하게 하지 않는다.

☞습의 성질은 무겁고 탁하여 상초에서 중초를 거쳐 하초로 전변하기가 쉽기 때문에, 위기영혈변증에서는 논하기가 어렵지만 삼초변증에서는 효과적으로 논할 수 있는 장점이 있다.

☞그리고 습온(濕溫)에 의한 병증은 외감습사(外感濕邪)와 외감열사(外感熱邪)가 함께 침입하여 생기는 병증이라는 점에서 열사(熱邪)에 의한 병증도 동시에 논할 수 있음을 뜻한다.

▷오늘날 중의학에서 논하고 있는 삼초변증은 순수한 오국통(吳鞠通)의 이론에 후세의 온병학자의 이론이 추가된 것이기 때문에 학자마다 다소 다르게 논하고 있는 사례가 있지만 엄밀하게는 "온병조변(溫病條辨)"의 내용을 해설한 것으로 이해하는 것이 이해하는 데 도움이 될 것임.

1. 상초증(上焦證)

▷수태음폐(手太陰肺)와 족궐음심포(手厥陰心包)에 병사가 침습한 병증이다.

▷수태음폐의 병증은 폐위증(肺衛證)과 폐열증(肺熱證)으로 나눈다.

☞폐위증 : 사가 폐위에 침습함에 의해 폐기가 선산하지 못하는 증이다.

發熱, 微惡風寒, 頭痛, 口微渴, 咳嗽, 脈浮數, 苔薄白

☞폐열증 : 열사가 옹폐하여 폐기가 막히고 울체된 증이다.

身熱汗出, 口渴, 咳嗽, 氣喘, 苔黃, 脈數

▷수궐음심포의 병증은 사(邪)가 심포(心包)에 내함(內陷)하여 기규(氣竅)를 조폐(阻閉)하기 때문에 생긴 증이다.

舌質紅絳, 神昏譫語, 或神昏不語, 舌蹇, 肢厥.

▷表. 三焦辨證

증형		병리	증후	변증요점
上焦	手太陰(肺)	邪襲肺衛 肺氣失宣	發熱, 微惡風寒, 頭痛, 口微渴, 咳嗽 脈浮數, 苔薄白	發熱惡寒, 咳嗽, 口微渴, 脈浮數
		熱邪壅肺 肺氣閉鬱	身熱汗出, 口渴, 咳嗽, 氣喘, 苔黃, 脈數	身熱, 口渴, 咳喘, 苔黃
	手厥陰(心竅)	邪陷心包 氣竅阻閉	舌質紅絳, 神昏譫語 或 昏憒不語, 舌蹇, 肢厥	昏譫肢厥

中焦	足陽明 (胃)	胃經熱結 熏蒸于外	發熱不惡寒, 反惡熱, 面目紅赤, 汗出, 口渴, 氣粗, 苔黃燥, 脈洪大	壯熱, 汗多, 渴飮, 苔黃燥, 脈洪大
	手陽明 (大腸)	腸道熱結 腑氣不通	日晡熱甚, 便秘, 溺澁, 語聲重濁, 苔黑焦燥, 脈沈有力	燥熱便秘, 苔黃黑焦燥, 脈沈有力
	足太陰 (脾)	濕熱困脾 氣機鬱阻	身熱不暢, 汗出不解, 胸脘痞悶, 泛惡欲嘔, 身重肢倦, 苔膩, 脈濡	身熱不暢, 脘痞苔膩, 脈濡
下焦	足少陰 (腎)	熱邪久留 腎陰耗損	身熱顴紅, 手足心熱甚于手足背, 口燥咽乾, 脈虛身倦	手足心熱甚于手足背, 口燥咽乾, 脈虛身倦
	足厥陰 (肝)	水不涵木 虛風內動	手指蠕動, 甚或瘈瘲, 身倦肢厥, 心中憺憺大動, 舌乾絳而痿, 脈虛弱	手指蠕動, 甚或瘈瘲, 舌乾絳而痿, 脈虛弱

2. 중초증(中焦證)

▷족양명위(足陽明胃)와 족태음비(足太陰脾)에 병사가 침습한 병증이지만 현대적인 해석으로는 수양명대장(手陽明大腸)까지를 포함시키고 있다.

☞족양명위 : 위경에 열이 결하여 밖으로 훈증하기 때문에 생기는 병증.

壯熱, 汗多, 渴飮, 苔黃燥, 脈洪大

☞수양명대장 : 腸道에 열이 결하여 腑氣가 불통하기 때문에 생기는 증임.

日晡熱甚, 燥熱便秘, 苔黃黑焦燥, 脈沈有力

☞족태음비 : 습열이 곤비하여 기기가 울조되기 때문에 생기는 증임.

身熱不暢, 脘悶苔膩, 脈濡

3. 하초증(下焦證)

▷족소음신(足少陰腎)과 족궐음간(足厥陰肝)에 병사가 침습한 병증이다.

☞족소음신 : 신경(腎經)에 열사가 오래 머물러 신음(腎陰)이 소모되거나 손상을 입은 병증이다.

身熱顴紅, 手足心熱甚于手足背, 口燥咽乾, 脈虛身倦

☞족궐음간 :수(水)가 목(木)을 적시지 못하여 허풍(虛風)이 내동(內動)한 병증이다.

手指 蠕, 甚或 , 身倦, 肢厥, 心中憺憺大動, 舌乾絳而 , 脈虛弱

제 5 장 한약의 기초지식

제 2 절 한약의 성능(性能)

▷질병치료의 기본원리

☞병사의 제거,

☞병인의 제거

☞장부 상호간의 기능적인 협조 유발

☞음양의 편재제거와 과부족의 조정

-건강을 회복할 수 있는 최고의 상태를 만들어 주는데 있음.

▷한약의 성능(性能)

☞한약이 가지고 있는 위와 같은 능력을 성능(性能)이라 한다.

☞사기(四氣), 오미(五味), 승강부침(昇降浮沈), 귀경(歸經), 칠정(七情) 및 독성(毒性)의 유무 등.

☞이 성능을 음양(陰陽), 장부(臟腑), 경락(經絡) 및 치칙(治則)에 적용시켜 방제를 조방함.

1. 사기(四氣)와 오미(五味)

▷모든 약물에는 성(性)과 미(味)가 있음.

▷임상투약에 대한 지표로 제시하고 있음.

▷성(性)과 미(味)는 각각 사기(四氣)와 오미(五味)로 표시함

사기(四氣)—약성 : 한(寒), 열(熱), 온(溫), 양(涼) 등,

오미(五味)—약미 : 신(辛), 감(甘), 산(酸), 고(苦), 함(鹹) 등,

(1) 사기(四氣)

1) 개념

▷약물을 인체에 투약했을 때 인체가 나타내는 반응을 가리킴.

▷병성(病性)과 불가분한 관계에 있음.

▷열성병(熱性病)—한량약(寒涼藥), 한량병(寒涼病)—온열약(溫熱藥)

▷참고 :

소문(素問)—지진요대론 : "한(寒)은 이를 열(熱)하며, 열(熱)은 이를 한(寒)한다"

신농본초경 : "한(寒)을 치료하는데는 열약(熱藥)을 사용하고, 열(熱)을 치료하는데는 한약(寒藥)을 사용한다"

2) 온열약(溫熱藥)과 한량약(寒凉藥)

①온열약(溫熱藥)

▷장부, 경락을 따뜻하게 하는 약

▷정(正)의 효과

: 혈색이 좋아진다, 목소리에 힘이 있다, 다뇨 및 빈뇨가 낫는다, 식욕이 생긴다, 설사가 멈춘다, 대하가 낫는다 등.

▷부(負)의 효과

: 부스럼이 생긴다, 잠이 오지 않는다, 눈곱이 낀다, 소변을 잘 보지 못한다, 변비가 생긴다 등.

▷긴장, 흥분, 항진, 강심, 충혈, 보온, 조혈, 염증발현 및 조혈효과가 있음.

②한량약(寒凉藥)

▷장부, 경락을 차게 하는 약

▷정(正)의 효과

: 얼굴에 붉은 기가 없어진다, 소변을 잘 나오게 한다, 식욕을 억제시킨다, 부스럼을 낫게 한다, 잠을 잘 오게 한다, 눈곱이 끼지 않게 한다, 변비를 낫게 한다 등.

▷부(負)의 효과

: 다뇨나 빈뇨가 생긴다, 밥맛이 없다, 설사를 한다, 대하가 생긴다, 냉증이 나타난다 등.

▷완화, 진정, 쇠퇴, 산혈, 산열, 위축, 소염, 강압 및 심장기능을 완화하는 효과가 있음.

③기타

▷온열약은 교감신경작동성약으로, 한량약은 부교감신경작동성약으로 해석할 수도 있음.

▷한(寒)과 량(凉), 온(溫)과 열(熱)은 상대적인 것으로 정도의 차가 있을 뿐이고 본질적인 차이는 없음.

▷사기를 보다 구체적으로 표현하기 위해 대(大), 소(小), 미(微) 등의 접두어를 붙이기도 함.

▷평(平)은 한열에 속하지 않는 것으로 대부분 작용이 완화하다.

(2) 오미(五味)

1) 개념

▷신(辛), 감(甘), 산(酸), 고(苦), 함(鹹)으로 표시되는 5종류의 맛을 가리킴.

이 이외에 담미(淡味)와 삽미(澁味)도 있지만 기본적인 것은 오미(五味)로 통일하고 있음.

▷맛이 다르면 작용도 다르고, 맛이 같으면 작용도 같거나 비슷함.

▷오미(五味)도 음(陰)과 양(陽)의 어느 한 쪽으로 분류됨.

신(辛), 감(甘), 담(淡) : 양(陽).

산(酸), 고(苦), 함(鹹) : 음(陰)

2) 오미(五味)의 작용

①신(辛)—산(散), 행(行)

▷발산(發散), 행기(行氣), 행혈(行血).

▷마황, 박하, 자소 등의 표증약이 주종을 이루고 있다.

예외 : 생강—산한, 목향—행기, 홍화—활혈.

②감(甘)—보(補), 화(和), 완(緩)

▷보익(補益), 화중(和中), 완급(緩急)

▷인삼, 황기는 보기, 숙지황은 보혈로 보허약이나 강장약이 자용이 주종을 이루고 있음.

예외 : 감초—화중, 완급지통, 완화약성, 완해독성.

③산(酸)—수(收), 삽(澁)

▷수렴, 고삽(固澁).

▷오미자는 수렴지한에, 오배자는 삽장지사에 그리고 금앵자는 삽정지유에 쓴다.

④고(苦)—설(泄, 降, 瀉), 조(燥), 견(堅)

▷청열(清熱), 사화(瀉火), 사하(瀉下), 조습(燥濕), 강역(降逆)

▷설(泄, 降, 瀉)

예 : 대황--통설--열결변비(熱結便秘), 행인--강설--해수, 치자--청설—열성심번(熱盛心煩)

▷조(燥) : 습증(濕證).

예 : 한습(寒濕)—온성(溫性)인 고미약—창출

온열(溫熱)—한성(寒性)인 고미약—황련.

▷견(堅) : 음(陰)을 견실하게 해 줌

예 : 신음(腎陰)의 휴손에 의한 음허화왕(陰虛火旺)—황백, 지모.

⑤함(鹹)—하(下), 연(軟)

▷연견(軟堅), 산결(散結), 사하(瀉下)

예 : 망초—연견사하, 모려—소견, 소나력담핵

※일반적으로 담미(痰味)는 감미(甘味)로 분류되고, 삽미(澁味)는 산미(酸味)로 분류한다.

⑥담(淡)—삼(滲), 이(利)

▷삼리수습(滲利水濕), 통리소변(通利小便)

예 : 복령, 저령—수종(水腫), 소변불리(小便不利).

⑦삽(澁)—수렴고삽(收斂固澁)

▷용골 : 허한,설사,빈뇨,활정(滑精),출혈 등.

모려 : 삽정(澁精),

적석지 : 삽장지사(澁腸止瀉).

3) 오미의 기원

▷반드시 미각(味覺)에 의한 것이 아니고, 약물에 대한 인체의 반응에 따라 선택적으로 정함.

☞예 : 오미자는 산(酸), 고(苦), 감(甘), 신(辛), 함(鹹)의 오미가 있지만

약으로서의 맛은 산(酸)임.

▷약물의 성능을 이해하려면 기(氣)와 미(味)를 참조해야 함.

☞예 : 마황과 세신

-공통점 : 신온(辛溫)—해표산한(解表散寒)

-차이점 : 마황—진해. 세신—진통.

☞기미(氣味)가 다르면 효능도 다르다.

☞기(氣)는 같지만 미(味)가 다른 약물은 효능 또한 다르다.

☞예 : 산수유, 행인, 황기, 자소

-공통점 : 온성약(溫性藥)

-차이점 : 산수유—산온(酸溫)—고정삽뇨(固精澁尿), 행인—고온(苦溫)—강기지해(降氣止咳), 황기—감온(甘溫)—익기고표(益氣固表), 자소—신온(辛溫)—해표이기(解表理氣).

▷미(味)가 같더라도 기(氣)가 다르면 약물의 효능도 다르다.

☞예 : 박하, 소회향

-공통점 : 신미약(辛味藥)

-차이점 : 박하—신량(辛凉)—해표(解表)—풍열(風熱)의 발산
소회양—신온(辛溫)—이기산한(理氣散寒).

☞예 : 애엽, 고삼

-공통점 : 고미약

-치이점 : 애엽—고온(苦溫)—거한지혈(祛寒止血)
고삼—고한(苦寒)—청열조습(淸熱燥濕).

▷약물에 따라서는 한가지 약물이 여러가지 미(味)를 가진 것이 있다.

☞예 : 당귀—성온(性溫)이고 미는 신감(辛甘)이다.

감(甘)—혈(血)을 윤양(潤養)하고, 신(辛)으로 조혈(造血)하게 함.

육종용—성온이고 미는 감산함이다.

감(甘)—조양(助陽)하고, 산(酸)과 함(鹹)—정(精)과 혈(血)을 자양(滋養)함.

▷귀경

內經 : 산(酸)—간(肝), 신(辛)—폐(肺), 고(苦)—심(心), 함(鹹)—신(腎), 감(甘)—비(脾)

▷음양의 편재와 과부족의 치료

예 : 신미(辛味)—폐기(肺氣)의 울(鬱)을 산(散)함.

감미(甘味)—폐위(肺衛)의 허(虛)를 보(補)함.

간(肝)에 들어가는 약은 식초를 사용해서 굽고,

신(腎)에 들어가는 약은 소금물로 굽는다.

2. 승강부침(昇降浮沈)

(1) 개요

▷약물의 작용 방향을 가리킴.

승(昇)—상승, 강(降)—하강, 부(浮)—발산, 침(沈)—삼리(滲利).

승부(昇浮) : 승양(昇陽), 발표(發表), 산한(散寒), 선통(宣通) 등의 작용.

침강(沈降) : 강역(降逆), 잠양(潛陽), 사하(瀉下), 삼리(滲利) 등의 작용.

▷병이 체표 근처에 있거나 비교적 상부에 있을 때 : 승부의 약물을 쓰는 것이 좋음.

☞예 : 표증(발열, 맥부)—발산약—형개, 박하

▷병이 비교적 하부에 있을 때와 내부에 있을 때 : 침강의 약물을 쓰는 것이 좋음.

☞예 : 이실증〔복창(腹脹), 변비 등〕—침강약—대황, 지실 등.

▷상역(上逆)하는 경향(딸꾹질, 천식등) : 강역(降逆)작용이 있는 것—대자석, 선복화 등.

하함(下陷)하는 경향(오랜 설사에 의한 탈항, 자궁탈수등) : 승제약(昇提藥)—시호, 승마 등.

(2) 승강부침의 파악방법

1)약물의 성미(性味)에 의해 식별하는 방법

▷온열약중 미(味)가 신(辛) 또는 감(甘)이면 대개 승(昇) 또는 부(浮)의 작용이 있다.

☞예 : 마황, 형개류.

▷한량약중 미(味)가 고(苦)이면 대개 침강(沈降)작용이 있다.

☞예 : 대황, 망초류.

▷예외도 많다.

☞예 : 시호는 한량약에 속하고 미(味)가 고(苦)이므로 침강작용이 있어야 하지만, 소간해울(疏肝解鬱)작용이 있어서 간기(肝氣)를 조달하고, 담기(膽氣)를 부드럽게 한다.

또한, 간의 청양(淸陽)의 기(氣)는 상승하는 작용이 있기 때문에, 시호는 청양(淸陽)을 승(昇)하게 하는 효능이 있다.

2) 약물 재질(材質)의 경중(輕重)에 따라 식별하는 방법

▷가벼운 것은 승부에 속한다.

☞예 : 국화, 상엽, 연교, 상지와 같이 꽃, 잎, 껍질, 가지 등에서 얻은 재질이 가벼운 것.

▷무거운 것은 침강에 속한다.

☞예 : 소자, 지각, 자석, 석결명과 같이 종자, 과실, 광석, 조개껍질 등 재질이 무거운 것.

▷예외도 있다.

☞예 : 선복화는 강기작용이 있으나 사용부위가 꽃인데도 승부(昇浮)작용은 없다.

창이자는 통규발한(通竅發汗)작용과 산풍거습(散風祛濕)작용은 있으나, 용부가 과실인데도 침강작용은 없다.

(3) 승강부침 작용 또는 변화

▷수치법(修治法)에 따라

☞예 : 술—승제(昇提)작용의 강화, 식초—수렴작용의 강화, 생강즙—발산(發散)작용의 강화,

소금—하행(下行)작용의 강화.

☞배합하는 방법에 따라

☞예 : * 많은 승부약물에 침강약물을 배합하면

침강약은 승부약물의 힘을 약화시키거나 없애며, 동시에 침강약물의 침강작용도 소실됨.

* 여러가지 침강약물에 승부약물을 배합하면,

승부약은 침강약의 침강능력을 감약시키거나 없애고 동시에 승부약도 승부능력이 소실됨.

▷인경약을 좌사약(佐使藥)으로 배합함

☞예 : 길경—승제, 우슬—하행

3. 약물(藥物)의 귀경(歸經)

(1) 개요

▷약물이 작용하는 경락(經絡)을 가리킴.

▷장부경락의 이론과 약물의 생체에 대한 반응을 종합하여 얻어낸 것임.

☞예

-마황—폐경(肺經)—진해, 거담. 단삼—심경(心經)—심혈(心血)의 어조(瘀阻)를 없앰.

-백출—비경(脾經)—비(脾)의 기(氣)를 보함. 천마 : 간경(肝經)—간

풍(肝風)을 진정함.

-현삼—신경(腎經)—신음(腎陰)을 자양함.

▷대부분의 약물은 하나의 장부에만 작용하는 것이 아니라 그 효능으로 볼 때 몇 개의 장부에 동시에 작용한다고 할 수 있다.

☞예1

-숙지황—자음, 보혈,

-심(心)은 혈을 다스리고, 간(肝)은 혈을 장(藏)하며, 신(腎)은 음정(陰精)을 장(藏)한다는 이론으로 유추해 볼 때, 숙지황은 심경, 간경, 신경에 작용한다는 결론을 얻을 수 있다.

☞예2

-황기—보기

-폐(肺)는 기(氣)를 주관하고 비(脾)는 기혈(氣血)을 만들고 키우는 곳이라는 점에서,

-황기는 폐경과 비경에 작용한다는 결론을 얻을 수 있다.

▷약물의 성능이 다르면 같은 장부에 작용하는 약물이라 하더라도 주치하는 증상이 다르다.

☞예1. 폐경에 작용하는 약물

-정력자 : 폐수(肺水)를 사(瀉)함. 황금은 폐화(肺火)를 사(瀉)함.

-행인 : 폐기(肺氣)를 강함. 황기 : 폐기(肺氣)를 보함.

▷성질이 같은 약물이라도 주치증(主治證)이 다르면 작용하는 장부가 다르다.

☞예1. 청열약(淸熱藥)

-적작약—양혈행혈(凉血行血)—간경(肝經),대청엽—청열해독(淸熱解毒)—심경(心經),위경(胃經).

-현삼—자음강화(滋陰降火)—폐경(肺經), 위경(胃經), 신경(腎經).

▷실제임상에서는 약의 성능과 장부의 경락이론과의 관계를 잘 파악하여 처방을 운용하여야 한다.

☞예

-폐(肺)의 병증—담화(痰火)에 속하는 것—간경(肝經)에 들어가는 사화약(瀉火藥)을 배합함.

-습담(濕痰)에 속하는 것—비경(脾經)에 작용하여 제습담(除濕痰)약을 배합함.

4. 배합(配合)과 금기(禁忌)

(1) 개요

▷용약의 법칙에 따라, 두가지 이상의 약물을 조합하여 약물의 효능을 충분히 발휘하게 하게 하여 기대한 만큼의 치료효과를 얻는 방법이다.

▷예 : 황련

☞황련—목향—향련환—세균성하리에 의한 이급후중(裏急後重).

☞황련—오수유—좌금환—간염에 의한 복통과 탐산

☞황련—육계—교태환—심신불교(心腎不交)에 의한 불면증,

☞황련—생지황—황련환—실열에 의한 소갈.

▷이와 같이 성미는 하나이지만, 배합하는 약물에 따라 주치도 달라진다.

(2) 배합장법과 금기에 관한 규칙

▷칠정(七情)은 경험적으로 내세운 약물 배합의 법칙임.

☞단행(單行), 상수(相須), 상사(相使), 상외(相畏), 상오(相惡), 상쇄(相殺) 및 상반(相反).

▷십팔반(十八反)(相反의 약물은 18종)과 십구외(十九畏)(相畏의 약물은 19종) 등도 정리됨.

(3) 배합의 기본

1) 약물의 장점이 발휘될 수 있도록 처방한다.

▷예1. 빈랑의 구충작용

☞빈랑에는 강기행체(降氣行滯), 화습이수(化濕利水) 및 구충(驅蟲)작용이 있는데,

☞남과자를 배합하면 구충효과가 증강됨.

▷예2. 자소엽과 곽향

☞공통점—해표(解表)작용—감기약에 많이 처방됨.

☞차이점

-자소엽—이기(理氣)작용이 뛰어남—감기에 의한 흉민(胸悶), 해수(咳嗽)

곽향—화습(化濕)작용이 뛰어남—감기에 의한 토사(吐瀉),

2) 서로 촉진작용이 있는 약물을 파악해 두어야 한다.

▷예1.

☞천문동과 맥문동—윤폐생진(潤肺生津). 지모와 황백—자음강화(滋陰

降火),

☞금은화와 연교—청열해표(清熱解表), 부자와 육계—인화귀원(引火歸源).

* 상수에 대한 좋은 예이다.

▷황기와 당귀—익기생혈(益氣生血), 대황과 지실—행기통변(行氣通便) 작약과 감초—완급지통(緩急止痛)

* 상사(相使)의 예.

3) 약물이 서로 억제하는 작용을 이용한다.

▷예1.

☞생강은 반하의 독성을 억제하므로 두 약을 배합하면 강역지구(降逆止嘔)의 작용이 증강됨

☞대추는 감수의 독성을 약화시키므로 감수와 같이 쓰면 감수의 위장자극을 완화시켜 수음(水飮)을 몰아 낼 수가 있음.

1) 장부의 특징과의 관계를 이용한다.

▷예1.

☞구기자는 간(肝)과 신(腎)을 자보(滋補)하는 작용이 있다.

☞신음(腎陰)의 자양—숙지황. 간혈(肝血)의 자보--당귀.

▷예2.

☞지모는 폐(肺)와 신(腎)에 작용하여 자음강화(滋陰降火)하는 작용이 있다.

☞신화(腎火)의 사화—황백—사화견음(瀉火堅陰). 폐화(肺火)의 사화—맥문동—자음윤조(滋陰潤燥)

제 6 장 치법(治法)과 방제(方劑)

제 1 절 치칙(治則)과 치법(治法)

▷오랜 치료경험에 의해 쉽게 병을 치료할 수 있도록 하기 위하여 세운 치료원칙.

▷치칙 : 진단, 변증, 차단할 수 있는 순서를 정함.

▷치법 : 치칙에 따라 구체적인 수단을 제시함.

1. 치칙(治則)

▷병인, 환경, 개인차, 병의 특성에 관한 규정

(1) 치병구본(治病求本)

▷지금 치료하려는 병에서 근간(根幹)을 이루고 있는 것이 무엇인가를 먼저 밝혀 그것을 최우선적으로 다루어야 함을 의미하는 것임.

▷"소문-음양응상대론편"에 "治病必求於本"이라는 데서 유래됨.

▷표(標)와 본(本), 표(標)와 본(本)을 치료하는 방법, 정치(正治)와 반치(反治).

1) 표본(標本)

▷"소문-표본병전론편"에
모든 병의 증상에는 주증(主證)이 있고 객증(客證)이 있으며,
인체에는 중추(中樞)가 있고 말초(末梢)가 있으며,
병에는 위중한 것과 가벼운 것이 있고,
빨리 치료해야 하는 것과 천천히 치료해야 할 것이 있는데,
▷앞에 나온 것들은 본(本)이 되고
뒤에 나온 것들은 표(標)가 된다" 라고 치료의 준칙을 제시함.

▷표본에는 여러가지 의미를 내포하고 있다.

☞사(邪)의 침습은 본(本)이고, 그 때문에 나타나는 증상은 표(標)이지만 잘 식별해야 함.

☞병을 정기(正氣)와 사기(邪氣)의 싸움으로 본다면, 정기—본(本), 사기(邪氣)—표(標).

-이 때에는 사기는 많은가 적은가, 정기는 왕성한가, 쇠퇴되었는가를 분별하여 사기를 제거할 것인가(祛邪), 정기를 보충시킬 것인가(扶正)를 가려야 한다.

☞새로 생긴 병(新病)과 오래된 병(舊病)에 대해서도, 신병—표(標), 구병—본(本).

-신병(新病)을 치료하고 난 후에 구병(舊病)을 치료하는 것이 원칙이다.

-그 이유는 신병이 악화되여 구병에까지 영향을 미치지 않도록 하는 데 있다.

-그러나 신병이 가볍고 구병이 심하다면 후자에 중점을 두어야 하고, 이 두 병증이 모두 심각하다면 동시에 치료할 필요가 있다 하겠다.

☞내외(內外)로 나눌 경우, 외(外)—표. 내(內)—본,

-외감병(外感病)에서 병사(病邪)가 표에 있으면 경증(輕證)이고, 이(裏)에 있으면 중증(重證)으로 볼 수 있음.

▷표본완급(標本緩急)

☞본(本)은 표(標)보다 급하므로, 먼저 본(本)을 치료하여 저절로 표(標)가 제거되게 한다거나 또는 후에 표(標)를 제거한다거나 하는 치료법칙을 표본완급(標本緩急)이라 한다.

2) 치표(治標)와 치본(治本)

▷치본 : 질병의 근본 원인을 치료하는 방법.

치표 : 대증요법.

▷치본이 대원칙이지만 상황에 따라서는 증상을 잘 판단하여 치표부터 행해야 하는 경우도 많다.

☞급즉치표(急則治標), 완즉치본(緩則治本)

☞표본동치(標本同治)

3) 정치(正治)와 반치(反治)

①정치(正治) 또는 역치(逆治)

▷질병의 성질과 반대되는 약으로 치료하는 방법

☞예 : 열병(熱病)을 한약(寒藥)으로 치료하거나, 한병(寒病)을 열약(熱藥)으로 치료하거나, 쓰는 것 등.

▷"素問-五常政大論"에서 "治熱以寒 溫而行之 治寒以熱 凉而行之"

②반치(反治) 또는 종치(從治)

▷표면에 나타나는 증과 성질이 비슷한 약물을 사용하여 치료하는 방법

▷반치법의 방법.

☞열인열용(熱因熱用)

-이(裏)는 진한(眞寒)이고 표(表)는 가열(假熱)인 증상을 치료하는 방법이다.

-증상 : 병자의 팔다리가 차다, 설사를 한다, 맥상은 침하고 가늘다, 얼굴과 뺨은 붉다, 번조한다, 목이 말라 냉수를 찾는다 등의 증상이 나타난다면, 밖으로 보기에는 열성병으로 보이지만, 앞의 세 항목은 진한(眞寒)에 의한 것이고, 뒤의 세 항목은 가열(假熱)에 의한 것이다. 이것이 진한가열(眞寒假熱)의 예인데, 열(熱)은 가짜이고 한(寒)이 질병의 실체이므로 열약(熱藥)으로 치료하여야 한다.

③한인한용(寒因寒用)

-이(裏)에는 진열(眞熱)이 있고, 표(表)에는 가한(假寒)이 있는 증상을 치료하는 방법.

-증상 : 병자가 몸에 열이 많이 난다, 입이 심하게 마른다, 땀을 많이 흘린다, 맥상은 홍대(洪大)하다, 팔다리가 차다 등의 증상이 있다면, 이 중 팔다리가 찬 것은 가한(假寒)에 의한 것이지만, 나머지 증후는 진열(眞熱)에 의한 것으로 진열가한증(眞熱假寒證)이다. 한(寒)은 가짜이고 열(熱)이 질병의 실체이므로 역시 한량약으로 치료하여야 한다.

☞색인색용(塞因塞用)

-보익제(補益劑)를 써서 가상(假像)을 봉쇄해 버리는 방법.

-증상 : 병자가 가슴아래가 결리고 막힌 것 같다, 손으로 만져 주면 좋아진다, 열이 나면 기분이 좋아진다, 밥맛이 없다, 가끔 토한다 등의 증상이 있고, 동시에 설색은 엷고, 맥이 허대하다면, 이 증은 실증(實證)이 아니고, 비위 허약에 의한 진허가실(眞虛假實)이다. 따라서 육군자탕과 같은 보기제(補氣劑)를 쓰는 것이 좋다.

☞통인통용(通因通用)

-진실가허(眞實假虛)의 증상을 사하약을 써서 치료하는 방법.

-증상 : 음식물이 체한 상태로 체내에 있기 때문에, 흉완부(胸脘部)가 막히고 괴로우며, 복부가 붓고 아프며, 식욕이 없고, 설사를 하는 경우에는 체한 것을 공격하여 제거하여야 한다. 지실도체환 등의 사하약을 쓴다.

(2) 부정거사(扶正祛邪)

▷부정(扶正) : 정기를 보충하는 것.

▷거사(祛邪) : 사기를 제거하는 것.

▷부정거사 : 보법(補法)을 써서 정기를 보충하고 공법(攻法)을 써서 사기를 제거하거나 약화시키는 방법.

☞선공후보(先攻後補) : 병사는 실하고 정기는 비교적 허하여 거사법을 주법으로 쓰고, 부정법은 보조적으로 쓰는 방법.

☞선보후공(先補後攻) : 정기가 이미 허해졌고 사기도 약하여 부정법을 주법으로 쓰고 거사법은 보조적으로 쓰는 방법.

☞공보겸시(攻補兼施) : 부정법과 거사법을 동시에 쓰는 방법.

(3) 치귀권변(治貴權變, 三因制宜, 加減)

▷원칙이외에 임기응변적으로 용약(用藥)하는 방법.

▷계절, 환경, 지역, 개인차등을 고려하여 치료법임.

▷인시제의(因時制宜), 인지제의(因地制宜), 인인제의(因人制宜)로 나누고 이 삼자를 합하였다는데서 삼인제의(三因制宜)라고 부르기도 하며 단순히 가감으로 부르는 경우도 있다.

1) 인시제의(因時制宜)

▷사계의 기후 변화는 인체의 생리기능이나 병리변화에 일정한 영향을 미치므로 치료할 때에도 기후의 특징에 유의하여야 한다.

▷예 : 여름은 기후가 대단히 덥고, 주리가 엉성하게 열려 있기 때문에, 풍한사(風寒邪)에 의해 기에 걸려 있는 경우에는 신온해표제를 과용하여서는 안된다.

2) 인지제의(因地制宜)

▷같은 질환이라 하더라도 지역적인 특수성을 충분히 고려하여야 한다.

3) 인인제의(因人制宜)

▷사람의 개인차를 충분히 고려하여 치법을 가감하는 것을 인인제의라 한다.

▷성별, 연령, 체질, 습관, 직업 등을 고려한다.

2. 치법(治法)과 방제(方劑)

(1) 의문팔법

▷청대의 정국팽(程國彭,1662~1735)이 의학심오(醫學心悟)에서 팔강을 근거로 하여 제시한 이론임

▷한(汗), 토(吐), 하(下), 화(和), 온(溫), 청(淸), 보(補), 소(消)으로 치법을 나눔.

▷기타, 정감인(丁甘仁,1864-1924)의 "孟下丁甘仁用藥一百八法"에서 제시한 108治法이 있음.

1) 汗法

▷해표법을 말하는 것으로 발한제로 발한시켜 표사를 몰아내는 방법이고 표증의 치료에 쓴다.

▷대표적인 치법 : 신온해표법—마황탕

신량해표법—은교산

2) 淸法

▷열사(熱邪)를 청제(淸除)시키는 방법으로 열증의 치료에 쓴다.

▷한량성(寒凉性)인 약물을 이용하여 열을 삭이고 화를 내린다.

▷양증(陽證)에 적용하여 온열성(溫熱性)인 질환을 치료한다.

▷온열성 질환은 복잡한 질병이기 때문에 청법의 운용도 또한 여러가지이다.

▷淸氣分熱法—백호탕, 淸營凉血法—서각지황탕, 淸熱解毒法—황련해독탕, 淸虛熱法—청호별갑탕

3) 下法

▷사하법(瀉下法)을 가리킨다.

▷장내적출물(腸內積出物)의 배제, 실열(實熱)의 사화, 체내 적수(積水)의 축줄

▷적용 : 수음(水飮)이나 어혈(瘀血), 소시(燥屎), 사열의 조결 등

▷寒下法—승기탕, 溫下法—대황부자탕, 潤下法—마자인환, 逐水法—십조탕

4) 和法

▷병사(病邪)가 반표반리(半表半裏)에 있어서 발한법이나 사하법들이 모두 적당하지 않을 때에 표(表)와 이(裏)를 화해하여 치료하는 방법이다.

▷주로 소양병에 많이 운용되며, 외감열병(外感熱病)외에 내상질환(內傷

疾患)에도 사용한다.

▷和解少陽法 —소시호탕, 調和肝脾法 —사역산, 調和脾胃法 —반하사심탕

5) 溫法

▷온열약(溫熱藥)으로 한사(寒邪)를 몰아내고 양기(陽氣)를 회복시키는 방법

▷주로 이한증(裏寒證)에 이용된다.

▷임상에서 크게 두 가지로 구분한다.

양기(陽氣)를 회복시켜 궐역(厥逆)을 구원하는 방법.回陽救逆法 —사역탕,

양기(陽氣)를 돕고 속을 덥혀 음한(陰寒)을 제거하는 방법. 溫中散寒法 — 이중탕

6) 補法

▷몸이 허약한 상태를 개선시키며 여러가지 허증에 쓴다.

▷허(虛)한 것을 보(補)하고, 약한 것을 도와줄 뿐 아니라 간접적으로 사기(邪氣)를 제거하는 효력도 가지고 있다.

▷보기법—사군자탕, 보혈법—사물탕, 기혈쌍보법—팔진탕, 자음법—익위탕, 보양법—신기환

7) 消法

▷소도(消導), 소산(消散), 연견(軟堅), 화적(化積) 작용이 있는 약을 써서 소식도체(消食導滯), 소산적취(消散積聚), 화담거담(化痰祛痰), 거습행기(祛濕行氣)하는 방법.

▷하법(下法) : 조시(燥屎)나 어혈(瘀血) 혹은 담음(痰飮)의 정체 등, 실사(實邪)가 심한 경우에 맹렬하게 공격하는 방법이고,

▷소법(消法) : 비교적 급박하지 않은 일반 질환에서 점차적으로 딴딴한 것을 소실시키고 쌓인 것을 제거한다는 점이 다르다.

▷이기법, 이혈법, 고도법, 화담법, 거담법, 구충법 등으로 나뉜다.

8) 吐法

▷최토성(催吐性) 약물로 병사(病邪) 또는 유독성 물질을 토출(吐出)시키는 방법.

▷대체로 식도나 위에 담음(痰飮), 식적(食積) 등 형태가 있는 물질이 정체되었을 때 씀.
또, 완고한 담음(痰飮)이나 혼탁한 물질이 식도나 기도에 정체 혹은 오래 잠복되어 한(寒), 하(下), 소(消) 등의 방법으로 처리할 수 없는 경우에 씀.

제 3 절 방제(方劑)의 조성(組成)과 변화(變化)

1. 방제(方劑)의 조성(組成)

▷배합된 약물의 화학적, 물리적인 상호작용은 물론 약효학적인 상호관계도 고려해야만 한다.

▷독성의 감소, 작용의 증강, 작용의 완화, 적용영역의 확장

▷방제구성의 대원칙 : 군(君), 신(臣), 좌(佐), 사(使)의 이론에 우선적으로 따르고, 다음에 배합되는 약물의 상호작용을 고려하는 방법을 쓴다.

1) 군약(君藥)

▷주약이라고도 한다.

▷중요한 병이나 중요한 증상을 치료하고 핵심을 이루는 약. 예 : 마황탕—마황, 계지탕—계지

2) 신약(臣藥)

▷보조약이라고도 한다.

▷군약을 보조하여 군약이 병이나 증상을 치료할 때 그 작용을 증강시키고, 겸병이나 겸증을 주로 치료해 주는 약물이다.

3) 좌약(佐藥)

▷여기에는 세가지 뜻이 있다.

☞좌조약(佐助藥) : 군약이나 신약에 배합하여 치료작용을 증강시키거나, 다른 증상을 직접 치료하는 약물이라는 뜻이 있다.

☞좌제약(佐制藥) : 군약 혹은 신약의 독성을 없애거나 경감시켜 주며, 군, 신약의 성질이 지나치게 준열하게 되는 것을 제어하는 약물이라는 뜻이다.

☞반좌약(反佐藥) : 병이 위중(危重)하고 사기(邪氣)가 강하여 사기(邪氣)가 약의 작용을 밀어낼 때에 쓰는 것으로 성미가 군약과 반대이면

서도 치료시에는 상승작용을 일으키는 약물을 말한다.

4) 사약(使藥)

▷두가지 뜻이 있다.

☞인경약(引經藥) : 처방중의 약들을 병소로 이끌어 주는 작용이 있음.

☞조화약(調和藥) : 처방중에 나오는 모든 약들의 작용을 조화하는 작용이 있다.

▷방제 제형의 선택

☞병정이 급하고 위중하면 탕제(湯劑)를 많이 선택하고,

☞병정이 약하고 완만하면 환제(丸劑)를 많이 선택하며,

☞외용은 호제(糊劑) 또는 고제(膏劑)를 많이 선택하는 것 등을 들 수 있다.

2 방제(方劑)의 변화(變化)

▷방제 중에 배합된 약물의 종류를 증감시키거나, 배합된 약물의 수량을 가감시키거나, 또는 제형을 바꾸는 것을 가리킨다.

(1) 약물종류(藥物種類)의 가감(加減) (隨證加減)

1) 가미변화(加味變化)

2) 감미변화(減味變化)

3) 가감변화(加減變化)

(2) 약물의 양에 대한 가감변화

1) 약량을 증가시켜 약효를 높이는 경우 : 사역탕, 통맥사역탕—회양구역의 효력을 증강시킴.

2) 약량을 변화시켜 주치(主治)를 바꾸는 경우 : 소승기탕과 후박삼물탕

(3) 제형(劑型)의 變化

▷이중탕은 작용이 강하고 약효발현이 빠르기 때문에, 급성이고 중증인 허한증에 많이 쓴다.

▷이중환은 작용이 완만하고 약효가 늦기 때문에, 심하지 않는 만성의 중초허한증(中焦虛寒證)에 많이 쓴다.

제 4 절 방제(方劑)의 분류(分類)

1. 역대(歷代)의 방제 분류법(方劑 分類法)

(1) 병증(病證)에 따른 분류법(分類法)

▷"五十二病方"에서 처음으로 채용된 방법.

(2) 처방구성(處方構成)에 의한 분류법(分類法)

1) 대방(大方)

▷君 2, 臣 3, 佐使 9의 구성과 같이 약의 종류가 많은 방제와 간(肝), 신(腎)의 병을 고치기 위하여 약의 종류를 많이 쓰는 방제를 말한다.

▷병세가 심하고 겸증이 있어서 약의 힘을 강하게 해야 할 때에는 대방을 쓴다.

☞예 : 대승기탕, 대시호탕, 대청룡탕, 대함흉탕 등.

2) 소방(小方)

▷약효가 미약한 것, 君 1, 臣 2의 구성과 같이 약의 종류가 적은 것, 심(心), 폐(肺)의 병을 고치기 위하여 약을 조금씩 자주 먹을 수 있도록 처방이 된 방제.

▷병세가 가볍고, 겸증이 없어서, 약의 힘을 그렇게 강하게 하지 않아도 될 때에 쓴다.

☞예 : 소승기탕, 소시호탕, 소청룡탕, 소함흉탕 등.

3) 완방(緩方)

▷일반 허증은 급히 치료하는 것 보다 천천히 치료하는 것이 좋을 때 쓰는 방제.

사군자탕, 사물탕 등.

▷다음과 같은 경우에도 완방이라 부른다.

☞단맛이 있는 것,

☞환약,

☞약의 종류를 많은 방제,

☞독성이 없는 약으로 처방한 방제,

☞기(氣)와 미(味)가 다 약한 것.

4) 급방(急方)

▷완방과는 반대가 되는 방제이다.

5) 기방(奇方)

▷독삼탕과 같이 한 가지 약만으로 된 단방을 말하기도 하고,

▷약의 종류가 1,3,5,7,9의 홀수로 구성된 방제를 말하기도 한다.

6) 우방(偶方)

▷처방을 구성하는 약 가지 수를 2,4,6,8,10으로 짝수로 한 것을 우방이라고 한다.

7) 복방(複方)

▷두 개이상의 방제를 합한 방제를 복방이라고 한다.

☞예 : 쌍금탕(쌍화탕과 불환금정기산), 쌍패탕(쌍화탕과 패독산), 사륙탕(사물탕과 육미지황탕), 이사탕(이진탕과 사물탕), 심신탕(승마갈근탕과 궁지향소산) 등.

▷작용이 다른 여러 가지 약제를 처방한 방제도 복방이라 부른다.

(3) 적응증(適應證)에 따른 분류법(分類法)

▷예로부터, 흔히 쓰는 분류법으로 십제(十劑)분류, 팔진(八陣)분류가 가장 대표적이다.

1) 십제(十劑)

▷십제설(十劑說)은 북제(北齊)의 서지재(徐之才)로부터 시작되어 약물의 적응증에 이용됨.

▷金代의 성무기(成無己)가 "상한명리론(傷寒名理論)"에서 "諸方之體는 宣, 通, 補, 泄, 輕, 重, 澁, 滑, 燥, 濕의 十劑이다"라 하여 방제의 분류에 사용하면서부터 일반화되었음.

▷이를 보완하려는 노력이 계속되었음. 서사학(徐思鶴)의 "의학전서(醫學全書)"의 24제.

▷십제를 보면 다음과 같다.

☞선제(宣劑) : 선제는 상초가 막힌 것을 통해 주는 약으로 소염건위제에 가깝다.

☞통제(通劑) : 통제는 주로 소변이 막힌 것을 통하게 하는 약으로 이뇨

제에 해당된다.

☞보제(補劑) : 보제는 허약한 것을 건강하게 해 주는 약으로 오늘 날의 강장제에 해당된다.

☞설제(洩劑) : 예제 또는 설제는 대변이 막힌 것을 통하게 하는 약으로 오늘날의 이뇨, 완하제에 해당된다.

☞경제(輕劑) : 경제는 땀이 나도록 처방된 약으로 발한제에 해당된다.

☞중제(重劑) : 중제는 심신을 안정시키는 약으로 잘 놀래고 가슴이 뛰는 등의 증상에 쓰며, 오늘 날의 진정제에 해당된다.

☞활제(滑劑) : 활제는 밖으로 배출되어야 할 것이 잘 배출되지 않을 때 이것을 미끄럽게 해서 잘 나오도록 하는 약으로 최유제, 완하제, 이뇨제가 여기에 해당된다.

☞삽제(澁劑) : 삽제는 빠져나가는 것을 나가지 못하게 하는 약으로 신경강장제, 진정제, 수렴제에 해당된다.

☞조제(燥劑) : 조제는 습을 제거하는 약

☞습제(濕劑) : 조(燥)한 것을 윤(潤)하게 하는 약으로 오늘 날의 지갈제(止渴劑), 자윤제(滋潤劑)에 해당한다.

2) 팔진(八陣)

▷팔진설(八陣說)은 명대의 "張景岳"에 의해 처음 사용된 것.

▷그 작용에 따라 다음과 같이 보진(補陣), 화진(和陣), 공진(攻陣), 산진(散陣), 한진(寒陣), 열진(熱陣), 고진(固陣), 인진(因陣) 등의 8류로 나누는 것을 가리킨다.

3) 기타

▷清代 왕앙(汪昻)의 "의방집해(醫方集解)"의 분류법

▷방제를 적응증에 따라 보익(補益), 발표(發表), 용토(涌吐), 공리(攻裏), 표리(表裏), 화해(和解), 이기(理氣), 이혈(理血), 거풍(祛風), 거한(祛寒), 청서(清暑), 이습(利濕), 윤조(潤燥), 사화(瀉火), 제담(除痰), 소도(消導), 수삽(收澁), 살충(殺蟲), 명목(明目), 옹양(癰瘍), 경산(經産), 구급(救急) 등 22류로 나눔.

▷그 개념이 비교적 확실하여 임상에 많이 쓰이고 현대의 분류법으로도 많이 채택된다.

4) 유방(類方)에 의한 분류법(分類法)

▷이는 방제의 조성이 비슷한 것들을 모아 분류하는 방법이다.

▷대표적인 방제와, 그 가감변화를 이해하기 편리한 장점이 있다.

5)기타 제형(劑型)에 의한 분류법(分類法), 임상학과(臨床學科)에 따른 분류법(分類法) 등이 있다.

2. 현대방제(現代方劑)의 상용 분류법(常用 分類法)

▷글자의 획수에 따른 분류법, 교과서식 분류법, 종합적인 분류법 등이 있다.

제 7 장 방제(方劑)의 제형(劑型)과 용법(用法)

제 1 절 방제(方劑)의 제형(劑型)

1. 전통적인 방제의 상용 제형

▷방제(方劑)라는 말이 있기 이전에도 보다 효과적인 치료를 위해 여러가지 제형(劑型)이 있었다.

▷내경(內經)의 13방중에 벌써 당(湯), 환(丸), 산(散), 고(膏), 주(酒), 단(丹) 등의 제형들이 이용되었음.

(1) 액제(液劑)

1) 탕제(湯劑)—전제(煎劑)라고도 함

2) 주제(酒劑)—약주라고도 함.

3) 팅크제—일반적으로 20%이고 유독한 것은 10%임.

4) 약로(藥露)—정유와 거의 같은 뜻을 가지는데, 휘발성 성분이 함유된 신선한 약물을 물에 넣고 가열증류하여 얻은 증류액을 말한다.

5) 당장제(糖漿劑,시럽제)

6) 침제(針劑)—대한약전의 주사제에 해당된다.

(2) 고형제(固型劑)

1) 산제(散劑)

2) 환제(丸劑)

3) 단제(丹劑)—수은, 유황 등을 함유한 광물을 가열, 승화하여 용량이 적으면서

약효를 높힌 일종의 승화물로 외용에만 쓰는 홍승단, 백강단 등을 가리킨다.

4) 차제(茶劑)—약물을 조말로 하고 여기에 결합제를 가하여 만든 고체 제제이다. 사용시에 뚜껑이 있는 용기에 넣고 끓는 물을 넣어 차를 마시듯이 마시기 때문에 차제라고 부른다.

5) 정제(錠劑), 병제(餅劑)—대한약전의 과립제와 비슷하다.

6) 조제(條劑)—지념(紙捻)이라고도 하는데 상피지등에 약을 묻혀서 가늘게 비벼 만든 것이다.
부스럼 구멍같은 환부에 꽂아 속에 있는 독물을 뽑아 내는데 흔히 쓴다.

7) 선제(線劑)—무명실 혹은 목화실을 약액속에 담그고 약과 같이 끓인 후 건조시킨 일종 외용제제이다. 사마귀같은 것에 감아서 스스로 떨어지게 하는데 이용된다.

8) 편제(片劑) : 약물을 가루로 한후 결합제를 가하여 반죽하고 난 다음에 어느 정도 말려서 정제기로 눌러 만든 엷고 둥근 고체의 제형이다.

9) 교낭제(膠囊劑)—대한약전의 캅셀제나 오브라트제와 비슷하다.

10) 충제(沖劑)—대한약전의 현탁제와 비슷한 제형으로 약물 엑스를 적당량의 전분, 당분, 덱스트린 등의 보조제와 혼합하여 만는 제제이다.알맹이 산제이다.

(3) 반고형 제제

1) 침고류(浸膏類): 대한약전의 엑스제와 비슷하다.

2) 고약(膏藥) : 대한약전의 경고제가 여기에 속한다.

3) 연고(軟膏) : 대한약전의 연고제가 여기에 속한다.

4) 안고(眼膏) : 안연고와 같다.

제 2 절 방제(方劑)의 용법(用法)

1. 달이는 방법 (煎法)

(1) 약을 달이는 그릇

(2) 약을 달이는 물—일반적으로 약 위에 3-4cm정도 올라오는 것이 좋다.

(3) 약을 달이는 불—일반적으로는 처음에 무화를 쓰고, 다음에 문화를 쓴다 (先武後文).
물론 단순히 무화로 달이거나 (解表方劑), 문화로 달이는 것(補益方劑)도 있다.

(4) 약을 달이는 방법

▷갑각류(甲殼類)와 광물류(鑛物類)는 약을 부수고 난후 먼저 20-30분간 달인다.

▷부자, 천오, 초오 등은 꼭 한 시간 먼저 달여 독을 경감시킨 후 달인다

▷방향성 약물은 나중에 넣어 달인다.

▷달인 후 약액이 혼탁되거나 소화가 안되고, 인후에 자극을 주는 것은 면마천으로 싸서 달인다.

▷귀중한 약물은 달일 때, 다른 약물에 흡수되는 것을 줄이기 위해 따로 달이거나 갈아서 즙으로 하여 복용한다.

▷쉽게 용해될 수 있거나, 교질성인 것은 다른 약에 영향을 주지 않게 하기 위해서 따로 달여서 넣거나 따로 녹여서 넣는다.

▷산제나 단제, 또는 삼칠, 우황, 사향과 같은 것은 충제(沖劑)로 하여 복용한다.

(5)흔히 사용하는 약물을 특수하게 달이는 법

▷먼저 달이는 것: 석결명, 모려, 용골, 용치, 구판, 별갑, 대자석, 생석고, 한수석, 자석, 호골, 수우각, 부자, 천오, 초오.

▷나중에 넣어 달이는 것: 박하, 목향, 사인, 백두구, 침향, 향유, 청호.

▷포에 싸서 달이는 것: 포황, 정력자, 차전자, 선복화, 활석, 비파엽, 적석지

▷따로 달이는 것: 인삼, 서양삼, 녹용, 서각, 호골.

▷볶아서 달이는 것: 아교, 구교, 녹교, 이당, 호골교, 어표교.

▷충제(현탁제)로 하여 복용하는 것: 진주말, 우황말, 주사말, 호박말, 망초, 삼칠말, 자설단, 죽력.

2. 복용법(服用法)

▷복용하는 시간

☞일반적으로 식전에 복용한다.

☞위, 장에 자극성이 있는 약물 : 식후

☞자보약(滋補藥) : 공복

☞안신약(安神藥) : 자기 전

☞급한 병 : 시간을 가리지 않음

☞만성병에 환, 산, 고, 주를 쓸 때 : 규정된 시간에 복용함

(1) 복용방법

▷방제에 처방된 양은 달인 후 2-3회에 복용하는 것을 원칙으로 함.

▷병정이 급하고 위중할 때 : 한번, 때로는 여러차례에 걸쳐 복용하면서 지속적인 효과를 꾀함

▷탕제는 일반적으로 따뜻할 때 복용하는 것이 원칙이지만, 다음과 같은 경우는 예외이다.

☞해표제(解表劑)는 뜨겁게 복용하고 복용후에는 땀을 내도록 한다.

☞열증(熱證)엔 한약을 쓰는데 냉복(冷服)하는 것이 좋고,

-한증(寒證)에는 열약(熱藥)을 쓰는데 열복(熱服)하는 것이 좋다.

☞진한가열(眞寒假熱)에 속하는 자는 열약(熱藥)을 냉복(冷服)하고,

-진열가한자(眞熱假寒者)는 한약(寒藥)을 열복(熱服)한다.

☞약성이 극열하거나 독성이 있는 것은 처음에는 적게 쓰고,

-점점 약량을 증가시켜 효과가 있을 때까지 증량하는데 중독량을 초과해서는 안된다.

3. 기타의 용법

(1) 외부법(外敷法)

▷약물을 미세말로 한후, 물, 술, 식초, 기름 등의 용액에 개어서 환부 및 그 주의에 바르는 방법이다.

(2) 훈세법(熏洗法)

▷약물을 끓여 식기 전에 환부에 쪼이거나 뒷물을 하거나 또는 약액에 담가 치료하는 외치법.

▷소종(消腫), 지통(止痛), 지양(止癢), 거풍(祛風)을 목적으로 외과, 피부과, 안과 및 일부의 부인과, 소아과 등의 질병에 이용된다.

(3) 점안법(點眼法)

▷눈에 약물을 넣는 방법으로 현대의학에서의 점안법과 비슷하다

(4) 취체법(吹嚔法)

▷방향성이고 매운 약의 가루를 비강내에 비강점막을 자극함으로써 재채기를 하게 하는 방법

(5) 색이(塞耳), 취이법(吹耳法)

▷귀를 막거나 약을 귀에 불어 넣는 방법이다. 예 : 총이정, 원지자석정 등.

(6) 제료법(臍療法)

▷약환(藥丸)을 배꼽에 넣고 고약으로 덮거나 약병(藥瓶)을 배꼽에 올려놓고 반창고로 고정한다던가 뜸을 뜨는 방법.

(7) 약침(藥枕)

▷약물을 천주머니에 넣고 베개로 이용함으로써 병을 치료하는 방법이다.

(8) 패대법(佩戴法)

▷약을 가루로 하여 주머니에 넣고 가슴에 거는 방법이다.

전염병을 예방하거나 일부의 질병을 치료하는데 이용 되었다.

제2편 각론편

제 1 장 폐장(肺臟)의 치법(治法)과 방제(方劑)

(1) 존재

▷심장과 함께 가슴(胸腔) 속에 있다.

▷위로는 기도(氣道)에 이어져 있고,

▷코에 그 구멍이 뚫려 있으며,

▷몸 밖에서는 피모(皮毛)에 합쳐져 있고,

▷아래로는 대장(大腸)과 연락되어 대장과는 표리관계를 이루고 있다.

(2) 기능

▷폐(肺)

☞기(氣)를 주관하고 (主氣),

☞호흡을 맡고 있으며 (司呼吸),

☞기체 교환의 통로가 된다.

☞모든 맥을 불러들여 전신을 충실하게 한다 (朝百脈以充全身).

▷폐기(肺氣)

☞피모(皮毛)와 합하여 위(衛)가 되므로 표(表)를 다스린다(肺合皮毛, 屬衛, 主表).

(3) 정상적인 기능과 이상

1) 肺合皮毛, 屬衛, 主表

(폐(肺)는 피모(皮毛)와 합해 있고, 위(衛)에 속하며, 표(表)를 다스린다.)

① 폐(肺)는 기(氣)를 주관하고 (主氣), 호흡을 맡고 있으므로 (司呼吸), 체내외 의 기체 교환을 위한 통로가 된다.

② 피부의 땀구멍은 기(氣)를 체표에 살포시킨다.

▷풍한속표(風寒束表) - 폐기(肺氣)가 폐울(閉鬱)됨 : 표한증(表寒證)

☞표(表)에 있는 한사(寒邪)를 흩어지게 하여 폐울(閉鬱)된 폐기(肺氣)를 선산(宣散)시켜야 한다.
: 신온해표법(辛溫解表法)

▷풍열범폐(風熱犯肺) : 상초풍열증(上焦風熱證)
☞상초(上焦)에 있는 풍열(風熱)을 식혀주어야 한다.
: 신량해표법(辛凉解表法)

폐는 기를 주관하고, 위에 속한다. 위기는 인체를 파수하고 외를 보위한다.

▷위기불고(衛氣不固)──〉표허자한(表虛自汗)
☞위를 실하게 하여 표를 튼튼하게 하여야 한다.
: 실위고표법(實衛固表法)

▷肺主氣, 司呼吸
(폐는 기를 지배하고 호흡을 맡는 역을 한다)

☞폐는 기를 주관하고 호흡을 맡고 있으므로
외계의 기후, 즉 기후의 한열, 공기의 조습 등이 폐에 영향을 미친다.

폐(肺)는 기(氣)를 다스리고 호흡을 맡으며, 폐기(肺氣)는 선산(宣散)과 숙강(肅降)을 지배한다.

☞선산(宣散)이란 기(氣), 혈(血), 진액(津液)이 그 기능을 제대로 발휘할 수 있도록 전신에 골고루 살포시켜 주는 것을 말한다.
☞숙강(肅降)이란 호흡을 순조롭게 하고 수액을 아래로 수송하여 배뇨 등이 원활하게 이루어지도록 하는 작용을 말한다.
☞정상상태에서 폐기는 숙강(肅降)이 잘 되고 잘 열리지만 이상이 생기면 폐기(肺氣)는 폐울(閉鬱)되고 숙강(肅降)에 이상이 생겨 해천(咳喘)이 생긴다.

☞寒, 熱, 溫毒, 風燥, 肺虛, 氣耗, 기타──〉肺氣閉鬱──〉肅降失常──〉咳喘

肺寒 ──────────────── 溫肺降逆法
肺熱 ──────────────── 淸熱降逆法

邪犯上焦 - 上焦熱毒 ────── 淸肺解毒法

肺虛 - 肺虛熱 - 乾咳, 喘息 ───── 補肺寧嗽法

久咳, 久肺虛 - 氣耗 ────── 斂肺止咳法

風燥邪犯肺 - 津枯 - 乾咳 ───── 淸燥潤肺法

기타 - 肺氣失宣 ──────── 宣肺止咳法

▷肺氣宣降, 通調水道

(폐기는 선강에 의해 수도를 통조한다)

☞몸 안에서 수액(水液)을 운행하고 배설하는 작용은 비(脾)와 신(腎)만이 아니라 물의 상원(水之上 源)인 폐(肺)와도 밀접한 관계에 있다.

☞폐기(肺氣)는 선산(宣散)이 원활하면 물(水)과 진액(津液)을 몸 밖으로 잘 살포시킬 수 있고, 숙강(肅降)이 원활하면 물과 진액을 아래로 잘 흐르게 할 수 있다.

☞숙강(肅降)에 장애가 생기면 수액은 아래로 배설되지 못하여 습(濕)과 담(痰)이 되고, 이 습담이 한 곳에 머무르게 되면 습체(濕滯), 종만(腫滿), 흉협동통(胸脇疼痛) 등이 나타난다.

☞이 때에는, 폐기(肺氣)를 잘 숙강(肅降)하게 하여 수액을 아래로 배출시켜야 한다.

-水道被阻 - 痰濕留滯 ── 開源導流法

1. 신온해표법 (辛溫解表法)

(1)풍한속표(風寒束表)에 의해 폐기(肺氣)가 폐울(閉鬱)된 표한증(表寒證)에 대한 치법임

▷표(表)에 있는 한사(寒邪)를 흩어지게 하여 폐울(閉鬱)된 폐기(肺氣)를 선산(宣散)시키도록 함.

▷증상

☞表證 : 오한(惡寒), 발열(發熱), 무한(無汗) 또는 한출(汗出), 두통(頭痛), 신동(身疼), 태백(苔白), 맥부(脈浮) 등.

☞肺氣閉鬱證─코가 막힌다, 콧물이 흐른다, 기침을 한다, 묽은 기래가 나온다, 때로는 가슴이 답답하다 등

(2)약물은 신온해표약을 주로 씀.

▷성미는 辛溫하고, 폐나 방광에 귀경한다.

▷辛으로 發散하고 溫으로 去寒하여 風寒을 發散하는 작용이 있기 때문에 風

寒表證 (오한, 발열, 무한 또는 汗出不暢, 두통, 신통, 苔白, 脈浮)에 쓰는 약이다.

▷약에 따라서는 表邪犯肺에 의한 咳嗽氣喘, 麻疹不透, 風疹瘙痒, 수종 등에 風寒表證을 겸했을 때, 그리고 風濕痺痛과 癰疽初期에 병위가 표이면서 오한, 발열하는 표증이 나타날 때 쓴다.

생약	성 미	귀 경	효 능
마황	辛, 微苦, 溫.	肺, 膀胱.	發汗解表, 宣肺平喘, 利水消腫
계지	辛, 甘, 溫.	肺, 膀胱.	發汗解肌, 溫通經脈, 溫陽和氣, 平降衝逆
세신	辛, 溫	肺, 腎.	祛風散寒, 通竅止痛, 溫肺化飮
자소	辛, 溫.	肺, 脾.	發汗解表, 行氣寬中, 解魚蟹毒
형개	辛, 微溫.	肺, 肝.	發表散風, 炒炭止血
방풍	辛, 甘, 微溫.	膀胱, 肝, 脾	發表散風, 勝濕止痛, 解痙定搐
강활	辛, 苦, 溫	膀胱, 腎.	發汗解表, 祛風止痛
고본	辛, 溫.	膀胱.	祛風散寒, 勝濕止痛
백지	辛, 溫	肺, 胃	解表散風, 通竅止痛, 燥濕止帶, 消腫排膿
창이자	辛, 苦, 溫.	肺	發汗散風, 除濕升陽, 通竅止痛
신이	辛, 溫.	肺, 胃.	發散風寒, 宣通脾竅
총백	辛, 溫	肺, 胃	發汗解表, 散寒通陽
생강	辛, 溫.	肺, 脾, 胃	發汗解表, 溫中止嘔, 化痰止咳
향유	辛, 微溫	肺, 脾, 腎.	發汗解表, 化濕和中, 利水消腫

(3) 대표적인 방제

① 상한론(傷寒論)

> 太陽之爲病, 脈浮, 頭項强痛而惡寒
> 太陽病 發熱, 汗出, 惡風, 脈緩者, 名爲中風.
> 太陽病, 或已發熱, 或未發熱, 必惡寒, 體痛, 嘔逆, 脈陰陽俱緊者, 名爲傷寒.

▷中風 : 桂枝湯 (계지, 작약, 생강, 대추, 자감초)

☞太陽中風, 陽浮而陰弱, 陽浮者, 熱自發, 陰弱者, 汗自出, 嗇嗇惡寒, 淅淅惡風, 翕翕發熱, 鼻鳴乾嘔者, 桂枝湯主之.

☞군 - 계지 - 散寒解肌, 溫通經脈, 신 - 작약 - 斂陰和營, 좌 - 생강 - 助桂枝解表, 溫中止嘔. 대추 - 助芍藥和營, 益脾胃, 사 - 자감초 - 助芍棗和營,

調和諸藥

☞효능 : 辛溫解肌, 調和營衛

☞적응증 : 表寒, 表虛-바람이 싫다, 자한이 있다, 열이 난다, 머리가 아프다, 온몸이 아프다, 코가 막힌다, 콧물이 난다, 재채기를 한다, 헛구역질을 한다, 태백, 맥부완.

태양중풍에 대한 대표적인 방제이다. 태양중풍증이라 함은 영위가 조화를 잃어버린 상태, 즉 영약위강의 상태를 말한다.
계지탕은 사가 표의 활동을 방해하지 못하도록 하고 영위가 조화를 이루도록 하는 약이다.

☞사용의 실제 - 계지탕이 적용되는 경우는

태양병에서

-사하를 한 후에 기가 상충한 경우,

-처음에 계지탕을 복용했는데 오히려 괴로워하고 풀리지 않아서 침을 놓았을 경우,

-먼저 발한시켰으나 낫지 않아서 다시 설사를 시켰는데 맥이 부한 경우이다.

그리고 상한에서

-발한하여 이미 풀렸는데 반나절 정도가 지나고 나서 다시 괴롭고 맥이 부삭(浮數)한 경우,

-대변을 6-7일 못보고 머리가 아프며 소변이 맑을 경우이다.

☞임상응용 : 감기, 유행성감기, 기타감염증에서 표한증과 표허증이 나타날 때.

☞유증방

-천가 (후박, 행인) - 계지가후박행자탕 (喘家作桂枝湯, 加厚朴杏子佳) 평소 천식이 있는 사람이 태양중풍증에 걸리면 폐기의 신강이 더욱 불리하게 되어 천식이 생기고 가슴이 답답하며 대변이 불리하게 되는데 이때 쓴다.

-등과 목덜미가 아플 때 - 계지가갈근탕 (太陽病項背强兀兀, 反汗出惡風者, 桂枝加葛根湯主之)

-계지탕증에, 땀을 많이 흘리거나 소변보기가 어렵거나 손발이 당기는 증세가 있을 때 - 계지가부자탕 (發汗, 遂漏不止, 小便難, 四肢微急, 難以屈伸者)

-분돈 계지가계탕

-黃汗之病　계지가황기탕

▷傷寒 : 麻黃湯 (마황, 계지, 행인, 감초)

☞太陽病, 頭痛, 發熱, 身疼, 腰痛, 骨節疼痛, 惡風, 無汗而喘者, 麻黃湯主之.

☞군 - 마황 - 發汗解表, 宣肺平喘, 신 - 계지 - 散寒解肌, 溫通經脈, 좌 - 행인 - 宣肺平喘, 감초 - 調和諸藥

☞효능 : 신온해표, 지해평천

☞적응증 : 표한, 표실 - 오한이 난다, 땀이 나지 않는다, 열이 난다, 머리가 아프다, 기침이 나거나 호흡이 가쁘다, 구갈이 없다 등에, 코가 막힌다, 콧물이 난다, 몸이 떨린다, 태박백, 맥부긴.

☞사용의 실제 - ① 태양과 양명병의 합병시 기침을 하고 흉만할 경우 ② 태양병에서 맥이 부세(浮細)하고 눕기를 좋아하지만 다른 증후가 없을 경우 ③ 태양병에서 맥(脈)이 부긴(浮緊)하고 무한(無汗), 발열(發熱), 신동통(身疼痛)하며 8, 9일이 되어도 낫지 않을 때 ④ 태양병에서 무한(無汗)이고 코피를 흘릴 때에도 쓸 수 있다.

☞임상응용 : 유행성독감 등 여러가지 호흡기질환의 초기에 표한, 표실증이 나타날 때, 기관지염, 기관지천식의 발작기, 알러지성비염의 발작기 등.

☞유증방

-大青龍湯 - ① 마황탕증에 열사가 이(裏)에 엉켜서 속이 답답하고 괴로운 표한겸이열증(表寒兼裏熱證)에 대한 대표적인 방제 ② 풍수(風水)

-葛根湯 - 표한(表寒), 표실증(表實證)에서 목덜미와 어깨가 결릴 때

석고에 의해 밖으로는 기열(肌熱)을 풀어 주고, 안으로는 속열을 없애도록 하여 번조증이 풀리게 하였으며, 또한 석고에 의해 위가 상할 것을 염려하여 생강과 대추를 가하여 위를 보호하고 영위를 조화시키도록 하였다.

석고는 마황의 도움으로 속열을 땀으로 변화시켜 체표로 발산시켜 열과 번조감을 없애 주고, 마황과 계지는 석고 때문에 열을 내지 않고도 표증(表證)을 몰아낼 수가 있으며, 석고는 마황의 발표 작용의 도움을 받아 표로 가서 표열을 식힐 수가 있다. 이와 같이 석고와 마황은 각각 자체의 주치작용도 발휘하지만 상가작용과 상쇄작용도 발휘하고 있다.

(4)겸증과 치법 및 방제

▷폐는 기를 지배하고 폐합피모는 표를 다스린다.

그러므로 풍한(風寒)이 속표(束表)할 경우에는 이 기능에 직접 영향을 주게 되고 환자의 체질에 따라 기허, 기역, 기체, 양허 등이 겸증으로 나타난다.

▷그 예를 보면 표와 같다.

겸 증	겸 치 법	생 약	방 제 명
기허증	익기해표법	인삼, 복령, 감초	인삼패독산, 삼소음
기체증	이기해표법	향부자, 진피, 소엽, 지각	향소산
기역천해	선폐해표법	길경, 전호, 행인	신가삼요탕
양허증	조양해표법	계지, 부자	마황부자세신탕
수음	화음해표법	반하, 건강, 계지	소청룡탕

(5)표사에 습이 협잡한 경우

1) 표증(表證)에 습증(濕證)이 겸했을 때

▷표증(表證)의 증상 이외에 머리와 몸이 무겁고 아프다, 팔다리가 쑤시고 아프다, 살과 살갗이 아파서 괴롭다 등의 풍습증(風濕證)이 나타나고, 오래되면 비통(痺痛)이나 만성두통이 나타난다.

▷거풍습약 (강활, 방풍, 세신, 창출, 천궁, 백지 등)에 익기양혈약(益氣養血藥)을 배합한다.

▷대표적인 거풍진통제(祛風鎭痛劑) : 구미강활탕, 강활승습탕, 천궁다조산 등.

☞羌活勝濕湯 (강활, 독활, 방풍, 고본, 천궁, 만형자, 감초) - 풍습(風濕)의 표증(表證) 자고 나서 목이 결리는 증세, 견비통증후군 요통 좌골신경통 만성관절 류마티스 등에서 풍습(風濕)을 나타내는 표증(表證)에 사용한다.

☞九味羌活湯(강활, 방풍, 창출, 생지황, 황금, 세신, 감초, 천궁, 백지) - 표습(表濕),이열(裏熱)에 쓰는 약으로 해표작용과 제습작용이 있으면서도 진액을 상하지 않게 하고 위장에 대한 자극을 완화시키는 방세이다.

2) 표습증(表濕證)에 이습증(裏濕證)이 겸했을 때

▷표리쌍해제 : 곽향정기산, 향유산 등.

☞香薷散 (향유, 백편두, 후박) - 여름철에 봄을 자세하여 한사(寒邪)가 표를 상하게 하거나 찬 음식을 과식하여 비양(脾陽)을 상하게 하거나 하여 표리(表裏)가 동시에 앓게 되는 음서(陰暑, 寒濕)를 대상으로 한다.

3) 기타 : 갑작스러운 졸도, 혼수, 구안와사, 풍진(風疹), 소양증(瘙癢症) 등에도 쓸 수 있다.

신온해표법에 소풍산사법(疏風散邪法)을 쓴 소속명탕과 소풍산 등이 좋은 예이다.

▷小續命湯 (계지, 천궁, 행인, 방풍, 황금, 방기, 생강, 부자, 마황, 인삼, 백작, 감초)—풍사가 경락을 범한 중풍—반신불수 구안와사(口眼喎斜)가 있고 근맥이 뒤틀리며, 말을 못하고 머리가 아프며 목덜미가 굳어지고 풍습비통(風濕痺痛)이 있을 때

2. 신량해표법(辛凉解表法) (風熱犯肺)

(1) 풍열범폐(風熱犯肺)에 의해 사기가 위분에 있는 상초풍열증(上焦風熱證), 즉 표열증(表熱證)에 대한 치법임

▷상초(上焦)에 있는 풍열(風熱)을 식혀줌.

▷증상

☞삼초변증-수태음폐-邪襲肺衛, 肺氣失宣—發熱, 微惡風寒, 頭痛, 口微渴, 咳嗽, 脈浮數, 苔薄白

☞위기영혈변증-위분증-溫邪襲表, 肺衛失宣—發熱, 微惡風寒, 頭痛, 無汗或少汗, 咳嗽, 口微渴, 舌尖邊紅, 苔薄白, 脈浮數

☞열이 난다, 약간 오한한다, 목이 말라 찬물을 좋아한다, 기침이 난다, 목이 아프다, 혀끝은 붉고 부삭하다 등.

☞이 증상은 위기영혈변증의 위분증이나 삼초변증의 상초증을 말하는 것으로 진행되면 위분증과 기분증이 겸한 증상으로 나타날 것임

표증(表證)에 속하지만 한증이 아니고 열증이다.

생 약	성 미	귀 경	효 능
갈근 (葛根)	甘, 辛, 凉	脾, 胃	解肌退熱, 透發麻疹, 升津止渴, 升陽止瀉
국화 (菊花)	辛, 甘, 苦, 微寒	肺, 肝	疏散風熱, 平肝明目, 淸熱解毒
만형자 (蔓荊子)	辛, 苦, 微寒	肝, 胃, 膀胱	疏散風熱, 淸利頭目
박하 (薄荷)	辛, 凉	肺, 肝	疏散風熱, 淸利頭目, 透疹解鬱
상엽 (桑葉)	辛, 苦, 寒	肺, 胃	疏散風熱, 宣肺透疹, 利咽解毒
선퇴(蟬退)	甘, 寒	肺, 肝	疏散風熱, 透疹止痒, 明目退翳, 熄風解痙
승마 (升麻)	辛, 甘, 微寒	肺, 脾, 胃, 大腸	發表透疹, 淸熱解毒, 升擧陽氣
시호 (柴胡)	苦, 辛, 微寒	肝, 膽	疏散退熱, 疏肝解鬱, 升陽擧陷
우방자 (牛蒡子)	辛, 苦, 寒	肺, 胃	疏散風熱, 宣肺透疹, 利咽解毒
* 담두시	辛, 甘, 微苦, 寒 혹 辛, 微溫	肺, 胃	解表, 除煩

(2) 약물은 신량해표약(辛凉解表藥)을 주로 함.

▷성미(性味)는 신량(辛凉)하다.
(대부분이 미(味)는 신(辛), 고(苦)이고 성(性)은 양(凉) 또는 한(寒)이며, 肺 胃 또는 肺 肝에 귀경한다.)

▷발한해표(發汗解表) 작용이 비교적 완만하며 소산풍열(疏散風熱), 발표투진(發表透疹), 청열해독(淸熱解毒)을 주요한 작용으로 한다.

▷적용증상 : 風熱에 외감되어 생기는 발열(發熱), 미오풍한(微惡風寒), 인건(咽乾), 구갈(口渴), 두통(頭痛), 목적(目赤), 설태황백, 맥부삭

▷약물에 따라서는 목적다루(目赤多淚), 인후종통, 마진불투, 풍열해수에 쓰기도 한다.

(3) 보조약물로는 청열약 (금은화, 연교, 석고, 지모, 고삼, 죽엽, 현삼 등)을 쓴다.

(4) 온병조변 :

▷凡溫病者, 始於上焦, 在手太陰.

☞太陰之爲病, 脈浮緩浮緊而動數, 或兩寸獨大, 尺膚熱, 頭痛, 微惡風寒, 身熱, 自汗, 口渴, 或不渴而咳, 午後熱甚者, 名曰溫病.

☞太陰溫病, 溫熱, 溫疫, 冬溫, 初起惡風寒者, 桂枝湯主之, 但熱不惡寒而渴者, 辛凉平劑, 銀翹散主之.

☞太陰溫病, 惡風寒, 服桂枝湯已, 惡寒解, 餘病不解者, 銀翹散主之, 餘證悉減者, 減其製.

☞太陰風溫, 但咳身不甚熱, 微渴者, 辛凉輕劑, 桑菊飮主之.

▷銀翹散(溫病條辨)

☞금은화, 연교, 노근, 길경, 형개, 박하, 우방자, 두시, 죽엽, 감초

☞효능 - 辛凉解表

☞적응증 - 表熱(風熱의 表證)—열감이 있거나 또는 약간 오한한다 발열 두통 인후통이 있고, 땀은 나지 않거나 또는 땀이 배인다 약간 목이 마르다 눈이 충혈된다 기침을 할 때가 있나 등의 증상이 나타날 때. 혀는 혀끝 가장자리가 홍색이고 설태는 백색에서 미황색으로 엷다. 맥은 부삭(浮數)하다.

☞疏散風熱, 淸熱解毒

君 —— 금은화 —— 辛凉透表, 연교 - 酸穢淸熱
臣 —— 형개,두시 - - - 辛散表邪, 防凉渴太過

박하,우방자 疏散風熱

┌佐 --- 죽엽,노근 ── 淸熱生津

길경,감초 ── 宣肺利咽

└使 --- 감초 ──── 調和諸藥

☞임상응용 - 감기 인플루엔자 인후염 편도선염 유행성 이하선염 급성기관지염 폐렴 일본뇌염 유행성 뇌척수막염 급성간염의 초기 미진 화농증의 초기 등에서 표열(表熱)증이 나타날 때 쓴다.

▷桑菊飮(溫病條辨)

☞상엽, 연교, 길경, 행인, 국화, 위근, 박하, 감초

☞효능 - 辛凉解表 宣肺止咳

☞적응증 - 表熱證에서 기침과 코막힘이 주된 증세이고 열은 그리 많이 나지 않을 때. 설태는 희고 엷으며 맥은 부(浮)하다.

☞疏散風熱,宣肺止咳

┌君 ── 상엽,국화 ── 疏散風熱

── 宣肺止咳

├신 ── 박하 ──── 助君疏散風熱

행인,길경 ── 宣肺止咳

├좌 ── 연교 ──── 淸熱透表

노근 ──── 淸熱生津

└사 ── 감초 ┬─── 配桔梗利咽

└─── 調和諸藥

☞임상응용 - 감기 인플루엔자 기관지염 폐렴 백일해 등에서 표열증을 나타낼 때 쓴다.

(5) 신량해표법의 운용

1) 신온해표법과 신한청열약을 배합한 신량해표약

▷가미창이산 (창이자, 신이, 백지, 박하, 총백, 청다)

☞비연 - 누렇고 탁한 콧물이 나고, 앞이마가 아프며, 열증에 속할 때. 부비강염, 비염, 인후염 등의 상초풍열증

▷소풍산 (형개, 방풍, 우방자, 선퇴, 창출, 고삼, 목통, 호마, 석고, 지모, 생지황, 당귀)

☞풍습열에 의한 피진

습진, 풍진, 담마진, 한포, 아토피성피부염, 백선증 등

2) 자음해표법

▷소체양허(素體陽虛)나 산후실혈 후에 걸리는 감기

▷신량해표약 + 養陰 작용이 있는 옥죽, 맥문동 등.
+ 凉血養血 작용이 있는 생지황, 백미 등

▷가감위수탕(옥죽, 총백, 박하, 두시, 길경, 백미, 감초, 대추)
음허에 의한 표증

▷칠미총백음 (총백, 갈근, 생강, 두시, 건지황, 맥문동)
음허, 혈허에 의한 표증

3) 투진해표법

▷투진약, 청열해독약 (서하류, 승마, 갈근)

▷죽엽유방탕 (서하류, 갈근, 형개, 선퇴, 우방자, 원삼, 맥문동, 죽엽, 석고, 감초)
마진이 피어나지 못하고 기침이 나며 마음이 괴롭고 정신이 산란하며 이열이 비교적 심할 때

3. 실위고표법(實衛固表法) (表虛自汗)

▷폐기(肺氣)가 허손하여 위기(衛氣)가 단단하지 못하면 자한(自汗)이 나는 표허증(表虛證)이 나타내게 된다.

▷황기, 포삼, 백출 등을 쓴다.

▷방제 : 옥병풍산과 보려산

▷황기는 가장 이상적인 실위고표약이므로 일반적인 고표방제(固表方劑)에는 주약으로 사용된다.

▷위기불고의 주증은 자한이므로 황기를 기본방으로 하여 모려, 마황근, 오미자, 부소맥 등의 염한지한약(斂汗止汗藥)을 배합한다.

(1) 玉并風散(世醫得效方)

▷조성 - 황기, 백출, 방풍

▷효능 - 益氣固表

▷적응증 - 衛氣不固(表虛, 衛虛) - 조금만 움직여도 땀이 난다 피로하기 쉽

다 숨이 가쁘다 조금 추워한다 등의 증후에, 감기에 걸리기 쉽고 걸리면 잘 낫지 않는 경우가 많다 등의 증후가 있을때. 설질은 담백하며 설태는 희고 얇으며 맥은 연(軟)하다.

▷임상응용 - 다한증 알레르기성비염 만성비염 감기에 걸리기 쉬운 사람 기타 만성질환에서 위기불고가 나타날 때 쓴다.

▷모려산이 자한에 중점을 두고 있다면 이 방제는 기허에 중점을 두고 있다.

(2) **牡蠣散(和劑局方)**

▷조성 - 마황근, 황기, 모려

▷효능 - 益氣固表 斂汗潛陽

▷적응증 - 위기불고(衛氣不固)에 의한 자한(自汗), 도한(盜汗) - 여러가지 허증 및 새로운 병 때문에 몹시 허하다 진액이 잘 빠져 나간다 몸에 늘 땀이 나고 밤에 누워 있을 때가 심하다 가슴이 뛰고 슬퍼할 때가 많다 아주 허하고 숨이 가쁘다 등의 증상이 있을 때.

▷모려산증은 자한(自汗)이 주된 증상이고, 여러 면에서 몸이 허하거나 병후에 양기가 허하여 밖에 있는 위(衛)가 튼튼하지 못하여 생긴다.

▷임상응용-다한증 도한증 자율신경실조증 기타 만성소모성질환에서 위표불고가 나타날 때 쓴다.

4. 온폐강역법 (溫肺降逆法) (肺寒喘咳)

▷폐(肺)가 차고(寒), 기가 치밀어 오르면(氣逆) 효천(哮喘)과 해수(咳嗽)가 생긴다.

▷임상에서 주증인 효천 이외에 해수가 있고 묽은 가래가 나오며 목은 마르지 않거나 목이 마르더라도 더운물을 찾으며, 설태는 희고 매끄러우며 맥상은 부긴하거나 또는 머리가 아프고 오한하며 열이 나는 등의 증상이 보이면 폐한증으로 단정할 수 있다.

▷마황, 계지, 건강, 세신 같은 온폐산한하고, 반하, 후박, 소자, 행인, 사간, 선복화, 오미자 등으로 상역(上逆)된 폐기(肺氣)를 강역한다.

▷소청룡탕, 소자강기탕, 사간마황탕, 후박마황탕 등.

(1) **小靑龍湯** (마황, 계지, 반하, 건강, 세신, 오미자, 백작약, 감초)

▷효능 - 滌痰解表 溫肺降逆

▷적응증 - ① 寒痰에 의한 喘咳, ② 風水

▷증 - 상한(傷寒)에 속하고 동시에 수음(水飮)을 겸한 외한내음증(外寒內飮

證)으로 〔상한으로 표가 풀리지 않고 심하(心下)에 수기(水氣)가 있다.〕로 개괄하고 있다(傷寒心下有水氣, 咳而微喘, 發熱不渴, 小靑龍湯主之).

(2) **蘇子降氣湯 (반하, 소자, 감초, 육계, 전호, 후박, 진피, 당귀, 생강)**

▷효능 - 溫化寒痰, 調氣降逆

▷적응증 - 寒痰에 따른 喘咳

▷증 - 하초(下焦)의 양(陽)이 허하고 가래가 막혀서 떨어지지 않으며 기가 위로 거슬러 오르는 기역(氣逆)증후로 숨이 차서 헐떡인다, 기침을 한다, 가래가 묽다, 목안이 불편하다, 횡격경막 부근이 꽉 차서 괴롭다, 밥맛이 없다, 정신이 피로하다 등이 나타나는 증상.

(3) **射干麻黃湯(사간, 마황, 자원, 관동화, 반하, 생강, 세신, 오미자, 대추)**

▷한음(寒飮)이 속에 머물러 폐기(肺氣)의 선강(宣降) 작용이 장애를 받음으로써 기침을 하고, 숨이 가쁘며, 가래 끓는 소리가 나는 증후이다.

(4) **厚朴麻黃湯 (후박, 대황, 소맥, 석고, 행인, 반하, 건강, 오미자, 세신)**

▷담음(痰飮)과 같은 음사(陰邪)가 폐(肺)를 압박하여 폐기(肺氣)의 선강(宣降) 작용을 방해하기 때문에 가슴이 차고 기침을 하며 가래가 나오고 호흡이 가쁘며 가래 끓는 소리가 나는 증후.

※ 溫肺降逆法에 속하는 방제의 비교

▷공통점 : 한음내정(寒飮內停), 폐기상역을 주치대상으로 하여 온폐강역과 지해거담의 법칙을 쓰고 있다.

▷차이점

☞온폐작용은 소청룡탕이 가장 강하고 그 다음이 소자강기탕이다.

☞평천작용은 소청룡탕이 가장 강하고 다음이 사간마황탕이자.

☞거담작용은 소자강기탕이 가장 강하다.

☞후박마황탕은 전형적인 온폐강역제는 아니지만 폐한천역(肺寒喘逆)에도 쓰고 폐열천역(肺熱喘逆)에도 쓸 수 있는 약이다. 물론 폐한에는 건강의 량을 증가하고, 폐열(肺熱)에는 석고의 량을 증가시켜야 한다.

☞이 group의 방제에서 석고는 마황의 발한 작용을 억제하는 데 있다.

☞소청룡탕은 마황과 계지를 같이 쓰고 있기 때문에 해표제로도 쓰고, 소자강기탕은 당귀를 배합했기 때문에 혈분증(血分證)에도 쓸 수 있다.

5. 청열강역법(淸熱降逆法)

▷폐(肺)가 뜨겁기 때문에 숨이 가쁘고, 기침을 할 때 폐열을 내려주어 강역하는 방법이다.

▷증상 : 숨이 가쁘다, 기침을 한다, 기침을 할 때 황색의 점조한 가래가 나오고 얼굴이 붉어진다, 목이 말라서 물을 찾는다. 혀는 붉고 설태는 황색이며, 맥은 활삭하다.

▷약물 : 석고, 지모, 상백피, 지골피, 황금, 황련, 금은화, 연교 등의 청열약(淸熱藥)에, 마황, 행인, 소자, 반하, 후박 등 청열평천(淸熱平喘)하는 약을 배합한다.

▷예

☞마행석감탕, 사백산, 정천탕 등.

이 때 열 때문에 기침을 하면 : 자원, 관동화, 마두령, 백부, 백전, 패모, 괄루근, 비파엽 등 의 청폐, 지해, 화담약을 배합한다.

▷예

☞청금화담탕, 청기화담환 등(모두 열을 내리게 하여 기침을 멈추게 하거나 열 때문에 생기는 가래를 삭여 준다).

▷청열약 (淸熱藥)

☞第 一 節 청열사화약 (淸熱瀉火藥)

생 약	성 미	귀 경	효 능	임 상 응 용
결명자	甘苦鹹, 微寒	肝, 腎, 大腸	淸肝明目, 潤腸通便	目赤目暗, 熱結便秘
노근	甘, 寒	**肺**, 胃	淸熱生津, 止嘔除煩	熱病煩渴, 胃熱嘔逆, **肺熱咳嗽**
담죽엽	甘, 淡, 寒	心, 胃, 小腸	淸熱除煩, 通利小便	熱病煩渴, 口瘡尿赤
석고	辛, 甘, 大寒	**肺**, 胃	淸熱瀉火, 除煩止渴, 收斂生肌	壯熱煩渴,**肺熱喘咳**,胃火牙痛,瘡瘍
죽엽	甘辛淡, 寒	心, 胃, 小腸	淸熱除煩, 生津利尿	熱病煩渴, 口瘡尿赤
지모	苦, 甘, 寒	**肺**, 胃, 腎	淸熱瀉火, 滋陰潤燥	熱病煩渴,**肺熱喘咳**,骨蒸潮熱,陰虛
치자	苦, 寒	心, 肝, **肺**, 胃	瀉火除煩, 淸熱利濕, 凉血解毒	熱病煩悶, 濕熱黃疸, 血熱吐衄
천화분	甘,微苦, 微寒	**肺**, 胃	淸熱生津, 消腫排膿	熱病口渴, **肺熱乾咳**, 癰腫瘡瘍
*청상자	苦, 微寒	肝	淸泄肝火, 明目退翳	目赤翳障, 目赤腫痛
*하고초	苦, 辛, 寒	肝, 淡	淸泄肝火, 散結消腫	目赤腫痛, 頭痛眩暈, 瘰癧癭瘤

☞第 二 節 淸熱燥濕藥

생약	성 미	귀 경	효 능	임 상 응 용
고 삼	苦, 寒	心,肝,胃,大腸,膀胱	淸熱燥濕, 殺蟲利尿	濕熱瀉痢,黃疸尿赤,帶下陰癢,濕疹疥癬
용 담	苦, 寒	肝, 膽, 膀胱	淸熱燥濕, 瀉肝膽火	陰腫陰癢,帶下濕疹,目赤耳聾,黃疸尿赤
황 금	苦, 寒	心,肺,胃,膽,大腸	淸熱燥濕, 瀉火解毒, 止血安胎	濕熱痞悶,肺熱咳嗽,癰腫瘡毒,血熱吐衄
황 련	苦, 寒	心, 肝, 胃, 大腸	淸熱燥濕, 瀉火解毒	胃腸濕熱,高熱煩躁,癰腫疔毒,耳目腫痛
황 백	苦, 寒	腎, 膀胱, 大腸	淸熱燥濕, 瀉火解毒, 退熱除蒸	濕熱帶下,瘡瘍腫毒,陰虛發熱,盜汗遺精
*秦 皮	苦,澁,寒	肝, 膽, 大腸	淸熱燥濕, 解毒止痢, 淸肝明目	熱毒瀉痢,濕熱帶下,目赤腫痛,目生翳膜

☞第 三 節 淸熱凉血藥

생 약	성 미	귀 경	효 능	임 상 응 용
목단피	苦,辛, 微寒	心,肝,腎	淸熱凉血, 活血散瘀	斑疹吐衄,陰虛發熱,血滯經閉,癰瘍腫毒
생지황	甘,苦, 寒	心,肝,腎	淸熱凉血, 養陰生津	熱入營血,血熱妄行,津傷口渴,內熱消渴
적작약	苦, 微寒	肝	淸熱凉血, 散瘀止痛	熱入營血,經閉癥瘕,癰腫瘡毒,目赤翳障
현삼	甘,苦,鹹,寒	肺,胃,腎	淸熱凉血, 滋陰解毒	溫邪入營,內陷心包,咽喉腫痛,瘰癧痰核
* 자근	甘, 寒	心, 肝	凉血活血, 解毒透疹	斑疹紫黑,麻疹不透,癰疽瘡瘍,濕疹陰癢

☞第 四 節 淸熱解毒藥

생 약	성 미	귀 경	효 능	임 상 응 용
금은화	甘, 寒	肺, 心, 胃	淸熱解毒, 消風散熱	癰腫疔瘡,外感風熱,溫病初期,熱毒瀉利
연교	苦, 微寒	肺, 心, 膽	淸熱解毒, 消癰散結, 疏散風熱	癰腫瘡毒,瘰癧痰核,外感風熱,溫病初期
*대청엽	苦,鹹, 大寒	心, 肺, 胃	淸熱解毒, 凉血消斑	熱入營血,溫毒發斑,喉痺口瘡,丹毒癰腫
*백두옹	苦, 寒	大腸	淸熱解毒, 凉血止痢	熱毒血痢
*사간	苦, 寒	肺	淸熱解毒, 祛痰利咽	咽喉腫痛, 痰熱咳喘
*산두근	苦, 寒	肺, 胃	淸熱解毒, 利咽消腫	咽喉腫痛, 牙齦腫痛
*어성초	辛, 微寒	肺	淸熱解毒, 消癰排膿, 利水通淋	肺癰吐膿,肺熱咳嗽,熱毒瘡瘍,濕熱淋證
*조휴	苦, 微寒	肝	淸熱解毒, 消腫止痛, 凉肝定驚	癰腫疔瘡,毒蛇咬傷,驚風抽搐
*청대	鹹, 寒	肝, 肺, 胃	淸熱解毒, 凉血消斑, 瀉肺淸肺	溫毒發斑,咳嗽咯血,驚風抽搐,大毒瘡瘍
*패장	辛,苦, 微寒	胃,大腸,肝	淸熱解毒, 消癰排膿, 祛瘀止痛	腸癰腹痛,肺癰吐膿,癰腫瘡毒,瘀阻腹痛

☞第 五 節 清虛熱藥

생 약	성 미	귀 경	효 능	임 상 응 용
서과	甘, 淡, 寒	心,胃,肺,腎	解暑除煩, 止渴利尿	煩渴, 熱盛傷津
지골피	甘, 淡, 寒	肝, 肺, 腎	清熱退蒸, 清肺降火	陰虛發熱,盜汗骨蒸,肺熱咳嗽,血熱出血
*백미	苦, 鹹, 寒	胃, 肝	清熱凉血,利尿通淋,解毒療瘡	陰虛發熱,産後虛熱,熱淋血淋,咽喉腫痛
*은시호	甘, 微寒	肝, 胃	清退虛熱, 清除疳熱	陰虛發熱, 疳積發熱
*청호	苦, 辛, 寒	肝, 膽, 腎	清退虛熱,凉血諸蒸,解暑截瘧	低熱不退,陰虛發熱,外感暑熱,瘧疾寒熱
*호황련	苦, 寒	心,肝,胃,大腸	清退虛熱,消除疳熱,清熱燥濕	骨蒸潮熱,小兒疳熱,濕熱泄痢,痔瘡腫痛

(1) 麻杏甘石湯 (마황, 행인, 석고, 감초)

▷효능 - 宣肺清熱, 降逆平喘

▷적응증 - 肺熱에 의한 喘咳

▷증 - 열사(熱邪)가 폐(肺)를 막아 폐기(肺氣)를 통하지 못하게 하기 때문에 숨이 가쁘고 기침이 나는 증후

▷치법 - 폐열(肺熱)을 내려 폐기(肺氣)의 선산(宣散)을 정상화시킴

▷요점 - 석고를 쓰는 이유

☞마황의 선폐강역(宣肺降逆) 혹은 선폐행수(行水)작용을 충분히 발휘시켜야 하는데 땀을 낼 필요는 없을 때, 석고를 가하여 마황의 발한 작용을 억제하는 경우이다.

예 : 마행감석탕, 월비탕

☞마황의 발표 작용과 석고의 청열 작용을 모두 이용하는 경우로 이 때에는 석고의 양을 줄이고 계지를 더 가하여 발한 작용을 증강시킨다.

예 : 대청룡탕, 계지이월비일탕 등.

(2) 瀉白散(瀉肺散) (지골피, 상백피, 감초, 경미)

▷효능- - 清熱平喘

▷적응증 - 肺熱에 의한 咳嗽에, 열감이 있다(특히 오후) 미열이 있다 가래가 점조하다 목이 마르다 등의 증상이 있을 때.

▷증 - 열사가 폐(肺)에 있기 때문에 천수(喘嗽)가 생기는 폐열천수증(肺熱喘嗽證)

▷요점 - 상백피와 지골피의 작용

상백피는 하열평천하고 진해거담하며 지골피는 폐(肺)에 잠복한 복열을 내려 주고 신(腎)에 있는 허열을 없앤다. 이 두 약은 허열(虛熱)

이 폐(肺)를 범하여 생기는 천해(喘咳)와 몸에 열이 달아 오르는 것을 풀어 준다.

(3) **定喘湯 (백과, 마황, 소자, 감초, 관동화, 행인, 상백피, 황금, 반하)**

▷효능 - 宣肺淸熱, 降逆化痰

▷적응증 - 熱痰에 의한 喘咳

▷요점 - 소청룡탕증, 마행감석탕증, 정천탕증의 차이

☞가래가 많으면서 묽다면 소청룡탕증에 속하고,

☞숨만 차고 가래가 없으면 마행석감탕증에 속하며,

☞가래가 많고 점조하면 정천탕증에 속하는 담열내온증(痰熱內蘊證)이다.

▷처방구성의 특징

☞마황, 행인 : 폐기(肺氣)를 선산(宣散)하여 사기를 몰아내고 기역을 바로 잡아 천식을 진정시킨다.

☞상백피, 황금 : 폐열(肺熱)을 내려 준다.

☞반하, 소자, 백과 : 가래를 삭이고 기역을 바로 잡아 주며 관동화, 감초 : 기침을 멈추게 한다.

(4) **淸金化痰湯 (황금, 산치자, 지모, 상백피, 괄루인, 패모, 맥문동, 복령, 길경, 감초)**

▷효능 - 淸肺化痰

▷적응증- - 가래가 있는 기침

▷증 - 열담이 폐(肺)를 범하여 폐기(肺氣)의 선산(宣散)과 숙강(肅降)이 실조되기 때문에 진액이 살포되지 않은 채 쌓여서 가래가 되고, 이것이 농후해져서 황색으로 점조해지며, 열담에 의해 기침이 나는 증후이다.

▷처방구성

☞황금, 치자, 지모, 상백피 : 폐열(肺熱)을 내려서 병인을 제거하고,

☞괄루인, 패모, 맥문동 : 건조한 상태의 가래에 유동성을 부여하며,

☞귤홍, 복령, 길경, 감초 : 가래를 삭임.

(5) **淸氣化痰丸 (우담남성, 제반하, 진피, 복령, 지실, 행인, 괄루인, 황금)**

▷효능 - 淸熱化痰

▷적응증 - 담열내결(痰熱內結)

▷이 증의 기본은 담(痰)과 열(熱)이므로 동시에 청열(淸熱)하고 화담(化痰)하여야 한다.

▷처방구성

☞반하, 우담남성, 괄루인, 지실 : 담(痰)을 제거해 주고,

☞우담남성, 괄루인, 황금 : 열을 내리게 한다.

☞진피, 복령 : 담연(痰涎)이 다시 생기지 않도록 하고,

☞행인 : 폐기(肺氣)를 선강(宣降)시켜 천(喘)을 가라앉히고 기타의 겸증을

치료해 준다.

▷임상응용 - 폐렴 만성기관지염 등에서 가래가 점조하고 황색이며 속열(裏熱)이 있을 때.

(6) **貝母括樓散 (패모, 괄루인, 천화분, 복령, 귤홍, 길경)**

▷효능 - 潤肺化痰

▷적응증 - 조열상폐(燥熱傷肺)에 의한 조담(燥痰)

▷처방구성

☞패모, 괄루인, 복령, 천화분 : 청열거담하고, 진액을 만들어 건조한 것을 습윤시켜 주고,

☞길경 : 진해거담하며,

☞행인 : 폐기(肺氣)를 열어준다.

☞귤홍 : 가래를 삭이고 위장의 연동운동을 촉진한다.

☞임상응용 - 인후염 기관지염 기관지확장증 폐결핵 등에서 燥熱이 그리 강하지 않을 때 쓴다.

6. 청폐해독법(淸肺解毒法) (上焦熱毒)

▷온열병독(溫熱病毒)이 상초(上焦)에 침범한 경우에 적용하는 치법임.

▷증상 : 인후와 이하선이 붓고 아프며 염증이 생길 수도 있고 때로는 열독이 폐(肺)를 막아 고름이 생기거나 기침을 하거나 가슴이 아플 수가 있다.

▷약물 :

☞주약 - 청열해독약(淸熱解毒藥) - 금은화, 연교, 대청엽, 어성초, 황금, 마발, 사간, 판남근 등.

▷대표적인 방제 : 보제소독음, 은교마발산, 청폐해독탕, 위경탕 등.

(1) **加減普濟消毒飮 (금은화, 연교, 박하, 고길경, 우방자, 백강잠, 마발, 현삼, 판남근)**

▷효능 - 淸熱解毒 疏風利咽

▷적응증 - 목이 아프며 임파선염 이하선염 볼거리 안면홍조 등이 심하여 귀에서 소리가 나는 증상.

▷처방구성

☞금은화, 연교, 판란근 : 청열해독 작용이 강하므로, 형개, 박하, 백강잠 등과 같이 소산풍열 작용이 있는 약과 같이 쓰면 효과적으로 열독을 없앨 수 있다.

☞길경, 우방자 : 폐기(肺氣)를 열어 잘 빠지도록 하고 감초를 첨가하면 인후를 순조롭게 하며,

☞마발, 현삼 : 청열해독, 인후질환에 상용되는 인후질환 치료약임.

(2) **銀翹馬勃散** (연교, 우방자, 금은화, 사간, 마발)

▷효능 - 清熱解毒, 泄肺利咽

▷적응증 - 습온(濕溫), 습열(濕熱)이 상초(上焦)에 울체되어 인후가 아프고 염증이 생길 때.

▷처방구성

☞금은화, 연교 : 습열독을 청열해독함

☞우방자 : 인후에 엉켜있는 풍열을 흩어지게 하고,

☞사간 : 열독을 풀어 주며,

☞마발 : 독을 풀어 부은 것을 가라앉혀준다.

▷임상 응용 - 편도선염 성홍열에, 고열이 있다. 인후가 빨갛게 붓고 아프다 또는 반진이 생긴다 등의 증상이 나타날 때 쓴다.

(3) **清肺解毒湯** (대청엽, 판남근, 자초근, 초하차, 백부, 관중, 인진호, 길경, 감초)

▷효능 - 清熱解毒, 泄肺利咽

▷적응증 - 上焦風熱證 - 모든 호흡기 감염증

☞머리가 아프다, 열이 난다, 콧물이 흐른다, 목이 쉰다, 목이 아프다, 기침을 한다 등의 풍열이 폐(肺)를 침범하여 생기는 증상이 나타난다.

☞ 영아와 유아에게서는 원발성 기관지폐렴이 많이 생기는데 머리가 아프다, 열이 난다. 거침을 한다, 가래가 나온다, 때로는 가래에 피가 섞인다 등의 증상이 나타난다.

☞유행성이하선염이 나타난다.

☞피부점막에 딱지가 생기는 반진(斑疹), 구진(丘疹), 수포 및 농가진 등을 비롯한 수두(水痘)가 생긴다.

☞대상포진이 생긴다.

▷처방구성

☞대청엽, 판란근, 자초, 초하차, 관중 : 청열해독 작용이 강하여 병독성감염증에 효력이 뚜렷하고,

☞인진호, 백부, 감초 : 해독 작용이 있으며,

☞길경 : 폐기(肺氣)를 열어 선산(宣散)을 순조롭게 한다. 여기에 형개와 박하를 가하면 더욱 효력이 증강된다

(4) **韋莖湯** (위경, 의이인, 동과피, 도인)

▷효능 - 清熱散結, 逐瘀排膿

▷적응증 - 肺癰(폐농양) : 기침이 난다, 미열이 있다, 가래에 냄새가 있고 고름이 섞인 피를 토한다, 가슴이 은근히 아프다, 속이 답답하다, 피부가 거칠고 비늘이 생긴다 등이 나타난다.

▷처방구성

☞위경 : 폐열(肺熱)을 내려 주고 기를 잘 통하게 하며 엉긴 것을 풀어 주고,

☞의이인, 동과인 : 고름을 배출시키고 가래를 삭이게 하며,

☞도인 : 피를 잘 돌게 하고 혈어를 풀어 주며 열을 내리고 기를 선산(宣散)시킨다.

7. 보폐영수법(補肺寧嗽法) (肺虛喘咳)

▷폐허에 의한 기침에는, 기허(氣虛)에 의한 것과 음허(陰虛)에 의한 것이 있다.

☞기허에 의한 기침 : 신체가 허약하다, 기침이 오래간다, 기침소리는 낮고 짧다, 말하기를 싫어하고 말소리가 낮다, 기침을 할 때에는 숨이 차고 식은 땀을 흘린다 등.

☞음허에 의한 기침 (보통은 간신음허에 의함) : 권태롭다, 몸이 마른다, 두볼이 상기되어 있다, 혀가 붉다 등의 음이 약하고 양이 강한 전신적인 증상 이외에, 기침이 난다, 가래가 점조하다, 가끔가래에 피가 섞인다, 가슴이 아프다 등의 국소적인 증상이 나타난다.

▷치법

☞기허에 의한 기침 :

-인삼합개산에서와 같이 인삼, 복령, 합개, 자원, 관동화, 동충하초 등으로 폐기(肺氣)를 보하고,

☞기와 음이 모두 허할 경우 :

-생맥산 등을 투여하여 기와 음을 동시에 보하도록 하여야 한다.

☞음허에 의한 기침 :

-한편으로는 자음, 보폐, 청열하고, 다른 한편으로는 지해, 거담, 지혈을 한다.

▷약물

☞자음보폐 : 생지황, 아교, 꿀, 산약, 천문동, 맥문동, 사삼, 석곡, 옥죽등을 쓰고,

☞청혈 : 지골피, 목단피, 지모, 현삼, 백미 등을 쓰며,

☞지해거담 : 백부, 백합, 자원, 관동화, 패모, 행인, 해합, 합개 등을 쓰고,

☞지혈 : 백합, 삼칠근, 혈여탄, 천초근, 한련초, 선학초, 선동변(鮮童便) 등을 쓴다.

▷방제

☞음허양항(陰虛陽亢)이 있고 조열(潮熱)과 도한(盜汗)이 뚜렷하면 :

-자음청열(滋陰淸熱)을 위주로 하는 청호별갑탕 등을 쓰고,

☞기침을 한다, 각혈을 많이 한다 등의 증상이 있으면 :

진해, 거담, 지혈을 위주로 하는 월화환 등을 쓴다.

☞인삼합개산증은 폐기허에 속하므로 인삼과 합개로 폐기(肺氣)를 보하고,

-보폐아교탕증은 폐음허에 속하므로 아교로 폐음을 자음하며,

-월화환증은 폐신음허에 속하므로 천문동, 맥문동, 숙지황으로 진액을 키우게 하고 신과 폐를 돕는 점이 다르다.

☞인삼합개산은 천식을 주증으로 하고,

보폐아교탕과 월화환은 가래에 피가 섞이는 것을 주증으로 한다.

☞월화환은 수달의 간과 백부를 넣어 폐결핵 같은 증상을 치료한다.

(1) 月華丸 (천문동, 맥문동, 생지황, 숙지황, 산약, 백부, 사삼, 복령, 아교, 천패모, 삼칠, 수달간)

▷효능 - 滋陰潤肺, 止咳止血

▷적응증 - 肝腎陰虛

가래는 적고 마른 기침이 난다 기침할 때 피섞인 가래가 나온다 혹은 열이 나고 손발이 뜨거우며 가슴이 아프고 목과 입이 마른다 등의 증상이 나타날 때.

▷처방구성

☞천문동, 맥문동, 사삼, 숙지황, 산약, 사삼 : 폐(肺)와 신(腎)의 음을 자양하기 때문에 조열(燥熱)을 제거하고 마른 기침을 멈추게 하며,

☞백부, 패모, 복령 : 기침을 멈추게 하고 가래를 삭이게 하며,

☞아교, 삼칠 : 지혈작용이 있다.

☞수달의 간 : "병이 극에 달하여 몸아 대쪽같이 마르는 것"과 "기가 차서 기침을 하거나 허로(虛勞) 때문에 기침을 하는 병"에, 즉 폐결핵같은 병에 효력이 아주 좋다.

(2) 補肺阿膠湯 (阿膠湯) (아교, 마도령, 우방자, 감초, 행인, 나미)

▷효능 - 滋陰補肺, 淸熱寧嗽

▷적응증 - 肺熱傷陰

☞천식이 발작하여 호흡이 곤란하게 되는 천촉(喘促)이 나타나고 진액이 끓어 인후가 건조하며 가래는 없으면서 기침을 심하게 하고 때로는 가래에 피가 섞이며 맥은 부하지만 외감풍열증과 다르게 혀가 붉은 것이 특징이다.

▷처방조성

☞아교 : 자음보폐, 양혈지혈하며. 나미(糯米)와 감초는 비를 보하고 폐(肺)를 보한다.

☞마두령 : 열을 내리고 기침을 멈추게 하며,

☞행인 : 폐기(肺氣)를 내리게 하여 천식을 멈추게 하며,

☞우방자 : 폐(肺)를 열어 뭉쳐 있는 것을 흩어지게 한다.

(3) **人蔘蛤蚧散 (합개, 행인, 감초, 인삼, 복령, 패모, 상백피, 지모)**

▷효능 - 補虛淸熱, 化痰平喘

▷적응증 - 肺腎兩虛

☞황색의 점조성 있는 가래가 나온다 가래에 피가 섞인다 가슴이 아프고 가슴에 열감이 있다 목이 쉰다 인후통이 있다 등의 증상이 나타날 때.

▷증 - 폐(肺)가 허하고 여기에 열이 있는 폐허협열증(肺虛挾熱證)이 대상이 된다.

▷처방구성

폐기(肺氣)를 보하는 것을 본(本)으로 하고,

열을 내리고 가래를 삭이며 천(喘)을 가라앉히는 것을 표(標)로 한다.

☞합개 : 폐기(肺氣)를 보해주고, 천식을 가라앉히며 기침을 멈추게 하였으며,

☞인삼, 복령, 감초 : 배합하여 폐기(肺氣)를 보하고 비기를 살려 영양소를 온몸에 보내게 하여 쇠약해진 체력을 회복하도록 하였다.

☞행인과 상백피 : 천식을 가라앉히고,

☞지모와 패모 : 열을 내리고 가래를 삭이게 한다.

▷임상 응용 - 만성 기관지염 기관지 천식 폐기종 기관지 확장증 폐결핵 등에서 肺腎兩虛 및 熱痰의 증상이 나타날 때 쓴다.

8. 염폐지해법(斂肺止咳法) (肺虛久咳)

▷만약 기침이 오랫동안 멎지 않아 폐기(肺氣)가 소모되었을 때 적용하는 치법이다.

▷오미자, 오매, 앵속각 등의 염폐약(斂肺藥)을 주약으로 하고,

관동화, 패모 등의 지해화담약(止咳化痰藥)을 보조약으로 쓴다.

예 : 구선산, 오미자탕, 보폐탕 등.

▷만약 해수와 객혈 등의 증상이 오랫동안 계속되었는데,

☞ 폐음허에 속하는 것이라면

백급, 아교, 오미자, 해합분 등의 염폐, 지혈, 지해약을 주약으로 하고,

백합, 백부, 패모 등 윤폐, 지해, 거담약을 보조약으로 쓴다.

예 : 백급비파환, 백합편 등.

▷그리고 땀이 많이 나고 숨이 차는 증상에 쓰는 생맥산도 인삼으로 익기(益氣)하고 오미자로 염폐지한(斂肺止汗)하는 방제이므로 염폐지해법에 속한다.

(1) 九仙散 (인삼, 아교, 관동화, 길경, 상백피, 패모, 오미자, 오매, 앵속각)

▷효능 - 斂肺止咳, 益氣養陰

▷적응증 - 폐(肺)가 허(虛)하고 기(氣)가 약하여 오랫동안 기침이 멈추지 않을 때.

▷증 - 오랫동안 기침이 멎지 않고, 심할 때에는 숨이 차고 식은 땀이 나는 것이 구선산증의 주증인데 반드시 기침과 함께 숨이 차고 식은땀이 절로 나는 증상이 겸하여야 한다.

▷처방조성

☞오미자, 오매, 앵속각 : 주약으로 폐기(肺氣)를 거두어 들이고 천해(喘咳)를 다스리고, 관동화, 길경, 상백피, 패모 등의 지해, 거담, 평천약을 보조약으로 쓰면 그 작용이 증강된다.

☞인삼 : 익기생진(益氣生津)하고,

☞아교 : 자음윤폐(滋陰潤肺)하여 기와 음을 보충한다.

☞임상응용 - 기관지염 기관지천식 백일해 등.

(2) 五味子湯 (인삼, 맥문동, 오미자, 행인, 귤피)

▷효능 - 益氣生津, 斂肺止咳

▷적응증 - 肺虛氣弱 - 기침소리가 크고 가래는 적다 숨이 가쁘고 자한이 있다 입이 마르고 혀가 마른다 등의 증상이 나타날 때.

▷처방의 요점

기를 살리고 진액을 생산하며 심한 기침과 심하고 숨이 찬 증상을 다스린다.

☞오미자 : 폐기(肺氣)를 거두어 들이게 하고,

☞행인 : 거두어 들인 폐기(肺氣)가 엉키는 것을 막아 폐기(肺氣)가 선강(宣降)하도록 하였다

☞오미자는 폐(肺)를 보하고, 인삼과 맥문동은 기와 음을 동시에 보하며, 귤피는 비기(脾氣)를 잘 통하도록 한다.

(3) 補肺湯 (인삼, 황기, 숙지황, 오미자, 자원, 상백피)

▷효능 - 益氣固表

▷적응증 - 肺氣虛에 의한 咳嗽

폐기(肺氣)가 허손되고 외위(外衛)가 튼튼하지 못하면 호흡이 빠르고 자한(自汗)이 있으며 때로는 춥고 때로는 덥기도 한다. 날씨가 약간이라도 차면 쉽게 감기에 걸리고 기침이 나게 된다. 숨이 차는 것은 폐기(肺氣)가 상한 경우로 신이 허하여 기를 거두어 들이지 못하는 경우이다.

▷처방구성

☞인삼, 황기 : 기를 보하고 외위를 튼튼하게 하며,

☞상백피 : 강기평천(降氣平喘)하며,

☞자원 : 윤폐지해(潤肺止咳)하여 모두 상초(上焦)를 다스린다.

☞오미자 : 폐기(肺氣)를 거두어 들이고 신기(腎氣)를 받아 들이며,

☞지황 : 신(腎)을 보하고 정(精)을 채워주며 오미자와 함께 하초(下焦)를 보한다.

(4) 白枇杷丸 (백급, 아교, 우절, 비파엽, 생지황)

▷효능 - 養陰淸熱, 斂肺止血

▷적응증 - 간신음허의 상태에서 허화가 폐를 침범하여 속열이 있고 기침을 할 때 피를 토하는 증후.

▷처방조성

☞백급, 아교, 우절 : 모두 수렴, 지혈약으로서 특히 폐(肺)의 출혈증을 잘 다스리고

☞아교, 지황 : 자음양혈한다.

☞비파엽 : 가래를 삭이고 기침을 멎게 하며 폐(肺)를 안정시켜 수렴, 지혈약의 효과를 높임

▷사용의 실제 - 열증이 심할 때에는 청대, 치자, 황금을 가하면 지혈효과가 더욱 뚜렷해진다.

▷임상 응용 - 객혈에 대한 지혈약으로 대증적으로 사용한다.

9. 선폐지해법(宣肺止咳法) (肺氣失宣)

▷폐(肺)는 기를 다스리고 호흡을 맡고 있으며 폐기(肺氣)는 선산(宣散)하고 숙강(肅降)하는 특성이 있다.

▷폐기(肺氣)가 어떤 이유에 의하여 제대로 선산(宣散)하지 못하고 숙강(肅降)하지 못하면 여러가지 질환이 생길 수 있다.

▷만약 폐기(肺氣)가 쌓여 기침을 한다면 폐기(肺氣)를 선산(宣散)시켜 기침을 멈추게 하던가 가래를 삭이게 하여야 한다.

▷이 치법에서는 길경, 행인, 비파엽, 상엽, 형개, 박하 등을 가하여 폐기(肺氣)를 선산(宣散)시키고, 진해거담 작용이 있는 전호, 자원, 관동화, 백부, 백전, 반하 등을 가한다.

☞예 : 지수산, 향소산 등.

-이 이외로, 폐기(肺氣)가 제대로 선산(宣散)하지 못하고 수습이 정체될 경우에는 길경, 행인, 비파엽 등으로 폐기(肺氣)를 내려 주고 수도를 통하게 하여 습을 없애준다.

(1) 止嗽散 (길경, 형개, 자원, 백부, 백전, 감초, 진피)

▷효능 - 宣肺止咳

▷적응증 - 풍한(風寒)에 의한 해수(咳嗽) - 감염성이고 가벼운 염증이 있는 기침

감기 등에서 나타나는 기침으로, 가래가 뭉쳐서 잘 나오지 않고 약간 오한하며 머리가 아프기도 한다.

▷처방구성

☞형개 : 기표(肌表)에서의 혈액순환을 촉진하고 땀을 나게 하여 열을 내려 주고,

☞길경 : 인후나 위점막을 자극하여 반사적으로 기도의 분비를 증가시킴에 의해 기도 내의 가래를 희석하여 객출하기 쉽게 한다.

☞백전 : 가래를 삭이는 작용이 뚜렷하고 아주 지속성이며,

☞자원 : 기도의 분비를 증가시켜 가래를 객출하기 쉽게도 하지만 기침을 멈추게 하는 작용도 약간 있다.

☞백부 : 해수(咳嗽) 반사를 억제하여 기침을 멈추게 하고,

☞진피 : 가래를 삭이기도 하며 위장의 연동을 촉진하는 작용도 있다.

☞자감초 : 기관지 평활근의 경련을 완해하고 가래를 삭이며 여러 약을 조화시키기도 한다.

-자원, 백부, 형개 : 결핵균을 억제하고,

자원과 백부 : 인플루엔자 바이러스를 억제하며,

진피 : 포도상구균을 억제한다는 보고도 있다.

-또한 지수산에는 진해, 거담 작용 뿐만 아니라 해열 작용도 있다.

-열이 나고 열감이 심하면 황금, 산치자, 노근 등을, 마른 기침과 가래에 점성이 강하면 괄루피, 행인, 천패모, 천화분, 사삼 등을 배합한다.

일반적으로 천패모, 행인을 가한 처방이 효과적이다.

▷임상 응용

감기 인플루엔자 기관지염 만성 기관지염의 발작 폐결핵 등에서, 風寒에 의한 기침에 쓴다.

(2) **杏蘇散(溫病條辨)** (소엽, 행인, 반하, 복령, 감초, 전호, 길경, 지각, 생강, 귤피, 대추)

▷효능 - 宣肺化痰

▷적응증 - 양조(凉燥)에 의한 표증(表證)

약간 오한한다 머리가 아프다 열이 난다 땀은 나지 않는다 기침이 난다 가래는 양이 적다 코가 막힌다 재채기를 한다 입안이 건조하다 등의 증상이 있을 때.

▷처방구성

☞소엽, 생강 : 체표혈관을 확장시켜 가볍게 땀이 나게 하고,

☞소엽 : 장의 연동을 촉진하며 가래를 삭이게 한다.

☞반하, 진피, 복령, 자감초, 생강 : 이진탕(二陳湯)에 해당하기 때문에 진해, 거담, 이뇨 작용이 있고, 전호, 길경, 행인 : 진해, 거담 작용이 있어서 이진탕의 효과를 증강시킨다.

☞지각 : 위장의 연동을 조정하고 소엽, 복령, 진피, 자감초, 대추와 함께 소화 흡수를 촉진한다.

10. 청조윤폐법(清燥潤肺法) (溫燥傷肺)

▷조열(燥熱)에 외감한 증후에 쓰는 치법임.

▷진액(津液)이 소실되어 가래가 없는 마른 기침이 나거나 가래가 있더라도 양이 적고 뱉어내기가 어려우며 코와 목안이 마르고 인후가 아픈 증상이 나타나며, 기침이 심할 때는 가슴이 아프다.

▷폐열과 진액손실이 주된 병태임.

▷약물

석고, 지모, 노근, 상엽, 비파엽, 행인 등 : 조열(燥熱)을 깨끗이 없애고,

사삼, 맥문동, 천문동, 옥죽 등 : 윤폐생진(潤肺生津).

▷대표처방 : 상행탕, 사삼맥문동탕, 청조구폐탕 등.

▷익위생진법(益胃生津法)과 비슷하지만

상엽, 비파엽, 행인 등과 같이 폐기(肺氣)의 선산(宣散)과 숙강(肅降)을 돕는 약들이 배합된 점에서 단순히 생진(生津)에만 중점을 둔 익위생진법과는 다르다.

(1) **桑杏湯 (溫病條辨)** (상엽, 행인, 사삼, 상폐, 향시, 치자피, 梨皮)

▷효능 - 淸宣潤燥

▷적응증 - 燥熱에 의한 表證 : 온조상폐증(溫燥傷肺證)으로 폐경(肺經)의 기(氣)가 상하면 머리가 아프다, 몸에 열이 있다는 증상이 나타나고 폐기(肺氣)의 순환이 순조롭지 못하면 가래는 적고 마른 기침을 한다는 증상이 나타나며, 폐음(肺陰)이 부족하면 갈증이 난다, 혀가 붉다, 설태는 건조하다 등의 증상이 나타난다.

▷처방구성

☞온조(溫燥)가 폐(肺)를 상한 것이므로 신량해표약을 써서 상초(上焦)에 있는 조열(燥熱)을 내려 주며 서늘하게 하고 자윤하게 하여 폐기(肺氣)가 거슬린 것을 바로 잡아 주면 이 증상은 저절로 낫게 된다.

(2) **沙蔘麥門冬湯.(溫病條辨) (사삼, 맥문동, 옥죽, 천회분, 생편두, 생감초, 동상엽)**

▷효능 - 甘寒生津

▷적응증

☞肺胃陰虛 : 목이 마르고 입안과 인후가 건조하다 식욕이 없다 마른 기침을 한다 가래가 약간 나온다 목이 쉬다 트림을 한다 말하기가 어렵다 속이 메스껍다 가슴앓이가 있다 변보기가 어렵다 등의 증상이 있을 때.

☞**燥熱犯肺, 傷津** : 건조기에 나타나는 호흡기 감염증으로, 상기 증상에, 발열을 수반할 때.

▷처방구성

자음윤조 작용이 있는 사삼, 맥문동, 천화분, 옥죽,

익기화위(益氣和胃) 작용이 있는 생백편두, 생감초에,

소산풍열(疏散風熱) 작용이 있는 상엽을 배합한 약이다.

▷임상 응용

급성 기관지염 기관지 확장증 급성 인후염 만성설염 만성위염 위축성위염 당뇨병 열병의 회복기 수술후 등에서 폐위음허(肺胃陰虛)를 나타낼 때나 혹은 건조기의 기관지염 등에서 조열범폐(燥熱犯肺)의 증상이 있을 때 사용한다.

(3) **淸燥救肺湯 (석고, 동상엽, 행인, 비파엽, 인삼, 감초, 아교, 맥문동, 호마인)**

▷효능 - 淸燥潤肺

▷적응증 - 燥熱傷肺-폐(肺)가 온조(溫燥)에 침습되어 폐기(肺氣)와 폐음이 모두 상하고 열사가 풀리지 않는 증후 - 마른기침을 한다 가래는 적거나 없다 목과 코가 건조하다 흉통이 있다 열감이 있다 머리가 아프다 등의 증상에, 가래에 피가 섞일 때가 많다 피로하다 나른하다 등의 증상이 나타날 때.

▷처방구성

☞상엽, 행인, 비파엽 : 폐기(肺氣)를 선산(宣散)시키고 폐기(肺氣)가 거슬러 올라간 것을 바로 잡아 주며,

☞석고 : 열을 내리게 하고 진액이 다치지 않도록 하여 병인을 제거한다.

☞아교, 맥문동, 호마인 : 음을 키워 주고 진액을 풍부하게 해 주며,

☞인삼과 감초 : 기를 살리고 진액을 만들어 준다.

▷청조구폐탕은 음을 키우고 기를 살려서 손상된 폐기(肺氣)와 폐음을 회복시켜 주며, 열을 내리고 폐기(肺氣)의 선산(宣散)을 도와 줌으로써 위와 같은 증상을 제거한다.

(4) **養陰淸肺湯 (생지황, 현삼, 맥문동, 감초, 패모, 작약, 목단피, 박하)**

▷효능 - 養陰淸熱 凉血解毒

▷적응증

☞白喉(디프테리아) : 목이 아프다 인후 부위에 막이 생긴다 코와 입이 건조하다 기침이 난다 호흡이 곤란하다 가래가없다 열이 난다 등의 증상이 나타날 때.

☞肺陰虛

11. 개원도류법(開源導流法) (痰水壅肺)

▷인체 내에서 수액(水液)이 운행되고 배설되는 기전은 신(腎)에서의 기화(氣化)와 비(脾)의 운행 뿐아니라 폐(肺)의 수도통조(水道通調)와도 밀접한 관계에 있다.

▷폐(肺)는 기를 주관하고 있지만 폐기(肺氣)가 제대로 선강(宣降)하지 못하면 전신에 진액을 살포하지 못하고 담음(痰飮)이 속에 머물러 천해(喘咳)로 되거나 수액이 정체되어 습체(濕滯), 종만(腫滿), 흉협동통 등이 나타나게 된다.

▷또한 소변의 양은 적어지고, 소변을 자주 보게 되며, 수종이 생기기도 한다.

▷약물

☞길경, 행인, 비파엽, 마황 등을 써서 윗쪽에 있는 수문을 열어 주어 폐기(肺氣)를 선강(宣降)시키면 습증이 없어진다.

☞정력자, 상백피, 목통, 복령, 위경 등을 써서 수도를 통조하고 삼초(三焦)를 잘 통하게 하면 병인이 제거되어 병이 낫게 되는데 이러한 치법을 개원도류법이라 부른다.

(1) **越婢湯 (마황, 석고, 생강, 대추, 감초)**

▷효능 - 宣肺行水

▷ 적응증 - 風水 - 급속히 발생하는 전신의 부종과 뇨량 감소로, 부종은 얼굴부터 시작하여 전신으로 번지고, 피부에는 광택이 있고 누르면 누른 부분이 곧바로 처음 상태로 되돌아 온다. 초기에는 열이 나고, 바람을 싫어 하고, 설태는 백색으로 얇으며 맥은 부(浮)하고 윤활하다 등의 증상이 나타날 때.

▷처방의 요점

월비탕은 수종(水腫)이 주된 대상이다.

수종은 신(腎)에 이상이 있는 경우, 비(脾)에 이상이 있는 경우(脾不滋濕), 그리고 폐(肺)에 이상이 있는 경우(肺氣失宣)에 생긴다.

월비탕에서 마황은 발한에 중점을 두는 것이 아니라 폐기(肺氣)의 선산(宣散)을 돕고 이수(利水)에 중점을 둔 것이므로 석고를 가하여 발한 작용을 억제하도록 하였다.

1) 선폐행수(宣肺行水)

▷적응증

☞風水 - 갑자기 전신이 붓고 소변량이 감소하는 증후

▷증상

☞부종은 얼굴에서 시작하여 전신으로 번지고, 피부에는 광택이 있고 누르면 누른 부분이 곧바로 처음 상태로 되돌아 온다. 처음에는 열이 나고, 바람을 싫어 한다.

▷방제

☞越婢湯(金匱要略)

-마황, 석고, 생강, 대추, 감초

☞越婢加朮湯(金匱要略)

-마황, 석고, 생강, 감초, 대조, 백출

-越婢湯證에, 부종이 심한 경우.

2) 支飮(胸部의 痰飮, 胸水, 腹水)

▷증상

☞숨쉬기가 힘들다 호흡이 가쁘다 몸이 붓는다 몸이 무겁다 소변량이 감소한다 등의 증상에, 기침이 난다 가래가 나온다 심하면 일어나 앉아서 호흡한다 목이 마르다 불안하다 열이 난다 등의 열증이 있을 때.

▷방제 : 十棗湯(傷寒論)

☞대추, 원화(熱), 감수, 대극

☞축수(逐水)를 시키는 대표적인 방제로 체내에 저류되어 있는 비정상적인 수액(水液)을 주로 설사시켜 제거한다.

☞木防已湯(金匱要略)

-목방기, 석고, 계지, 인삼

-효능 : 瀉熱逐飮

-수음(水飮)이 흉부(胸部)에 정체되어 생기는 폐수종(肺水腫) 및 흉수(胸水)를 대상으로 하는데, 심장성천식이 있다, 심하가 막혀서 딱딱하다(心下 痞 , 鬱血肝), 얼굴이 희고 검게 얼룩진다(cyanosis) 등의 증상이 나타나고 전신이 쇠약한 증세에 쓴다.

-이뇨, 진정, 소염 작용과 약간의 강심 작용이 있고 진해, 거담 작용에 의한 보조적인 효과도 있다.

3) 음사가 속에 뭉쳐 생기는 천식

▷방제

☞越婢加半夏湯(金匱要略)

-마황, 석고, 생강, 대조, 감초, 반하

-宣肺滌飮

-외한내음(外寒內飮), 폐기불선(肺氣不宣)

기침이 심하다 숨이 가쁘다 발작시에는 눈알이 튀어 나올 듯이 아프다 열이 있다 등의 증상이 있을 때.

-주약인 마황은 밖으로는 표에 있는 사를 풀어 주고

안으로는 수음(水飮)을 돌게 하여 기침이 나는 병인을 제거해 주며,

폐기(肺氣)를 선산(宣散)시켜 폐기(肺氣)가 거슬려서 생기는 증상을 완해시킨다.

석고는 마황의 발한 작용을 억제하여 발한과다를 방지하고, 마황의 선폐강역(宣肺降逆) 작용을 충분히 발휘시키도록 하며, 열을 내리게 한다.

☞大棗瀉肺湯(金匱要略)

-정력자, 대추

-瀉肺行水(開源導流)

-"숨이 차서 누워 있지도 못하고 지음(支飮) 때문에 숨을 쉬기도 어렵다(喘不得臥, 或支飮不得臥)"로 나타나는 정력대추사폐탕증은 담음(痰飮)이 폐(肺)에 엉겨 폐기(肺氣)가 선산(宣散) 하지 못한 때문이다.

-정력자는 강심배당체와 비슷한 작용으로 심근의 수축력을 증강시키고 순환을 촉진하며 신혈류량(腎血流量)을 증강시켜 이뇨 작용을 나타내고 거담작용도 나타내며, 대추는 정력자의 자극성을 완화시켜 준다.

4) 폐열(肺熱)이 상초에 옹체 되어 호흡이 급하고, 소변이 나오지 않으며, 목과 입이 마

를 때

▷방제

☞淸肺飮(證治匯補)

-산치자, 황금, 맥문동, 상백피, 차전자, 목통, 복령

-淸熱利水 : 폐열을 내리고 이뇨를 시킴

5) 습열이 상초에 뭉쳐 재채기를 할 때.

▷방제

☞宣痺湯(溫病條辨)

-비파엽, 울금, 사간, 통초, 향두시

-輕宣肺氣

-太陰濕溫으로 기가 비장에 뭉쳐 가슴이 답답하고 피부에 열이 있을 때.

제 2 장 비위(脾胃)의 치법(治法)과 방제(方劑)

▷비(脾)

☞복중(腹中)에 있다.

☞그 경맥(經脈)은 위(胃)와 연결되어 비(脾)와 위(胃)는 서로 표리 관계를 이루고 있다.

☞본체는 살(肉)과 합쳐지고,

☞입으로 개규(開竅)한다.

▷위(胃)

☞횡격막의 아랫쪽에 있다.

☞위로는 식도와 이어져 있고

☞아래로는 소장과 통하고 있다.

☞비(脾)와 위는 막(膜)을 서로 사이에 두고 있어서 그 관계가 매우 밀접하다.

▷장(腸)

☞대장(大腸)과 소장(小腸)으로 나누어 지는데,

☞소장(小腸)은 위로는 유문(幽門)에서 위(胃)와 만나고,

☞아래로는 맹장 부위에서 대장과 만난다.

☞대장의 아랫쪽은 항문을 통하여 외계와 통하고 있다.

▷이와 같이 입, 식도, 위, 소장, 대장 등으로 이루어진 소화관을 통틀어 비위(脾胃)라고 부른다.

1. 納運水穀 (納運水穀과 運化水穀)

▷〔비위(脾胃)는 수곡(水穀)을 섭취하고 운반한다〕

▷胃　　納運水穀

脾　　運化水穀 (영양정미를 운화하고 수포한다.)

▷비위(脾胃)는 후천지본(後天之本)이고, 위기영혈(衛氣營血)의 생화지원(生化之源)이며, 오장육부(五臟六腑)와 사지백해(四肢百骸)를 영양한다.

▷비위허한, 기분열성, 위생울열 및 식적의 정체는 비위의 납운수곡기능에 이상을 초래한다.

(1) 중초허한(中焦虛寒)

1) 제 1 절 온리제 (溫裏劑)

▷온중건비법 (溫中健脾法) (中焦虛寒)

▷중초가 허한하면

嘔吐, 瀉利, 脘腹疼痛, 得溫稍減, 苔白不渴, 脈沈遲, 弦緊 등의 증상이 나타난다.

▷치법 : 寒者熱之 - 溫中健脾法

▷약물 : 溫裏藥(건강, 산초, 정향, 오수유, 양강, 육계) + 補氣藥(인삼, 백출, 감초, 사인)

▷溫裏藥 - 辛, 熱 - 辛散, 溫通, 大熱除寒 - 溫中, 散寒, 回陽, 止痛, 救逆 - 脾에 歸經

생약	성 미	귀 경	효 능	임 상 응 용
건강	辛, 熱	脾,胃,心	溫中散寒,回陽통맥,溫肺化飲	脘腹冷痛,嘔吐泄瀉,亡陽厥脫,痰飮咳喘
고량강	辛, 熱	脾,胃	散寒止痛,溫胃止嘔	胃寒疼痛,胃寒嘔吐
부자	辛, 大熱	心,腎,脾	回陽嘔逆,補火助陽,散寒止痛	亡陽厥脫,肢冷脈微,陰痿宮冷,虛寒泄瀉
산초	辛, 熱	脾,胃,腎	溫中止痛,燥濕殺蟲,益火平喘	脘腹冷痛,寒濕泄瀉,蟲積腹痛,濕疹瘙癢
오수유	辛, 苦, 熱	肝,脾,胃	散寒止痛,疏肝下氣,助陽止瀉	厥陰頭痛,經寒腹痛,肝胃不和,虛寒泄瀉
육계	辛, 甘, 熱	腎,脾心,肝	補火助陽,散寒止痛,活血通經	腎陽不足,陽痿宮冷,心腹冷痛,寒疝奔豚
회향	辛, 溫	肝,腎,脾,	散寒止痛,理氣和胃	寒疝腹痛,少腹冷痛,睾丸偏堅,脘腹脹痛
*정향	辛, 溫	胃	溫中降逆,溫腎助陽	胃寒嘔吐,脘腹冷痛,腎虛陽痿
		脾,胃,腎		

▷온중건비법을 적용하는 방제의 비교

이중환, 대건중탕, 소건중탕

☞모두 복통에 쓰고, 온중산한(溫中散寒)하며, 생강, 계지 등을 주약으로 한다.

☞이중환

–토사(吐瀉)와 복통(腹痛)을 주된 대상으로 하여 중초허한(中焦虛寒)과 승강실조(昇降 失調)를 개선하는 데 중점을 두고 있다.

건강으로 온중거한(溫中祛寒)하고, 인삼, 백출, 감초로 보기건비(補氣健脾)하여 중초의 승강기능을 회복시키고 있다.

☞대건중탕

–증–복통으로 배를 끌어 안고 딩굴면서도 통처(痛處)를 만지지 못하게 하는 증을 대상으로 함.

–병기 – 중양(中陽)이 미미하고 음한(陰寒)이 내성(內盛)한 것

–동통부위 – 상복부(上腹部)이며, 증형 – 편한(偏寒)이다.

–촉초, 건강으로 응결된 한사(寒邪)를 온산(溫散)하고 이당으로 복통을 완헤시켜 산한지통(散寒止痛)하는 데에 중점을 두고 있다.

☞소건중탕

–증 – 복통이 있고 더운 것을 좋아하며 배를 만져주면 동승이 삼소되고 편안하게 느끼는 증상이 주증

–병기 – 간기(肝氣)이 비허한 틈을 타서 위를 침범했기 때문에 생긴 것이다.

–동통부위 – 상복부(부녀는 월경통이 있고 하복부에 치우쳐 있다)에 치우쳐 있고

–증형 – 편허(偏虛).

생강, 계지로 중양(中陽)을 덥혀 주고 백작약으로 익음평간(益陰平肝)

하며 이당(飴糖)으로 완급지통(緩急止痛)하여 간(肝)과 비(脾)를 조화(調和)하는 데 중점을 두고 있다.

(2) 기분열성(氣分熱盛)

1) 제 2 절 청열제(淸熱劑) 1. 신한청열법 (辛寒淸熱法) (氣分熱盛)

▷상한사가 양명경락에 침입하여 한이 열로 화했거나
온열병이 기분으로 침입한 것
▷증상 : 상한론 - 양명병 - 身大熱, 惡熱, 汗出, 煩渴, 脈洪大
위기영혈변증 - 氣分熱盛 - 大熱, 大渴, 大汗, 脈洪大, 熱極生風
▷치법 : 熱者寒之 - 辛寒淸熱法(淸氣分之熱, 除煩, 止渴)
▷약물 : 청열사화약 - 석고, 지모, 죽엽 등
▷방제 : 1) 백호탕, 2) 죽엽석고탕

▷백호탕(白虎湯)과 죽엽석고탕(竹葉石膏湯)의 비교
☞백호탕(석고, 지모, 감초, 갱미)
고열(高熱), 번갈(煩渴), 한출(汗出), 홍맥(洪脈)이 있고, 열세(熱勢)가 왕성해가는 증후에 적용됨.
석고와 지모(知母)로써 기분(氣分)에 엉긴 열을 풀어 준다.
☞죽엽석고탕(죽엽, 석고, 반하, 인삼, 맥문동, 감초, 갱미)
열병 뒤 여열(餘熱)이 풀리지 않고 기액(氣液)이 환원하지 못하여 원기가 나지 않고 구역이 올라 오는 증후에 적용됨.
죽엽, 석고 - 여열을 없앰. 인삼과 맥문동 - 익기생진(益氣生津),
반하 - 강역(청열생진하는 약의 배합에 의해 강역하는 성능만이 남음).
약물 구성으로 보면 청보(淸補)를 병행하는 방법에 속한다.

(3) 위장울열(胃腸鬱熱)

1) 제 2 절 청열제(淸熱劑) 2. 고사울열법 (苦瀉鬱熱法) (胃腸鬱熱)
양명경맥은 입을 끼고 입술을 돌아 위아래의 잇몸과 연결되어 있다.

① 열이 양명의 락에 있게 되면 :
▷口乾, 脣乾, 口瘡, 口臭, 煩渴, 易飢하고,

▷위에 열이 쌓여 - 상하의 치통, 찬 것을 좋아하고 뜨거운 것을 싫어하며,

▷치은(齒齦)이 빨갛게 붓고 헐며, 입술이나 볼이 붓고 아프다.

▷치법 : 고사울열법

▷약물 : 청열약 - 치자, 황금, 황련, 목단피

▷방제 : 1) 치자시탕, 2) 청위산, 3) 청이탕,

② 혈기(血氣)가 장(腸)속에 물결하여 장옹(腸癰)을 형성하면

초기에는 상복부나 배꼽주위 등 비가 아프다가 간비(肝備)증으로 전변함

☞약물 : 금앵자, 현호색, 목단피, 도인, 금은화, 연교, 황금, 홍등, 패장초, 포공영,

☞지정초, 동과인 등의 조기, 활혈, 양혈, 해독작용이 있는 약에 대황 등을 배합함

☞방제 : 4) 대황목단피탕, 5) 난미화담탕, 6) 난미청화탕, 7) 난미청해탕

▷방제의 비교

☞처방

-세 방제에는 모두 대황, 목단피, 금은화. 천련자. 도인. 목향이 들어 있다.

-난미화어탕에는 현호색, 홍등이 들어 있고,

난미청화탕과 난미청해탕에는 포공영, 감초가 공통으로 들어 있으며, 전자에 는 적작약이 후자에는 동과인이 들어있다.

☞작용

-난미화어탕 - 어체기에 적용 - 행기활혈을 위주 - 청열해독은 다음임.

목향 : 행기지통. 현호색, 도인 : 활혈행어. 대황, 목단피, 천련자 : 활혈행기

-난미청화탕 - 온열기 - 행기활혈과 청열해독을 같이 함

포공영, 금은화, 감초 : 청열해독. 적작약, 도인, 대황, 목단피 : 양혈거어(凉血祛瘀)

-난미청해탕 - 독열기 - 청열해독을 위주로 하고 행기활혈은 다음으로 함.

금은화, 포공영은 중용하여 청열해독을 증가시킴.

(4) 식적정체(食積停滯)

1) 제 3 절 이기제(理氣劑) 3. 소적도체법(消積導滯法) (食積停滯)

▷음식을 절제하지 못하거나 비(脾)가 허하여 음식물을 운화(運化)하지 못하게 되면 식적(食積)이 됨

▷음식이 위(胃)에 정체하거나 적체가 중초(中焦)에 있기 때문에 생기는 증상에 씀.

▷증상 :

胸脘苦滿, 腹脹時痛, 腐呑酸, 噯氣如敗卵臭, 惡食, 혹 구토설사, 혹 大便不爽 등.

▷치법 :

☞實而不虛 ——— 소적도체법(消積導滯法) - 비위의 운화를 정상화 시킴.

-약물 : 소식약 - 산사자, 신국, 맥아, 곡아, 내복자, 계내금 등을 위주로 하여, 거습약(백출, 반하, 복령 등), 행기약 (지실, 진피 등) 및 사하약(대황, 빈랑자, 견우자 등)을 가함

-방제 1) 보화환(산사자, 신국, 내복자,진피, 반하, 복령, 연교)

2) 지실도체환(지실, 대황, 백출, 신국, 택사, 복령, 황금, 황련)

3) 목향빈랑환(빈랑,흑축,대황,목향,청피,진피,향부자,황련,황백,아출)

▷목향빈랑환 - 消積導滯,行氣泄熱

- ☞君
  - 빈랑 —— 消積 行氣利水
  - 흑축 —— 瀉下逐水消積
  - 대황 —— 攻積導滯瀉火
- ☞臣
  - 목향 —— 行氣調中止痛
  - 청피 —— 破氣散結消
  - 진피 —— 理氣調中燥濕
  - 향부자 —— 理氣疏肝止痛
  - 황련,황백 —— 清熱瀉火燥濕
- ☞左
  - 아출 —— 祛 行氣止痛

▷보화환 - 消食和胃

- ☞君
  - 산사자 —— 食積,食滯
  - 신국 —— 食積,食滯, 食慾不振,
  - 내복자 —— 食積, 食滯, 咳嗽, 有痰, 泄瀉등
- ☞臣
  - 반하 —— 降逆消瘀

진피 ——理氣調中

복령 ——利水健脾,

☞佐 ——연교 ——淸熱散結

▷지실도체환 - 消食導滯,淸熱祛濕

☞주 ——지실 ——破氣消積

대황 ——攻積導滯

☞보 ——백출 ——健脾燥濕

신국 ——消食和胃

택사 ——利水滲濕

복령 ——利水健脾

황금,황련 —淸熱燥濕

☞虛中狹實證 - 비위(脾胃)가 허약하여 음식물이 적체되거나 적체된 시간이 오래된 것)

-보비와 도체를 같이 써야 함 - 보비도체법(補脾導滯法)

-약물 : 소적도체약 + 보기건비약

보기건비약 : 인삼, 백출, 복령, 감초

예 - 지실소비환(지실, 후박, 맥아, 사군자탕) - 심하비만,

지출환 (지실, 백출) - 복창비만

건비환 (인삼, 백출, 복령, 감초, 산약, 사인, 신국, 맥아, 산사자) - 비위허약

-방제 :

4) 지실소비환(인삼,백출, 복령, 감초, 생강, 반하국, 지실, 후박, 맥아, 황련)

5) 지출환(지실, 백출)

6) 건비환(인삼,백출,복령,감초,산약,신피,사인,목향,산사,신국,맥아,황련,육두구)

▷지실소비환 : 消痞除滿,健脾和胃

☞君 ——지실 ——破氣消積

☞臣 ——후박 ——行氣除滿

반하 ——消痞和胃

맥아 ——消食和中

- 건강 —— 溫中散寒
- 황련 —— 淸熱瀉火

☞佐 —— 인삼, 백출, 자감초, 복령 —— 補氣健脾

▷건비환 : 健脾和胃,消食化積

- 인삼,백출 / 산약,감초 —— 益氣健脾
- 산사자,신국,맥아 —— 消食化積
- 목향,진피 —— 行氣消脹
- 사인,복령,택사 —— 祛濕止瀉
- 황련 —— 淸熱燥濕

2. 主水穀之氣

▷인체의 기 : 자연적인 청기(淸氣) + 수곡(水穀)에서 화생된 기(氣).
수곡(水穀)이 화(化)하여 인체의 기(氣)가 되는 데는 비위(脾胃)의 건운(健運)이 필수적임
기병(氣病)은 비위(脾胃)의 기능을 바로 잡아야 함.

▷기병 : 기역(氣逆), 기체(氣滯), 기허(氣虛), 기함(氣陷)의 4류가 기본임

(1) 기허(氣虛)

1)제 6 절 보익제(補益劑) 1. 보기건비법(補氣健脾法) (氣虛)

① 비위(脾胃)는 기혈(氣血)의 생화지원(生化之源)이다.
② 비(脾)가 허(虛)하면 반드시 기(氣)가 약(弱)해짐
③ 증상 : 脾虛氣弱 - 倦怠無力, 呼吸少氣, 動則氣喘, 面色蒼白, 懶於言語, 食慾缺佳, 腸鳴便溏, 脈弱 등
④ 치법 : 중초(中焦)를 건운(健運)시켜 정기(正氣)를 충실하게 하고 왕성하게 해야 함 - 補氣健脾法
⑤ 약물 :

▷보기약 - 인삼, 당삼, 백출, 복령, 감초, 황기
▷보비약 - 산약, 복령, 백편두
▷방제예 - 사군자탕, 삼령백출산

원기가 없다, 기력이 없다, 피로하기 쉽다, 무력감이 생겨 운직이기 싫다, 말 수가 적고 말소리에 힘이 없다, 식욕이 부진하고 대변은 묽다.
몸이 마른다, 식은 땀이 난다, 감기에 잘 걸리고 걸리면 낫지 않는다,
설질이 얇다, 맥이 약하고 힘이 없다.

- 식욕이 없다. 소화가 잘안된다. 복부팽만감이 있다. 변이 묽거나 물같은 변이다 (流飮, 痰濕, 水腫) — 脾胃氣虛
  - 人蔘, 炙甘草 — 기운을 돕고 脾胃를 滋養한다.
  - 白朮 — 脾胃를 튼튼하게 하며 습을 없앤다.
  - 白茯苓 — 濕을 제거하며 소변을 잘 나가게 한다.

☞(蔘苓白朮散)

- 四君子湯 — 人蔘, 白朮, 茯苓, 甘草 — 脾胃氣虛를 개선한다.
- 補脾止瀉藥
  - 蓮子, 山藥 — 脾를 滋養한다
  - 山藥, 白扁豆 — 脾의 기능을 조절한다
  - 脾의 기능을 조절한다, 薏苡仁 — 濕을 제거한다
  - 脾를 滋養한다, 濕을 제거한다 — 설사를 멎게 한다
- 理氣化濕藥, 溫脾止瀉藥 — 陳皮, 縮砂 — 胃腸의 蠕動운동을 강화시키고 습을 제거하여 惡心, 구토를 멎게 하고 복부팽만감을 제거한다.
- 化痰引經藥 — 桔梗 — 가래를 삭이고 여러 약물을 위(上)로 운반한다.

▷脾主氣, 氣貴流通. 脾的特點, 喜燥惡濕.

醒脾理氣藥 - 진피, 목향

감담삼습약 - 복령, 의이인

☞방제예 - 향사육군자탕(목향, 진피), 삼령백출산(진피, 복령, 의이인)

☞(六君子湯)

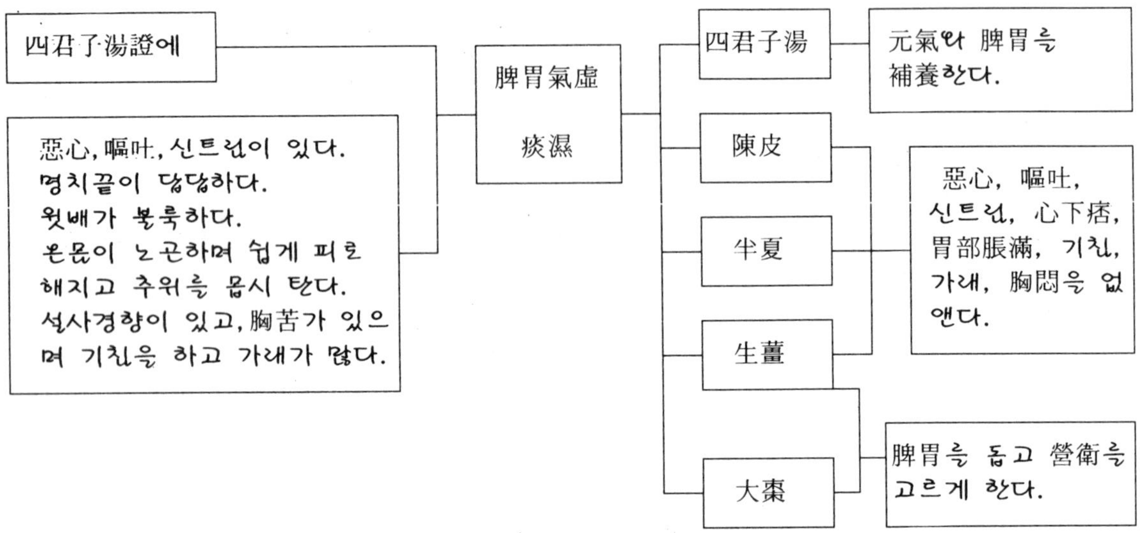

☞香砂六君子湯

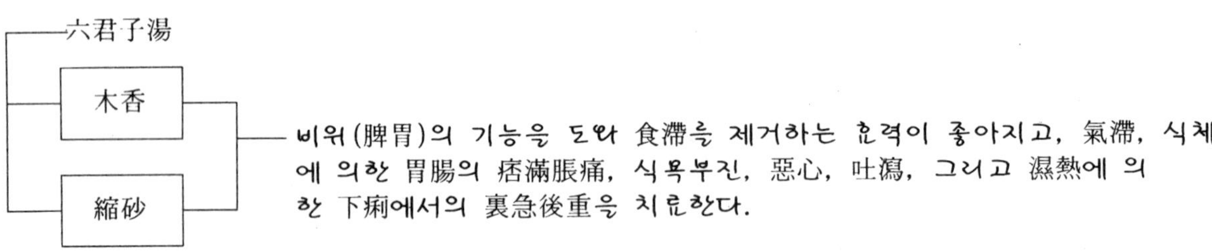

▷脾虛不能勝濕——〉濕氣下注——〉帶下色白, 量多

보기건비약 + 조습약 또는 수삽지대약(계관화,저근백피,춘근피,은행,검실,연수 등)

☞방제예 :

-완대탕(인삼, 산약, 백출, 감초, 진피, 창출, 차전자, 백작약, 형개수, 시호)

-역황탕(산약, 검실, 황백, 차전자, 백과)

☞補中健脾, 燥濕止帶

- ☞君
  - 백출, 산약 ─ 補氣健脾
  - 인삼, 감초 ─ 燥濕止帶
- ☞臣
  - 시호 ─ 舒肝解鬱
  - 백작약 ─ 柔肝緩急
- 佐
  - 창출 ─ 燥濕健脾
  - 진피 ─ 理氣燥濕
  - 차전자 ─ 利水祛濕
  - 흑개수 ─ 收澁止帶

▷보기약

☞성미 - 甘, 溫, 귀경 - 脾, 胃 또는 肺, 효능 - 補中益氣, 임상응용 - 脾胃虛弱, 中氣下陷, 肺虛喘咳

생 약	성 미	귀 경	효 능	임 상 응 용
甘草	甘, 平	心,肺,脾,胃	益氣補中,緩急止痛,調和藥性	脾虛倦怠,咳嗽氣喘,攣急疼痛,心虛悸動
膠飴	甘, 溫	脾, 胃, 肺	補虛溫中,緩急止痛,潤肺止咳	脾胃虛寒,裏急腹痛,肺虛咳嗽,乾咳無痰
大棗	甘, 溫	脾, 胃	補中益氣,養血安神,緩和藥性	脾胃虛弱,食少便溏,血虛萎黃,婦人臟躁
白朮	苦, 甘, 溫	脾, 胃	補氣健脾,燥濕利水,止汗安胎	脾胃虛弱,痰飮水腫,自汗盜汗,胎動不安
白扁豆	甘, 微溫	脾, 胃	補脾止瀉,消暑化濕,和中解毒	脾虛泄瀉,濕濁帶下,暑濕吐瀉
山藥	甘, 平	脾, 肺, 腎	益氣養陰,補脾肺腎,澁精止帶	脾虛食少,肺虛喘咳,腎虛遺精,內熱消渴
人蔘	甘,微苦,微溫	脾, 肺	大補元氣,補脾益肺,生津止渴	氣虛欲脫,中氣下陷,肺虛喘咳,陽痿宮冷
黃芪	甘, 微溫	脾, 肺	補氣升陽,益胃固表,托瘡生肌	脾氣虛弱,中氣下陷,表虛自汗,瘡瘍不潰
* 꿀	甘, 平	肺,脾, 大腸	補中緩急,潤肺止咳,潤腸通便	脾胃虛弱,脘腹作痛,肺燥乾咳,腸燥便秘

(2) 기함(氣陷)

▷비위는 중초에 위치하고 기가 오르내리는 중요한 장소이다.

▷비기가 비허에 의하거나 중기부족에 의해 상승하지 못하고 하함한 것이 기함이다.

1)제 6 절 보익제(補益劑) 2. 익기승함법(益氣升陷法)(氣虛下陷)

① 증상:

▷상초 - 少氣懶言, 氣短難於呼吸

▷하초 - 子宮脫, 月經過多, 惡露日久, 淋漓不盡, 崩漏, 帶下, 小便遺失, 小便不禁 또는 不通, 氣虛便秘, 脫肛, 便血 등

② 치법 : 중기를 보하고 하함된 양을 승거하여 기기를 정상으로 회복시켜야 함 - 익기 승함법

③ 약물 : 보기건비약 + 승제약(시호, 갈근, 승마)

방제예 - 보중익기탕

▷(補中益氣湯證)

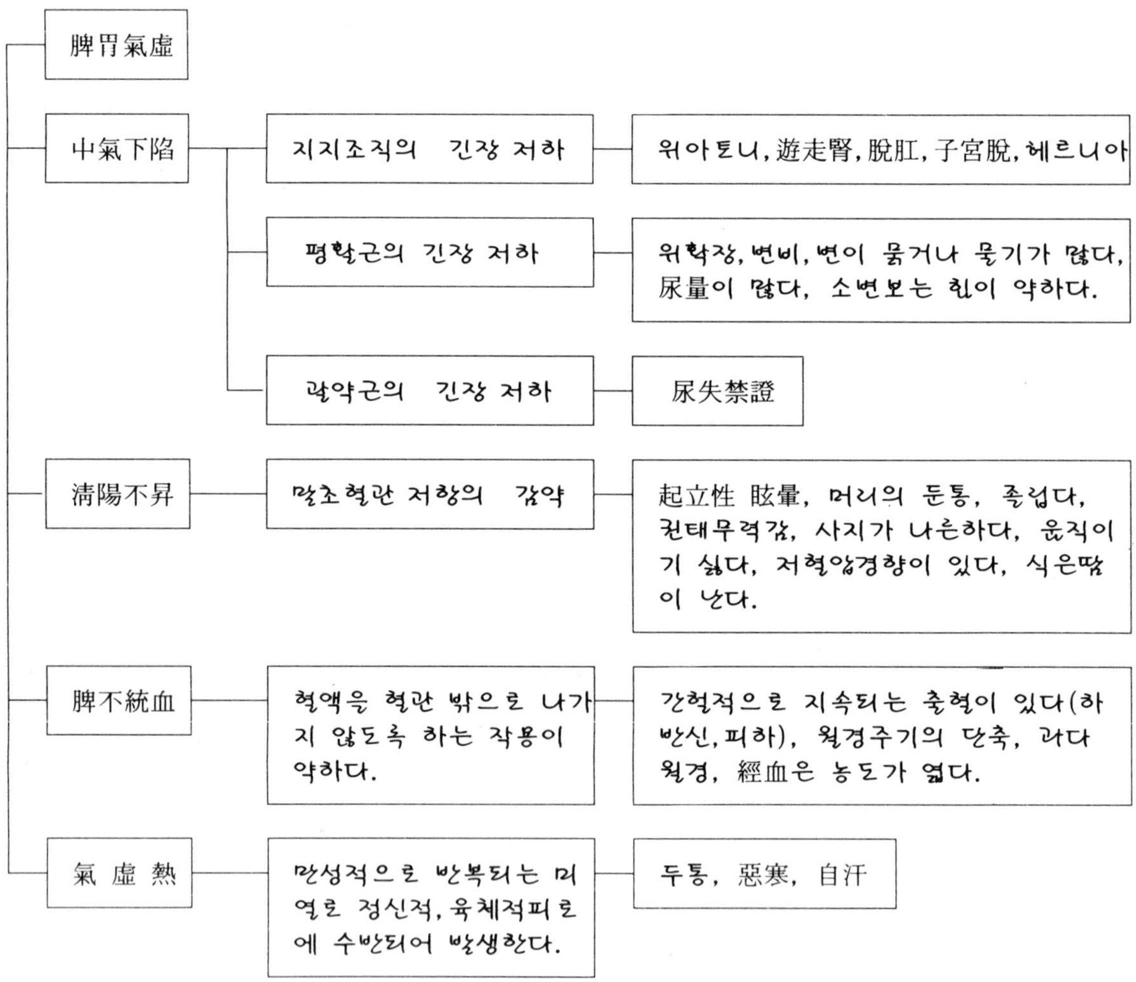

▷(補中益氣湯)

가)

① 黃芪--人蔘--白朮 — 補氣健脾작용이 강화되고 동시에 단백동화기능이 보강되어 권태, 탈력감, 숨이가쁨, 신경피로, 식욕부진, 식은땀등 신체가 허약한 여러 증상을 개선시킨다.

② 升麻--柴胡 — 소염, 해열, 발한작용이 있고 補氣化熱劑와 같이 쓰면 자궁출혈, 內腸下垂, 탈항, 子宮脫등을 개선한다. 또한 甘草와 같이 쓰면 소염, 해열, 발한 작용이 강화된다.

③ 黃芪--當歸 — 益氣生血의 효능이 있어서 血虛에 의한 身熱, 안면홍조, 煩渴, 創傷을 치료하고 여러가지 기혈부족에 의한 증상을 개선시킨다.

④ 黃芪--人蔘--升麻 — 자궁수축 증강작용이 있다.

⑤ 陳皮--生薑 — 위액의 분비와 蠕動을 촉진하여 다른 약의 흡수를 강화시킨다.

⑥ 陳皮--柴胡 — 疏肝理氣의 효능이 있기 때문에 氣滯에 의한 脅痛, 복통과 식욕부진, 그리고 대변이 고르지 못한 증세를 개선시킨다.

나)

- 식욕부진 / 허약증상 / 식은땀 / 추위를 탄다 / 감기에 자주 걸린다 / 숨가쁨 / 허약한 맥 → 脾虛氣虛 / 中氣下陷
  - 人蔘 → 補中益氣 → 主藥
  - 黃芪 → 益氣固表 → 主藥
  - 白朮 / 炙甘草 / 當歸 / 陳皮 → 健脾益氣 / 養血和中 → 補助藥
- 崩漏 / 內臟下垂 → 氣虛出血 / 氣虛下陷 → 升麻 / 柴胡 → 營衛調和 / 昇陽益胃 → 補助藥

다)

中氣不足

脾胃虛弱	飮食無味
	大便 薄
	體倦乏力
脾肺氣虛	少氣懶言
	動則氣喘
氣虛下陷	子宮下垂
	脫肛久瀉
	久痢久瀉

補中益氣,昇陽擧陷

君	황기	補脾肺之氣,昇陽固表
臣	인삼,백출,자감초	益氣健脾
佐	당귀	養血以配氣
	진피	理氣以行滯
使	승마,시호	昇陽擧陷

▷중기부족(中氣不足) - 청양하함(淸陽下陷) - 단기(短氣)

☞증상 : 양기가 내울하여 신열(身熱), 자한(自汗), 갈희열음(渴喜熱飮), 맥대이허(脈大而虛), 가열증(假熱證)이 나타남.

▷약물 : 황기 - 보기(補氣), 승거양기(升擧陽氣) - 기허하함(氣虛下陷)에 매우 적합함.

☞습열사(濕熱邪)가 중초(中焦)에 머물면 - 신개(辛開), 고설(苦泄), 방화(芳化),

담삼(淡滲)한 약물을 써야 한다.

잘못 하법을 쓰면 비양이 하함하여 설사, 변당이 나타남 - 시호, 황기, 하엽,

청호 등 승거청양약을 1-2개의 제습약과 함께 쓴다.

조습화탁약을 많이 쓰고 이습약은 적게 써야 한다.

방제예 - 보중익기탕, 거원전, 조중익기탕, 승마황기탕 등.

▷(擧元煎)

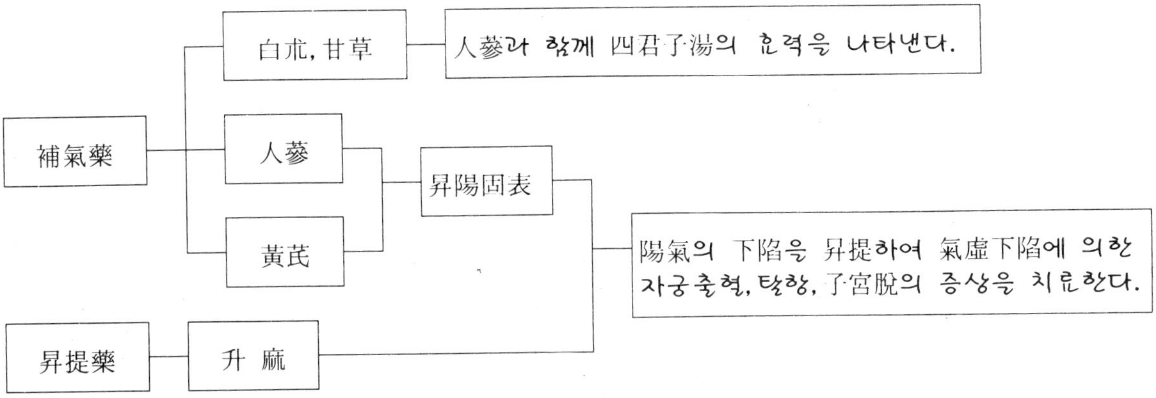

▷(調中益氣湯)

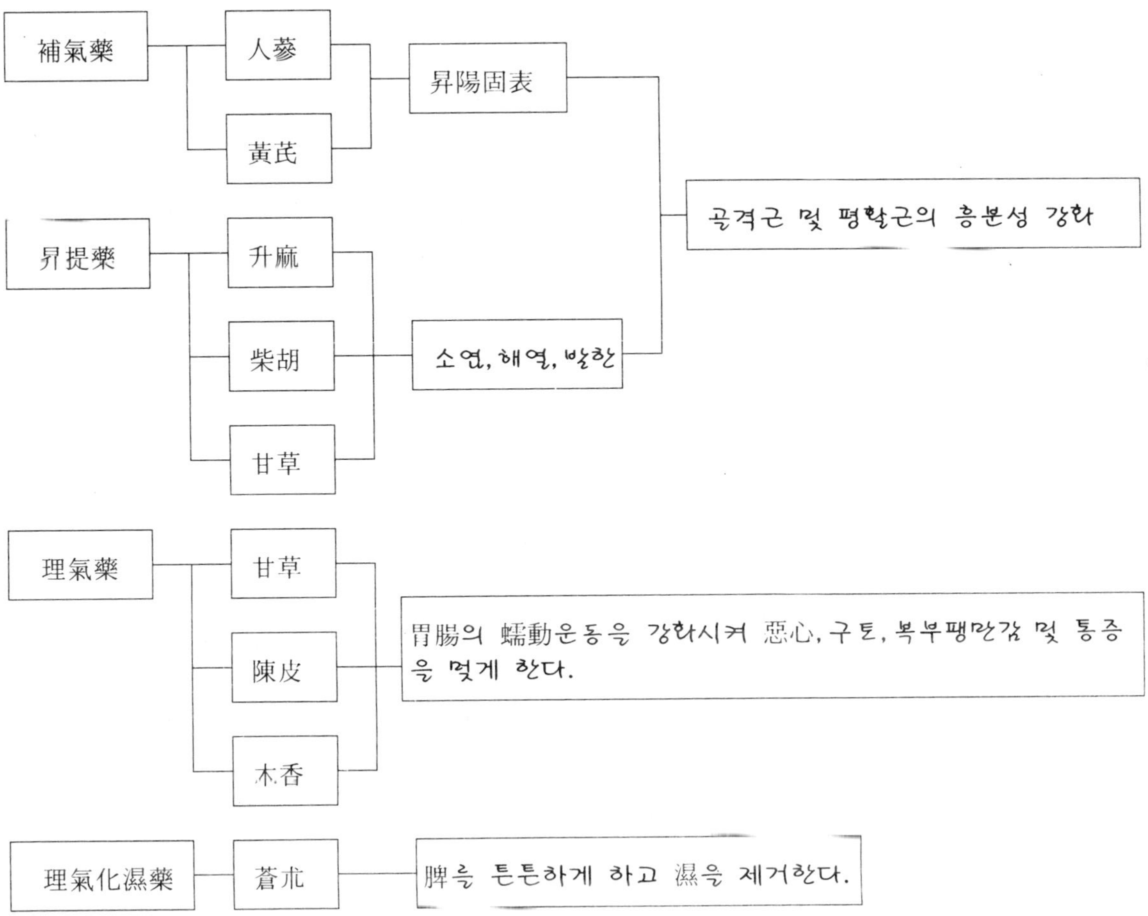

(3) 기역(氣逆)

1)3 절 이기제(理氣劑) 1. 조중강역법(調中降逆法) (胃氣上逆)

▷비기는 상승하고 위기는 하강한다.

▷위기가 선강(宣降)하지 못하고 상역(上逆)하여 구(嘔), 토(吐), 애역(呃逆)

등의 증상을 나타내는 것이 기역이다.

▷치법 : 조중강역법(調中降逆法)

☞약물 - 이기약(귤피, 죽여, 시체), 온리약(정향, 회향, 오수유, 건강), 청열조습약(황금, 황련)

☞방제 - 귤피죽여탕, 가미황련소엽탕, 정향시체탕

▷위기상역증은 한열과 허실로 나뉜다.

☞한증인 구토 : 온중강역약(오수유, 정향) + 건강, 계지──〉온중강역

☞열증인 구토 : 청열강역약(죽여, 대자석) + 황금, 황련──〉청열강역

☞허증 : 인삼, 감초

☞딸꾹질 - 시체, 도두

▷中陽不運 - 濕痰停蓄於胃 - 胃氣上逆 - 嘔吐, 噫氣, 胸悶痰多, 舌苔厚 = 痰濁上逆證

☞반하, 생강을 주약으로 - 거담강탁, 화위지구.

☞방제 - 소반하탕, 대반하탕, 선복대자탕

-구역질과 딸꾹질에는 평간작용이 있는 대자석과 백작약에 청담작용이 있는 황금과 죽여를 가하여 간과 담을 동시에 다스려야 한다.

-비파엽과 소엽 등의 개선폐기약을 가한다.

▷조중강역법(구토, 딸꾹질)의 변증응용

☞구토

-중초(中焦)의 허한(虛寒)에 의한 위기(胃氣)의 상역(上逆)
理中, 사인, 반하, 정향, 오수유 ── 溫中降逆

-양명실열(陽明實熱)에 의한 기역(氣逆)으로 구토할 때
백호탕, 죽엽석고탕 ──────── 清熱降逆

-비위기허(脾胃氣虛)에 의한 기역(氣逆)으로 구토할 때
향사육군자탕, 귤피죽여탕 ──── 益氣降逆

-脾不運濕, 痰濁上逆
선복대자석탕, 소반하탕 ──── 祛痰降逆

-胃腸積滯, 濁飮不降
보화환, 승기탕 ─────── 消積導滯, 通利攻下

-脾不輸津, 水飮內停, 嘔吐-口渴

오령산, 복령택사탕 ─────── 輸津和氣行水

☞흔히 나타나는 구토

-膽氣犯胃, 氣逆嘔吐

호금청담탕, 대시호탕, 소시호탕 ── 調理膽胃

-肺胃不和

가미황련소엽탕 ──────── 宣通肺胃

☞딸꾹질

-寒證

정향시체탕 ───────── 溫中止吐

-熱證

귤피죽여탕 ───────── 淸熱止吐

寒熱錯雜證

강역지애탕 ───────── 標本同治

☞기체(氣滯)

2) 제 3 절 이기제 2. 행기도체법(行氣導滯法),

▷비위(脾胃)는 기(氣)를 주관하고 기(氣)의 의의는 유통(流通)에 있다.

▷행기도체법(行氣導滯法) : 중초에 기(氣)가 체(滯)하여 복완(腹脘)이 창만(脹滿)하거나 기울(氣鬱)로 담(痰)이 엉겨 인후(咽喉)를 막을 때 쓰는 치법

기체의 주요 원인 - 식(食), 담(痰), 습(濕)

▷약물 : 이기약(목향, 진피, 지각), 방향화습약(후박, 사인, 초두구), 온리약(양강, 건강)

기체실승 - 빈랑사, 삼릉, 아출. 복만복통 - 행기지통약(오약, 단향). 식체 - 소노약

협담 - 반하, 복령. 협습 - 십출성방향약.

☞비위(脾胃)의 기체증은 늘 간기(肝氣)의 순환이 원활하지 않는 증상과 함께 나타남으로 조기소간법 등을 써서 간비를 동시에 다스려야 함

▷방제예 : 후박온중탕, 반하후박탕

후박 - 온중행기. 건강 - 온운비양. 진피, 목향, 초두구 - 행기관창, 복령 -

조습

▷행기도체법에 속하는 방제

☞후박온중탕
-중초의 한습, 기기의 조체
온중행기——후박
——————— 온중 —— 건강
———— 행기 —— 진피, 목향, 백두구
제습 ———— 복령
익기화중 ——감초

☞반하후박탕
-담음에 의한 위기상역—— 소반하가복령탕
-담습에 의한 폐기역——— 반하, 후박, 소엽
-매핵기 ——————— 후박, 반하, 소엽

3. 主升淸降濁

▷강탁

☞입으로 섭취한 음식물 - 위, 소장에서 소화되고 - 그 지꺼기는 대장에서 처리되어 체외로 배출되는 것을 강탁이라 함.

☞강탁은 위기의 하강에 의해 이루어짐

☞수곡의 수납은 위의 기능에 속함

▷승청

☞수곡의 정미를 수송하는 것은 비의 직책에 속함

☞수곡정미 - 간, 심, 폐로 이동됨 - 기혈진액으로 전환되는 것을 승청이라 함

☞수곡정미는 비기의 상승과 함께 상승함

▷치법

☞위기가 내려가지 못하여 구역질이 나는 것을 다스리는 법 : 조중강역법

☞비기가 올라가지 못하여 설사하는 것을 다스리는 법 : 승양거함법

☞위에 있는 탁음이 내려가지 못하고 비에 있는 청양이 오르지 못해 토사가

번갈아 나는 것을 다스리는 치법 : 승청강탁법

1)제 7 절 화해제 1. 升淸降濁法

▷위에 있는 탁음이 내려가지 못하고 비에 있는 청양이 오르지 못해 토사가 번갈아 나는 것을 다스리는 치법

▷비가 청기를 승하지 못하고 위가 탁기를 강하지 못하여 습탁이 중초에 머물게 되면 기가 유통하지 못하여 비(痞)를 이루어 흉비의 증상이 주증을 이루게 된다.

이 때에는 한과 열을 병용하는 승청강탁법을 쓴다.

▷사용 약물

승청약 : 곽향, 자소, 백지 등

강역이습약 : 복령, 통초, 의이인, 반하, 후박 등

고한한 황금, 황련과 신온한 건강, 반하를 함께 배합하는 것은 위는 청한 것을 좋아 하가고 비는 온한 것을 좋아하기 때문이다.

▷방제의 예

곽향정기산, 반하사심탕, 육화탕, 잠시탕, 연박음

4. 氣主攝血, 脾主統血

▷몸 속에 있는 혈액이 밖으로 유출되지 않는 것은 기의 섭혈작용과 비의 통혈작용 때문이다.

▷비불통혈(脾不統血), 비불섭혈(脾不攝血)

☞비기허(脾氣虛), 비양허(脾陽虛), 중기하함(中氣下陷)의 증후와 함께 나타나는 출혈증임.

☞기(氣)의 고섭(固攝)작용이 감약된 것이므로 기불섭혈(氣不攝血)이라고도 한다.

☞혈관평활근의 이완, 혈소판무력증, 혈소판감소, 프로트롬빈감소, 기타 혈액응고인자 등의 결핍 등에 의한 출혈이라 생각됨.

☞비출혈, 피하점상출혈 혹은 자반, 혈변, 혈뇨, 월경과다, 부정성기출혈 등 여러가지 출혈증상이 나타남.

출혈의 색은 담홍색이며 만성으로 반복성 출혈이 특징이다

☞치법 : 중기가 허하여 섭혈하지 못하면 - 익기섭혈(益氣攝血)

중양이 허하여 통혈하지 못하면 - 온양섭혈법(溫陽攝血法)을 쓴다.

☞약물 - 보기약(당삼, 인삼, 황기, 자감초 등) + 보양약, 승제약

+ 온성 또는 수렴성지혈약(복룡간, 애엽, 난발상, 백급, 우절 등)

* 혈허(血虛)를 수반하면 + 보혈약(숙지황, 아교, 산조인, 원지 등)
* 혈어(血瘀)가 따르면 + 활혈화어약(당귀, 계혈등, 작약, 삼칠근, 익모초, 홍화 등)

1)제 6 절 보익제 5. 溫陽攝血法(脾不統血)

▷비위양허 - 통혈, 섭혈이 안됨 - 토혈, 객혈, 변혈, 붕루 등이 나타날 때.
▷복룡간, 아교, 애엽, 삼칠, 포강 등의 온성약
부자, 건강 등의 산한약
▷대표적인 방제 : 황토탕, 온경섭혈탕, 백엽탕, 감초건강탕

5. 마. 脾惡濕, 胃惡燥

▷비(脾)
☞비는 섭취한 진액과 영양분을 온몸에 공급하는 역할을 맡고 있는 데 만약 비가 허하여 이들을 수송하지 못하면 수습이 비에 정체되어 비의 기능이 더욱 억제되게 된다.
이 때에는 수습을 제거하여 비양을 되살리도록 하여야 한다.
☞습열이 비위에 쌓인 습열내온인 경우라면 : 淸熱除濕法을
☞한습이 비양을 억제하는 경우라면 : 運脾除濕法을
☞습이 넘쳐서 몸이 붓는 경우
실증 : 瀉下逐水法
허증 : 實脾利水法
☞습이 모여서 담이 된 경우라면 : 除濕祛痰法

1)제 4 절 제습제 1. 청열제습법

▷습열이 중초에 체하여
신열(身熱), 자한(自汗), 양족불온(兩足不溫), 두혼(頭昏), 중통(重痛), 흉비(胸痞), 복창(腹脹),
대변당이불상(大便溏而不爽), 갈불욕음(渴不欲飮), 혹음이불다(或飮而不多), 태백니(苔白膩), 혹 황니(或黃膩)
▷장하(長夏)에는 습사와 열사를 동시에 가지게 되는 경우가 생긴다.
▷三仁湯(溫病條辨)
☞삼인탕증의 특징

습온(濕溫)의 초기에 사(邪)가 기분(氣分)에 있어 습(濕)이 성하고 열(熱)이 미(微)한 증상으로 두통, 오한, 신중(身重), 동통(疼痛), 면색담황(面色淡黃), 胸悶不飢, 午後身熱, 舌白, 不渴, 脈이 弦細하고 濡한 증상이 나타남.

☞상한표한증과의 비교

(공통점) : 두통, 오한, 신중(身中), 동통(疼痛) 등에서 유사함

(차이점) : 脈弦細濡 (脈浮), 微惡寒 (惡寒强)

☞三仁의 뜻과 주치증

☞삼인탕증을 예로하여 濕溫三禁을 설명하라.

습온삼금이란 습온증에서 발한, 사하 및 자윤의 금기를 가리킨다. 삼인탕을 예로 들면,

첫째, 상한표한증으로 잘못 알고 발한법을 쓰면, 습이 신온발표제를 따라 들어오게 되고 그 결과 심규를 막아 정신이 혼미하게 되고, 청규(淸竅)를 막아 귀가 들리지 않고 눈앞이 보이지 않으며 말을 못하게 된다.

둘째, 중만불기(中滿不飢)하다 하여 적체내정(積滯內停)으로 알고 하법을 쓴다면 상음(傷陰)하게 하며 또한, 비양의 상승을 억제하여 비양이 하함(下陷)하므로 심하게 설사하는 동설(洞泄)이 생기게 된다.

셋째, 오후가 되면 열이 난다고 해서 음허로 알고 자윤제를 쓴다면 습은 음사에 달라 붙어 체가 된다.

☞습온증의 초기에 사(邪)가 기분에 머물러서 생기는 병증을 치료하는 방법은 辛味로 폐기(肺氣)를 열어 기(氣)를 化하면 습 또한 化하고, 방향약으로 濁을 화하여 비(脾)를 자극하고 노폐물을 제거하며, 담삼이습약(淡滲利濕葯)으로 습사를 제거하며, 청열제를 가하여 열을 내린다.

☞주 : 淸熱除濕, 보 : 辛開芳化

☞사용약물

-한청열—치자, 황련, 황금 등.

-신온조습—반하, 후박, 진피, 창출, 초과 등

-이수삼습—복령, 의이인, 활석, 통초, 저령, 택사, 방기, 인진호, 노근 등

-방향화습—곽향, 백두구, 사인, 창포, 패란 등

신개폐기—비파엽, 길경, 행인 등

☞대표적인 방제 : 감로소독탕, 삼인탕, 가감목방기탕

▷감로소독단 (온열경위)

淸熱解毒,利濕化濁

- 활석,인진호,황금 —— 滲濕淸熱於下
- 창포 —— 行氣醒脾
- 백두구,곽향 —— 芳香化濁
- 간,패모 —— 泄肺氣,利咽喉
- 목통 —— 淸熱利濕
- 연교,박하 —— 淸熱解毒於上

▷삼인탕 (온병조변)

祛濕淸熱, 宣暢氣機 (宣上, 暢中, 利下)

- 행인 —— 宣降肺氣,開其上源
- 백두구인 —— 醒脾和胃, 行氣寬中, 水濕運化
- 의이인 —— 下焦消導, 滲利濕熱, 利濕健脾
- 활석 ,백통초 —— 利濕淸熱
- 죽엽 —— 甘寒淡滲,
- 반하,후박 —— 行氣化濕
- —— 散結除

※감로소독단과 삼인탕의 비교

모두 습온의 초기에 쓰는데 감로소독단은 습과 열이 모두 중한 경우에 쓰고, 삼인탕은 습은 중하고 열은 미미한 경우에 쓴다.

▷滑石藿香湯(溫病條辨)

(조성) 후박, 진피, 복령, 저령, 통초, 활석, 곽향, 백두구

▷杏仁滑石湯(溫病條辨)

(조성) 황금, 황련, 귤홍, 반하, 후박, 활석, 통초, 울금, 행인

▷黃芩滑石湯(溫病條辨)

(조성) 황금, 대복피, 활석, 복령피,통초, 저령, 백두구

▷薏苡竹葉散(溫病條辨)

(조성) 죽엽, 연교, 의이인, 활석, 복령, 통초, 백두구

▷宣痺湯(溫病條辨)

(조성) 행인, 연교, 산치자인, 적소두, 반하, 잠사, 의이인, 방기, 활석

▷습열증

☞열성이고 습이 미미한 경우에는 청열을 위주로 하고 방화제습을 다음으

로 한다.

☞습이 성하고 열이 미미한 경우에는 방화제습을 위주로 하고 청열을 다음으로 한다.

☞체표에 습체가 겸하여 기육(肌肉)이 아파서 견디기 어려울 경우 : 방기, 의이인, 잠사, 강황, 진교 등의 기부(肌膚)의 습을 다스리고 통락지통하는 약을 쓴다

천궁, 계지 등의 활혈작용이 있는 약을 넣으면 더욱 좋다.

☞두창(痘脹), 두운(頭暈), 인통(咽痛), 지절산동(肢節酸疼) 등 + 한열 등의 상초 증상 : 辛開하는 약을 가하고,

소변불리(小便不利), 요빈(尿頻), 요급(尿急), 대변당설(大便溏泄) 등의 하초증상 : 이습약을 증강함.

2)제 4 절 제습제 2. 운비제습법

▷중초의 양기가 잘 운행하지 못하여 한습이 곤비(困脾)하게 되면 완비(脘痞), 복창(腹脹), 대변당박(大便溏薄), 설태백니(舌笞白膩), 기육동통(肌肉疼痛) 등

▷운비화습약 : 창출, 백출, 후박, 진피, 반하 등.

담삼이습약 : 복령, 택사 등,

▷방제 : 평위산, 영계출감탕, 감강영출탕, 곽박하령탕 등.

* 한습이 중초를 막아 어려울 때에는 창출, 반하 등의 온성조습약을 주약으로 하고 이습약을 보조약으로
* 한습이 비교적 성한 경우에는 비양을 온운하게 하는 건강, 초과를 배합하거나 온양화기하는 계지를 배합하여 화기행수(化氣行水)하게 하는 것이 좋다.

  영계출감탕, 감강영출탕 등.

①平胃散 (和劑局方)

▷(조성) 창출, 후박, 진피, 감초

▷(효능) 燥濕健脾,行氣和胃

▷(적응증) 濕困脾胃 : 상복부에 팽만감이 있다 가슴이 막힌다 배가 아프다 입이 끈적거린다 식욕이 없다 등의 증상에, 속이 메스껍다 구역질이 난다 설사를 한다 팔다리가 무겁다 등의 증상이 있을 때.

▷(처방해설)

이 방제는 비양(脾陽)이 잘 운행하지 못하여 생기는 한습(寒濕)의 적체(積滯)를 대상으로 한다.

창출—除濕運脾, 후박—行氣消脹, 진피—理氣化滯, 감초—甘緩和中,調和諸藥, 생강,대추—調和脾胃

☞곽향, 반하—不換金正氣散—濕困脾胃 : 속이 메스껍고 구역질이 심할 때.

☞목향, 사인—香砂平胃散— 行氣 健脾 止嘔— 脾虛傷食, 脾痛納

☞오령산—胃笭湯—燥濕利濕—寒濕困脾 : 물기가 많은 설사나 부종을 동반할 때.

☞위령탕 + 사인—縮砂胃笭湯—溫運脾陽 分利水濕—脾虛陰盛 : 낮에는 괜찮으나 해가 지면 복창(腹脹)이 생기고, 밤새 배에서 소리가 난다, 설사를 한다 등의 증상을 나타낼 때.

☞산사자, 신국, 치자— 曲平胃散— 除濕兼消導— 먹은 음식이 소화되지 않고, 심하(心下)가 막힌 듯하며, 신트림이 나고, 식욕이 없으며, 권태로워서 누워 있기를 좋아 할 때.

☞가감초가지실(加草加枳實)—開胃健脾丸—下氣消 — 脾胃不和 : 식욕이 없고 배가 더부룩하게 불어 오른다 위(胃)가 땅기고 아프다 구역질을 한다 신트림이 난다 등의 증상이 나타날 때.

☞지출탕—枳朮平胃散—下氣消胃 健脾除濕— 平胃散證에 脾虛濕者

☞건강—厚朴飮—평위산증에 한증(寒證)이 많을 때.

☞胃笭湯加 소엽 향부자 목향—加味胃苓湯—모든 수종창만(水腫脹滿).

☞곽향, 반하, 복령—七味除濕湯—寒濕所傷 : 온몸이 무겁다 온몸이 쑤신다 대변이 당설(溏泄)이다 소변이 삽(澁)하거나 또는 잘 나온다 허리와 다리가 쑤신다 무릎과 다리가 붓는다 위가 차서 구역질을 한다 등의 증상이 나타날 때.

②藿朴夏笭湯(醫原)

▷(조성) 행인—宣降肺氣,

곽향, 담두시—芳化宣透, 곽향, 백두구, 후박—芳香化濕, 후박, 반하—燥濕運脾

복령, 저령, 택사, 의이인—淡滲利濕

▷(효능) 燥濕芳化 宣上滲下

▷(적응증) 濕溫 濕性微熱 : 신열불갈(身熱不渴), 지체권태(肢體倦怠), 흉민구니(胸悶口膩)

▷곽박하령탕과 삼인탕의 비교

☞공통점 : 모두 삼인을 주약으로 하여 습온미열에 쓴다.

☞차이점 :

☞곽박하령탕—표에 습이 비교적 중한 경우에 쓰고 청열작용은 아주 약함

☞삼인탕—습온초기에 습이 중하고 열이 가벼운 경우

③桂朮甘湯 (傷寒論)

▷(방증) 中陽이 부족하여 생긴 痰飮病 :

飮阻氣機—胸脇脹滿. 氣上衝胸—咳而氣短. 飮阻於中, 淸陽不昇—頭眩. 飮邪凌心—心悸.

痰飮內停—舌苔白滑, 脈弦滑.

▷(조성) 복령—健脾滲濕, 祛痰化飮, 계지—溫陽化飮, 平衝降逆, 백출—燥濕健脾, 자감초—益氣和中

▷(효능) 溫化痰飮, 健脾利濕

▷(적응증) 脾虛의 寒飮 :

피로하기 쉽다 식욕이 없다 눈이 어지럽다 기립성 현운(眩暈)이 있다 등 비허(脾虛)의 증상에, 속이 메스껍다 구역질이 난다 상복부에 팽만감이 있다 배에서 소리가 난다 진수음(振水音)이 들린다 또는 묽은 가래가 많이 나온다 기침을 한다 가벼운 부종(浮腫)이 있다 등의 담음(痰飮),수습(水濕)증상이 있으며, 팔다리가 차다 가슴이 두근거린다 귀에서 소리가 난다 어깨가 결린다 등의 증상을 수반할 때.

▷(상한론) 傷寒, 若吐, 若下後, 心下逆滿, 氣上衝胸, 起則頭眩, 脈沈緊, 發汗則動經, 身爲振振搖者

3)제 4 절 제습제 3. 제습거담법 (온취성담)

▷비습(脾濕)이 담(痰)을 생성하는 증후에 사용한다.

총론 중 기혈진액변증에서 담증(痰證), 음증(飮證), 수종(水腫)부분을 참고할 것

① 二陳湯 (和劑局方)

▷(조성) 진피 10g, 반하 15g, 복령 15g, 감초 3g

☞이진탕이라는 이름은

장원소(張元素)著 진주낭(珍珠囊)중 약성부 육진가에 지각, 진피, 반하, 마황, 낭독, 오수유를 육진이라 하였고, 성방절용(成方切用)에 진피, 반하를 이진이라 한 데서 비롯됨.

☞중양이 활동하지 못하여 습이 울체되고 그 결과 습담이 생성되면 어떤 증상이 나타나나?

痰阻氣滯 ── 胸膈痞滿. 胃失和降 ─惡心嘔吐. 濕阻淸陽 ─ 眩暈心悸.

痰濕犯肺 ── 咳嗽痰多, 痰白易咯

☞이진탕이 습담을 치료하는 기전은

이진탕은 燥濕化痰, 理氣和中하는 효능이 있는데,

☞君 ── 반하 ── 燥濕化痰, 降逆和胃

臣 ── 귤홍 ── 理氣化痰.

☞佐 ── 복령 ── 健脾滲濕

─ 생강 ── 制半夏毒性, 降逆和胃

─ 오매 ── 收斂肺氣

☞使 ── 자감초 ── 潤肺和中, 調和諸藥하는 작용에 의한다.

☞이진탕을 습담을 치료하는 기본방제로 보는 이유는

가감에 의해 여러 방면에 이용할 수 있기 때문임.(교과서의 가감방 참조)

☞이진탕, 도담탕 및 온담탕의 비교

이 진 탕	도 담 탕	온 담 탕
진피, 반하, 복령, 감초 생강, 오매 **燥濕祛痰, 理氣調中** **脾胃의 痰濕**	진피, 반하, 복령, 감초 생강, 지각, 천남성 **祛風滌痰** **痰迷心竅**	진피, 반하, 복령, 감초 지실, 죽여 **淸熱祛痰, 調和膽胃** **痰熱上擾, 濕熱證**

② 半夏白朮天麻湯 (醫學心悟)

▷(조성) 반하, 진피, 복령, 자감초,

백출, 천마 (생강, 대추)

▷(효능) 健脾除濕 化痰熄風 (風痰이 上逆하여 현기증과 두통을 일으키는 데 사용하는 방제)

▷(적응증) 脾虛에 의한 痰濁上擾 : 머리가 무겁고 휘청거린다 눈이 어지럽다 심하면 회전성 현운발작으로 일어설 수가 없다 속이 메스껍다 구역질이 난다 등의 담탁상요(痰濁上擾) 증상에. 식욕이 없다 원기가 없다 피로하기 쉽다 흉복부가 팽만되어서 아프다. 대변이 묽다 등의 비기허의 증상을 수반할

4)제 4 절 제습제 4. 실비이수법(實脾利水法) (脾虛水泛)

▷비허(脾虛)로 인해 수(水)를 제어하지 못해 생긴 수종(水腫)을 다스린다.

▷비(脾)는 수습의 운화를 주재한다.
비(脾)가 허하여 습을 다루지 못하는 경우에
☞증세가 가벼우면 습탁이 중초(中焦)를 막아 담음(痰飮)이 되고,
☞심하면 수습이 정체되고 쌓여서 종창(腫脹)이 된다.

이러한 증상들은 비허(脾虛)와 수종(水腫)이라는 두 가지 면으로 보아야 하므로 시치할때 보비(補脾)만 하면 이수(利水)가 되지 않아 머물러 있는 물을 제거할 수가 없고, 이수(利水)만 하면 보비(補脾)가 되지 않아 잠시 수종(水腫)이 없어졌다가 다시 생기게 된다. 따라서, 실비(實脾)와 이수(利水)를 동시에 실시하여야 한다.

▷즉, 보기건비(補氣健脾)에 상용하는 복령, 백출, 황기, 감초 등과
이수제습(利水除濕)하는 방기, 대복피 등으로 구성한다.

▷보비(補脾)와 이수의 두가지 약물 중 어느 것이 주약인가 하는 것은 구체적인 증상에 따라 정한다.
비허(脾虛)의 증상이 있고 습(濕)이 뚜렷할 때는 보비(補脾)를 위주로 하고 이수(利水)를 보조로 하며, 그 반대라면 이수(利水)를 위주로 한다. 방기황기탕, 오피음, 실비음, 천금리어탕, 전생백출산 등

▷만약, 사기(邪氣)가 실(實)하고 정기(止氣)가 허(虛)할 경우에 꼭 이 법치으로 축수하여야 한다면 보기건비법으로 바꾸거나 여러번 공략하고 한번 보하거나, 여러번 보(補)하고 한번 공략하여 정기가 지탱할 수 있도록 하여야 한다.
이 방법은 "急則治標"의 법칙에 속하고, 한 두번 적용하는 것에 그치고 오래 쓰지는 말아야 하며, 수(水)를 제거한 후에는 보법을 써야 한다.
잠시 써야지 오래 쓰면 안된다. 수종이 없어지면 즉시 보법을 써야 한다.

▷오피음, 방기황기탕, 실비음의 비교
방기황기탕 : 정기가 허하고 위기가 불고(不固)한 결과 풍사에 외감(外感)

되어 수습이 기표(肌表)에 울체된 풍수나 풍습증이다.

☞오피음 : 비허하여 습이 성하고 이것이 기부로 범람되기 때문에 전신이 붓고 침중하며 심복창만(心腹脹滿), 천촉(喘促) 등이 나타나는 증후임.

☞실비음 : 비와 신이 허한하고 수습이 정체되어 지체부종(肢體浮腫), 흉복창만(胸腹脹滿)을 일으키는 병증

▷위(胃)

☞수곡이 모여 있는 곳 (水穀之海)이고 진액을 공급하는 기지(基地)로서 젖어있어야 하고 매끄러워야 하며 건조해서는 안된다.

☞열이 있어 진액을 소모시킨 결과 진액이 모자란 경우라면 위음을 청양하는 청양위음법(淸養胃陰 法)을 쓴다.

5)제 6 절 보익제(補益劑) 3. 청양위음법 (淸養胃陰法) (胃陰不足)

▷위음부족증

☞온열병(溫熱病)의 후기에 많이 나타남

☞증상 : 입이 마른다. 갈증이 난다. 목이 건조하다. 설태가 건조하다 등.

☞약물 : 사삼, 옥죽, 석곡, 맥문동, 생지황, 현삼, 서과피, 지모 등.

☞방제 : 익위탕, 오즙음 등.

☞응용 :

-평소에 위음이 손상을 받아 음이 허하고 진액이 결핍한 경우—맥문동탕

-위음이 부족하여 폐장을 유양하지 못하고 폐위의 진액(津液)이 고갈한 경우

-위음부족에 열증을 겸하고 있을 경우 : 養陰과 淸熱을 동시에 적용시킴 : 청서익기탕

① 益胃湯 (溫病條辨)

▷(조성) 사삼 10g, 맥문동 15g, 생지황 30g, 옥죽 10g, 빙당

▷(효능) 甘寒生津 益胃生津 淸虛熱

▷(적응증) 胃陰虛에서 구갈 입안 및 인후건조감 헛구역질 식욕부진 등의 증후를 나타낼 때.

▷(임상응용) 만성위염, 위축성위염, 당뇨병, 열병 등의 회복기에서 위음허의 증세가 나타날 때 쓴다.

▷(益胃湯)

滋陰藥	沙蔘 麥門冬 玉竹	滋潤性이 있어서 胃 및 기도점막을 자윤시키고 분비를 높여주며 구갈 및 인후 건조감을 경감시키고 식욕을 증진시키며 異化작용의 항진을 억제시킨다.
淸熱養血藥	生地黃 飴糖	자음작용과 혈열을 식히는 작용이 있으며 지혈효과도 있어서 열사가 영분에 침입시에 생기는 자반증 등을 치료한다.

② 增液湯 (溫病條辨)

▷(조성) 현삼 30g, 맥문동 24g, 생지황 24g

▷(효능) 滋陰生津 潤腸 淸熱

▷(적응증) 갈증이 있다 인후가 건조하다 입술 및 피부가 건조하다 몸이 여윈다, 미열이 있다 소변이 짙다 대변이 굳어진다 변비가 있다(발열성 질환에 시의 탈수증상), 구내염, 식욕부진 오심(惡心) 딸국질 위부불쾌감(위음허)이 있다 등의 증상이 있을 때.

▷(처방해설)

이 약은 자음생진(滋陰生津)의 기본처방으로 열병에 수반되는 "탈수증" 즉, "열성상진(熱盛傷津)"에서 염증이 거의 가라앉는 회복기에 사용되는 처방이다.

현삼　養陰生津, 潤燥淸熱. 맥문동　滋液潤燥. 생지황　淸熱養陰

▷(임상응용)

발열성 질환에 수반되는 탈수증상. 또는 만성위염, 갑상선기능항진증, 당뇨병, 기타 만성질환, 구내염,

만성변비 등에서 위음허를 나타낼 때에 쓴다.

③ 淸暑益氣湯(醫學六要)

▷(조성) 황기, 인삼, 맥문동, 백출, 당귀, 오미자, 진피, 황백, 자감초

▷(효능) 益氣生津 淸熱化濕

▷(적응증) 氣津兩傷 : 피로감 무력감 숨이 참 식욕감퇴 등의 기허증후와 구갈, 인후의 건조감, 요량감소

등의 진허(津虛) 증상이 있는 경우. 발열, 복통, 하리, 등 습열 증상이 있을 때도 있음. 설질은 홍색이고

건조함. 설태는 얇은 황색, 맥은 세연(細軟)하고 약간 삭(數)하다.

▷(처방해설)

☞**淸暑益氣湯(醫學六要)** 이 약은 생맥산의 가감방으로 기진양상(氣津兩傷)에 쓰이지만 보기ㅈ
중점을 두고 있다.

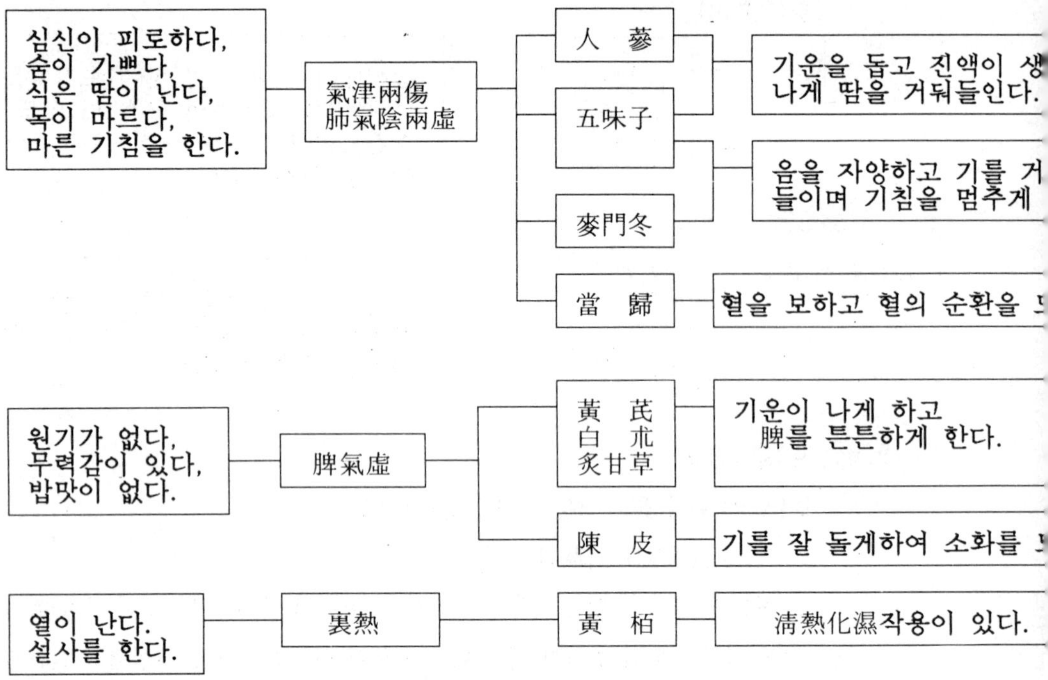

☞**淸暑益氣湯(脾胃論)** ▷(임상응용) 일사병, 열사병, 여름타는 데, 수술후, 열상, 위장염, 출혈
서 기진양상(氣津兩傷)을 나타낼 때

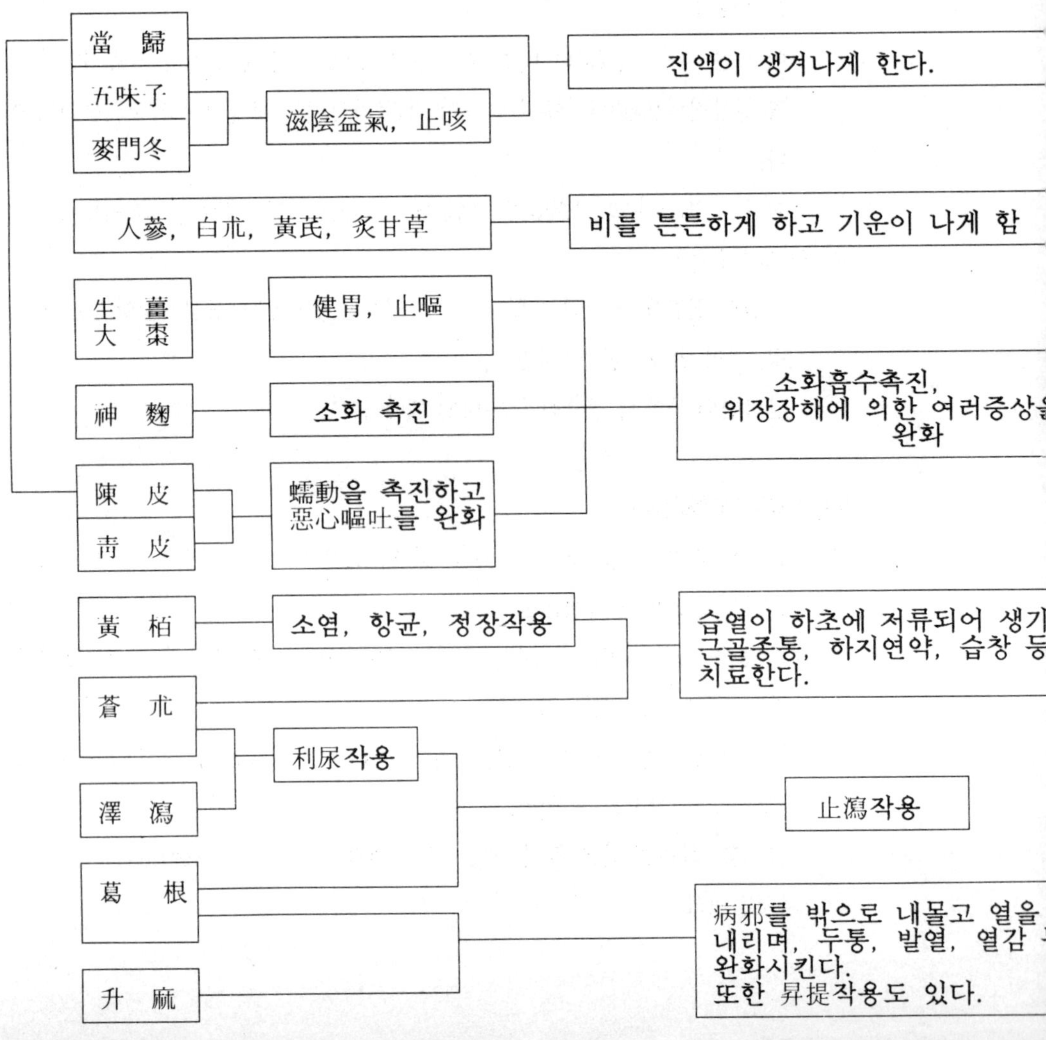

④ 甘露飮 (和局劑方)

▷(조성) 생지황, 숙지황, 석곡, 천문동, 맥문동, 황금, 인진호, 지각, 감초, 비파엽

▷(효능) 養陰清熱 宣肺利濕

▷(적응증) 위음허 습열 : 입에서 냄새가 난다 입이 마른다 잇몸이 붓고 아프다 입안에 염증이 생긴다 목이 아프다 피를 흘린다 속이 메스껍다 등의 습열증상과 목이 마른다 입이나 목이 건조하다 몸에 열감이 있다 상복부가 불쾌하다 등의 위음허증상을 수반할 때.

▷(임상응용) 만성치주염 치조농루 구내염 인후염 만성위염 등에서 위음허 습열을 나타낼 때에 쓴다.

▷(처방해설)

비(脾)는 입에서 개규하고, 양명경맥은 입에서 나와 입술을 돌아 치은(齒)에 이어진다.

이 방제는 두 개조의 약물로 구성되어 있다.

첫쌔 : 養陰以培陽

생지황, 숙지황 - 滋陰補腎. 맥문동, 천문동, 석곡 - 清養肺胃.

둘째 : 氣化則濕隨化

황금, 인진호 - 清利濕熱. 지각 - 調暢氣機. 비파엽 - 開宣上焦

6. 小腸主泌別, 大腸主傳導

▷水穀 - 胃의 부숙작용 - 小腸에 下注함 - 小腸은 胃中의 水穀을 받아 - 소화흡수 - 泌別清濁

☞清者 - 흡수하여 전신으로 보냄

나머지 폐기물은 방광으로 보냄

☞濁者 - 대장으로 하주(下注)함

수분은 흡수함

나머지는 분변으로 배출하는 기관임

▷瀉而不藏, 動而不靜, 降而不升, 實而不能滿

▷通降下行爲順

▷瀉利 - 熱, 實 - 清熱止利法

- 寒, 虛 - 溫中固澁法

▷便秘 - 熱結 - 寒下法
- 寒結 - 溫下法
- 津枯腸燥 - 潤下法
- 正虛邪實 - 攻補兼施法

(1) 변비

1)제 5 절 사하제(瀉下劑) 1. 사하축수법(瀉下逐水法) (陽水實證)

▷수액이 정체되어 생기는 종창(腫脹)에는 허증과 실증이 있고 양수(陽水)와 음수(陰水)의 구별이 있다.
▷비(脾)가 허해서 수를 제어하지 못하면 수(水)가 범람하여 수종이 생기게 되는 데 이 때에는 실비이수법을 써서 표(標)와 본(本)을 동시에 다스려야 한다.

▷만약, 수종이 실증일 때에는
겉보기에는 기(氣)로 보이지만 실이 문제가 되어 배가 견만하고 대소변이 비삽(秘澁)하여 위급하므로 축수법을 써서 수(水)를 몰아내면 환자는 잠시 안정된다.
이 때에는 수사(水邪)를 강하게 몰아내는 감수, 대극, 완화, 정력자, 방기 등의 약들을 기본으로 하고 사하작용이 있는 대황, 빈랑자 등을 배합한다.
또한 행기작용이 있는 후박, 목향 등을 배합하면 사하축수법이 된다.
이 방제를 복용하면 체내에 쌓인 물(水)이 대소변으로 배설되기 때문에 이러한 치법을 소위 "개지 하(開之下)" 법칙이라 한다.
십조탕, 기추력황환, 주거환 등.

2)제 5 절 사하제(瀉下劑) 2. 고한사하법(苦寒瀉下法) (熱結)

▷상한(傷寒)의 사(邪)—〉양명(陽明)의 부(腑)로 전입—〉한(寒)이 열(熱)이 됨.
온병열(溫病熱)—〉중초(中焦)에 들어—열성하여 진액(津液)을 상하면—〉장조(腸燥)—〉변비—〉흉비복만증(胸痞腹滿證)이 됨.
▷이 때에는 "내보낼 것은 끌어다가 몽땅 내보낸다 (其下者, 引而竭之)."의 치료원칙을 적용함.

주약—대황, 망초, 흑축 등

보조약—지실, 후박 등.

▷비, 만, 조, 실을 모두 없애면 병도 낫는다.

▷방제 : 대승기탕, 소승기탕, 조위승기탕, 복방대승기탕, 양격산 등.

▷고한사하법의 용도는 변비에만 국한되는 것이 아니고 적체에도 쓴다.

통인통용(通因通用)

▷상초에 열이 왕성한 구강과 인후질환, 혈열의 망행하여 생기는 토혈, 뉵혈 및 열성발광증 등은 비록 적체(積滯)가 없어도 역시 하법을 사용할 수 있음.

上病下取, 釜底抽薪.

▷폐(肺)와 대장은 서로 표리관계에 있으므로 사하통변의 방제 중에서 길경, 행인, 괄루인 등의 폐기(肺氣)를 열어내려 주는 약물을 배합한다.

"提壺揭盖 - 단지를 들고 뚜껑을 연다"—이 법칙을 쓰면 치료효율을 확실히 승강시킨다.

이와 반대로 폐기(肺氣)가 옹체된 실증, 열증, 천역 및 대엽성폐렴은 조위승기탕, 양격산 등의 고한사하법으로 부기를 소통시키면 폐기(肺氣)가 내리며 천역이 없어지고 염증이 치유된다.

이것 역시 "위에 있는 병은 아래를 다스리고 장(臟)에 있는 병은 부(腑)를 다스리라"를 따른 것임

▷정기가 허하고 사기가 실한 증은 공보겸시법을 쓴다.

인삼, 당귀, 지황 등의 보익기혈(補益氣血)하는 약을 넣음.

증액승기탕, 신가황룡탕.

▷고한사하법에 속하는 방제의 비교

☞모두 열승과 실증으로 오는 변비에 적용함

☞단순한 열증 변비 : 조위승기탕

기(氣)가 체하여 흉비와 복창(腹脹)이 나타나는 경우 : 대승기탕이나 소승기탕에서 보듯이 기(氣)를 돌게 하고 막힌 것을 식여 주는 지실, 후박을 배합하며, 장이 건조하여 진액(津液)이 마르는 경우에는 증액승기탕에서 보듯이 양음하고 진액(津液)을 증가시키는 생지황, 원삼 등을 배합한다.

정기는 허하고 사기는 실한 경우에는 신가황룡탕에서 보듯이 기혈을 보하는 인삼과 당귀 등을 배합하고, 열독이 폐(肺)에 옹체된 경우에는 양격산

과 함흉승기탕에서 보듯이 청열해독하는 치자, 황금, 연교 등을 배합하거나 선백승기탕과 백호승기탕에서 보듯이 석고와 괄루인 등을 배합한다.

고열이 난다, 번갈한다, 정신이 혼미하다, 반점이 생긴다 등의 기혈양번증(氣血兩燔證)을 겸할 경우에는 십전고한구박탕에서 보듯이 기분(氣分)의 열사(熱邪)를 가시게 하는 석고, 지모와 혈열을 식혀 주는 서각, 지황 등을 일반적으로 배합하고, 수(水)와 열(熱)이 서로 엉겼거나 장액이 체류한 경우에는 대함흉탕과 내박통결탕에서 보듯이 축수작용이 있는 감수 등을 배합한다.

3)제 5 절 사하제(瀉下劑) 3. 온양도체법(溫陽導滯法) (寒結)

▷변비가 한(寒)에 의해 생겼다면 온양도체법을 써서 장과 위의 한냉적체(寒冷積滯)를 풀어줘야 한다.

☞주약 : 신열약(辛熱藥)

☞보조약 : 사하약(瀉下藥)

예 : 대황부자탕, 온비탕 등.

또한, 이 법에서는 망초와 대황에 건강과 부자를 함께 쓰는 것이 보통이다.

망초와 대황 : 한성(寒性)인 사하약—열결변비에 적용하는 것으로,

한냉적체(寒冷積滯)에는 병정(病情)과 상반된다.

신열(辛熱)한 건강과 부자를 함께 쓰면, 망초와 대황의 고한(苦寒)한 성능을 없애면서도 사하작용은 그대로 남아 있게 되어 훌륭한 효과를 거둘 수가 있다.

거성취용(去性取用).

이 때, 주의할 점 : 신열약의 용량이 한량약의 용량보다 많아야 거성취용(去性取用)의 목적을 이룸.

4)제 5 절 사하제(瀉下劑) 4. 윤장통변법(潤腸通便法) (津虛便秘)

▷대변이 굳어 불통하는 것은 실열(實熱)이 많기 때문이며, 진액(津液)이 부족하여 대장의 전도를 상실하여 변비가 된다.

이러한 증은 맹공하면 안되고 서서히 풀어야 한다.

보통 마자인, 백자인, 도인, 행인, 육종용, 생하수오 등의 윤장약을 배합하면 진허로 인한 변비는 잘 치료가 되는데 윤장환, 오인환 등이 그 예이다.

(2) **瀉利**

1)제 2 절 청열제(淸熱劑) 1. 청열지리법 (淸熱止利法) (濕熱下注)

▷습열(濕熱)이 체하여 장관이 정상적으로 운반하지 못하고 설사를 하거나 이질을 앓게 되는 경우에 적용된다. (*설사 : 배변횟수가 많아진다, 분변이 묽고 심하면 물처럼 나온다. *이질 : 복통, 이급후중(裏急後重), 변에 농혈(膿血)이 있다)

▷증상 : 항문에 열이 심하다, 가슴이 답답하다, 목이 마르다, 맥이 삭하다 등의 열증이 나타난다.

▷치법 : 淸熱燥濕, 解毒止利작용이 있는 황련, 황금, 황백, 진피, 백두옹, 지유 등에,
調氣和血효능이 있는 藥을 배합.

▷방제 : 갈근금련탕, 황금탕, 백두옹탕, 작약탕 등.

▷이질을 다스리는 방제
조기활혈(調氣活血) : 후박, 목향, 당귀, 백작약, 목단피 등.
적체(積滯)를 겸했으년 : 消積導滯藥(산사자, 대황, 빈랑자 등),
아메바 이질 : 저근피, 석류피나 아담자를 가하면 효과가 증강됨.

▷이질이 오래되고 사가 왕성하여 영혈(營血)이 몹시 허할 때 :
증상에 따라 당귀, 백작약, 아교 등을 가함.

▷열사(熱邪)가 왕성하고 비양(脾陽)이 상한 데에는 :
사(邪)와 정(正)을 동시에 대상으로 삼아야 함.

① 갈근황련황금탕의 특징

▷[조성] 갈근, 황련, 황금, 자감초

▷[적응증] 상한표증은 낫지 않았고 사는 양명에 내함한 병증임

▷[증상] 身熱, 下痢臭穢, 肛門灼熱感, 胸脘煩熱, 口乾, 口渴, 喘而汗出, 苔黃, 脈數

▷[갈근을 다용하면서 주약으로 한 이유] - 왕앙은 지사의 성약 이라 했음.
이 방증은 표리동병이면서 이증을 수로 한 방증이다
외 : 기표의 사를 해제하고(解肌 - 갈근),
내 : 양명의 열을 청하고 비위의 청양을 자극하여 승발시켜야 함(승제 - 갈근)

② 갈근황금황련탕, 백두옹탕, 작약탕의 차이점은

▷갈근금련탕 :

☞표증에 하법을 잘못써서 일어난 협열하리

☞이급후중이나 하리적백은 없고 태황(笞黃), 맥삭(脈數)이다.

▷작약탕 :

☞습열역독이 대장에 옹체되어 장중(腸中)의 기기가 불창(不暢)하기 때문에 적체불통, 장통, 하리적백,

☞항문작열이 있음.

이급후중이 뚜렷함.

▷백두옹탕

☞습열역독이 장에 옹체 되어 혈분에 깊이 내함됨. 열이 습보다 중함

☞배설물에 혈이 많고, 농이 적으며 심하면 혈리만 나감

▷청열지리법에 속하는 방제의 비교

☞방제명

-갈근황련황금탕 :.갈근, 황금, 황련, 감초 (상한론)

-황금탕 : 황금, 백작약, 자감초, 대추

-백두옹탕 : 백두옹, 황백, 황련, 진피

-작약탕 : 작약, 황금, 황련, 당귀, 육계, 감초, 목향, 빈랑, 대황

▷갈근황금황련탕

清熱止痢, 昇陽解肌

- 갈근 ——— 解肌清熱, 外擧淸陽
- 황금, 황련 — 清熱解毒, 燥濕止利
- 감초 ——— 和中, 緩急

▷백두옹탕

清熱解毒, 凉血止痢

- 백두옹 ——— 清熱解毒, 凉血止痢
- 황련, 황백 — 清熱燥濕, 瀉火解毒
- 진피 ——— 清熱燥濕, 收澁止痢

▷작약탕

清熱解毒,調和氣血

- 황금,황련,대황 —— 清熱解毒, 滌垢止血
- 백작약, 감초 ——— 柔肝緩急, 調和肝脾
- 목향, 빈랑 ——— 調氣則後重自除

└─당귀, 계지, 대황 ──調血則膿血自止

▷첫째,

갈근금련탕과 황금탕 : 응용범위가 넓음. 습열이 아래에 모여 생긴 설사에 주로 씀

청열해독 작용 : 갈근금련탕〉황금탕

완급지통 작용 : 황금탕〉갈근금련탕

▷둘째,

백두옹탕과 작약탕은 이질에 주로 쓰인다.

백두옹탕 : 이질의 병인 제거에 중점을 둠

작약탕 : 消積導滯와 기혈(氣血)의 조화에 중점을 둠.

▷셋째,

주거환과 지유환 : 오래된 이질, 사(邪)는 아직 남아 있고 정(正)은 이미 허해진 증상.

주서환 : 청열작용이 있는 황련 + 온중작용이 있는 건강 - 한과 열의 공용.

지유환 : 해독작용이 있는 지유, 황련 + 고삽작용이 있는 가자, 오매 - 淸과 澁을 겸함.

2)제 6 절 보익제(補益劑) 4. 온중고삽법(溫中固澁法) (滑脫失禁)

▷허한성(虛寒性)인 구사구리(久瀉久痢)에 적용한다.

▷증상 : 오랫동안 설사를 하여, 밥 맛이 없다. 기운이 없다. 팔다리가 차다 등의 증상이 있거나, 하리(下痢)에 농혈(膿血)이 있어서, 오래도록 낫지 않는다. 혈색이 어둡고 깨끗하지 않다. 복통은 있지만 만져 주거나 따뜻하게 하면 지통이 된다 등이 증상이 있거나, 또는 비양(脾陽)과 신양이 허하여 여명설사(黎明泄瀉)를 한다 등.

▷병성(病性) : 허한(虛寒), 주증 : 활탈불금(滑脫不禁)

조방 : 중초(中焦)를 따뜻하게 하는 건강, 육계와

지삽고탈(止澁固脫)하는 가자, 육두구, 적석지, 오매, 오배지, 앵속가, 오미자 등을 배합함.

방제 : 양장탕과 사신환.

▷설사와 이질에는 종류가 많다.

이 치법은 주로 활탈불금하는 증상에 응용되고

사(邪)가 덜 제거되거나 오용이었을 경우는 "적을 남겨두고 문을 잠그는"격

의 우환이 생긴다.

▷비위(脾胃)의 치법에는 온중법(溫中法)을 함께 쓰는 사례가 많다.

기허(氣虛) : 溫中益氣劑 (이중탕 등)

기체(氣滯) : 溫中行氣劑 (후박온중탕)

기역(氣逆) : 溫中降逆劑 (오수유탕, 정유이중탕 등)

한사(寒邪)가 응결하여 통증을 유발할 때 : 溫中止痛劑 (부자이중탕, 대소건중탕)

식적(食積)이 편한(偏寒)할 경우 : 溫中消積劑 (사곡이중탕)

한음(寒飮)이 내정할 경우 : 溫中滌飮劑 (영계출감탕, 이중화담환)

양허열실(陽虛熱實) : 溫陽攝血劑 (감초건강탕, 황토탕, 백엽탕, 온경섭혈탕)

한냉(寒冷)의 적체(積滯) : 溫陽導滯劑 (대황부자탕, 온비탕)

구사구리(久瀉久痢) : 溫中固澁劑 (양장탕, 사신환)

제 3 장 肝臟治法과 方劑

▷肝은 腎과 함께 하초에 자리하고 있으며(하초 : 足少陰腎, 足厥陰肝)
5행에서는 木에 속하고
5체에서는 근과 배합되며 (在體合筋)
간의 기능은 손톱에 나타나고 눈에 반영된다(開竅於目)

▷간과 담낭은 足厥陰肝經과 足少陽膽經을 통하여 상호 낙속되므로 표리관계를 형성한다.
(肝膽互爲表裏)

▷그 경맥(經脈)

엄지발가락 - 발등 - 하지 허벅지의 내측 - 음모 - 생식 기관 - 소복부 - 계속하여 올라가서 - 위(胃)를 끼고 늑골에 분포하며 - 다시 이마 - 정수리에서 독맥(督脈)과 합쳐진다.

① 藏血 - 肝은 혈액을 저장하고 조절한다.

▷휴식상태 …… 저장
활동 …… 전신으로 수송되어 각 기관의 수요를 충족시킴.

☞간장과 혈액과는 밀접한 관계에 있음.

▷血病 ┬ 血虛 ──── * 補血調肝法
├ 血瘀血滯 ── * 活血祛瘀法
└ 失血 ──── * 清熱止血法 ┬ 涼血止血法
└ 斂肝止血法

☞血分病 치료의 기본 : 補血, 活血, 止血

☞心主血脈이므로 보혈, 활혈, 지혈은 心과도 밀접한 관계에 있음

② 肝主疏泄 ┬ 肝氣具有疏暢 ┬ 喜條達
└ 昇發 ─────┘

▷條達機能 ┬ 精神情志活動 ┬ 직접적인 영향을 줌
└ 脾胃의 소화기능 ┘

☞疏泄機能의 정상인 경우 : 氣血和平, 心情舒暢

☞소설기능의 실조 : 정지방면의 이상을 초래함

: 담즙의 분비와 배설에 영향을 줌 - 소화불량을 초래함

▷條達機能의 이상 - 肝氣鬱結 - 氣機를 調暢하여 疏泄機能을 정상으로 회복시켜야 함

▷疏肝理氣法 ┬ * 調氣疏肝法
├ 解鬱疏肝法
├ 清熱疏肝法
├ 調氣活血法
└ * 柔肝疏鬱法

③ 肝主筋膜

▷筋膜 관절과 근육에 연결되어 운동을 진행하는 조직임

陰津의 濡養과 혈액의 滋養에 전적으로 의존함

▷陰津受損 ┬ 筋膜을 滋養할 수 없게 됨 ┬ 痙攣 ┬ 風의 특성 ─ 肝風內動
或 肝血虧虛 ┘ ├ 抽搐 ┤
├ 眩暈 ┤
└ 震顫 ┘

▷돌발적으로 일어나는 강직현상은 모두 風에 속한다.

"諸暴强直, 皆屬於風"

▷風으로 인하여 근육이 떨리는 증은 모두 肝에 속한다.

"諸風掉眩, 皆屬於肝" 掉: 흔들 도

▷肝風內動의 원인
- 肝陽上亢 ── 肝陽이 위로 치밈
- 熱盛動風 ── 혈에 열이 성함
- 陰虛動風 ── 음이 허함
- 虛風內動 ── 비허로 肝을 보양하지 못하여 虛風이 내동하거나 外風이 內風을 건드리기 때문임

▷肝風內動의 治法
- * 平肝熄風法
- 凉肝熄風法
- 滋陰熄風法
- * 補脾解痙法
- * 祛風解痙法

▷기타
- * 溫肝散寒法
- * 淸瀉肝火法
- * 和解少陽法

▷담은 肝에 부속되고 精汁을 저장함으로 中精之腑라 부른다.

肝에서 精汁(膽汁)이 생성됨 - 담에 저장 - 담관을 통해 장에 배설됨 - 음식물의 소화에 관여함

▷담은 육부에 속함 - 담병의 치료 - 淸, 疏, 通, 利하여야 함
- 淸熱利膽法
- 利膽驅蛔法

1. 藏血

: 肝主人體血液的貯藏和調節

(간은 인체 혈액의 저장과 조절을 주관한다.)

1)제 3 절 보익제(補益劑) 1. 보혈조간법(補血調肝法) (血虛)

▷보혈조간법은 "쇠약한 자는 이를 보한다"는 치료원칙에 따른 것으로 간혈휴허증(肝血虧虛證)에 적용한다.

▷간혈휴허증

☞(증상) 두운(頭暈), 목현(目眩), 이명(耳鳴), 심계(心悸)가 있으며, 안색과 손톱에 광택이 없다,
부녀의 붕루가 오랫동안 멎지 않는다, 월경량이 적고 구질구질 멎지 않는다, 맥이 세(細)하다,
영혈이 부족하다 등을 주요 증상으로 한다.

☞(약물) 지황, 당귀, 백작약, 아교, 하수오 등.

☞(방제) 아교탕, 사물탕, 당귀생강양육탕 등.

☞(배합의 원칙)

-기(氣)는 혈(血)의 통수(統帥)이고 혈(血)은 기(氣)의 거처(居處)이기 때문에, 보혈제(補血劑)에는 반드시 보기약을 배합해야 한다. 예 : 당귀보혈탕

-보혈제에는 보통 소량의 활혈약을 배합하여 보혈(補血)할 때 체혈(滯血)이 되지 않도록 하여야 한다. 예 : 사물탕에서의 천궁.

① 芎歸膠艾湯 (金匱要略)

▷(효능) 補血調肝 活血止血

▷(적응증) 血虛時의 出血 : 안색이 나쁘다 피부에 광택이 없다 눈이 피로하다 마비감이 있다 근육에 쥐가 난나 머리가 띵하다 등 혈허의 증상에 출혈이 수반될 때 이 때의 출혈은 소량이고 지속성인 경우가 많으며, 부정성기 출혈에 해당하는 경우와 대변에 피가 섞이는 경우 그리고 혈뇨 등의 경우도 해당된다. 또한 분만 후의 지속성 출혈, 절박유산에도 사용한다.

▷궁귀교애탕(調經安胎,養血止血)

☞군 ── 아교 ── 滋陰補血止血
　　　└ 애엽 ── 暖宮止血安胎
☞신 ── 지황, 작약 ─┐
　　　　　　　　　　├ 補血調經
☞좌 ── 당귀, 천궁 ─┘

☞사 ——감초, 청주 ———緩急止痛行藥

② 四物湯 (和劑局方)

▷(효능) 補血活血 調經

▷(적응증) 血虛 : 안색이 나쁘고 광택이 없다 피부가 거칠고 윤기가 없다 눈이 침침하다 눈이 피로하다 눈이 건조하게 느껴진다 휘청거린다 동계가 있고 사지마비감 근긴장 및 근경련 등이 있다 여성인 경우는 월경기간이 연장되고 월경량이 적으며 무월경 등이 있다.

▷(四物湯)

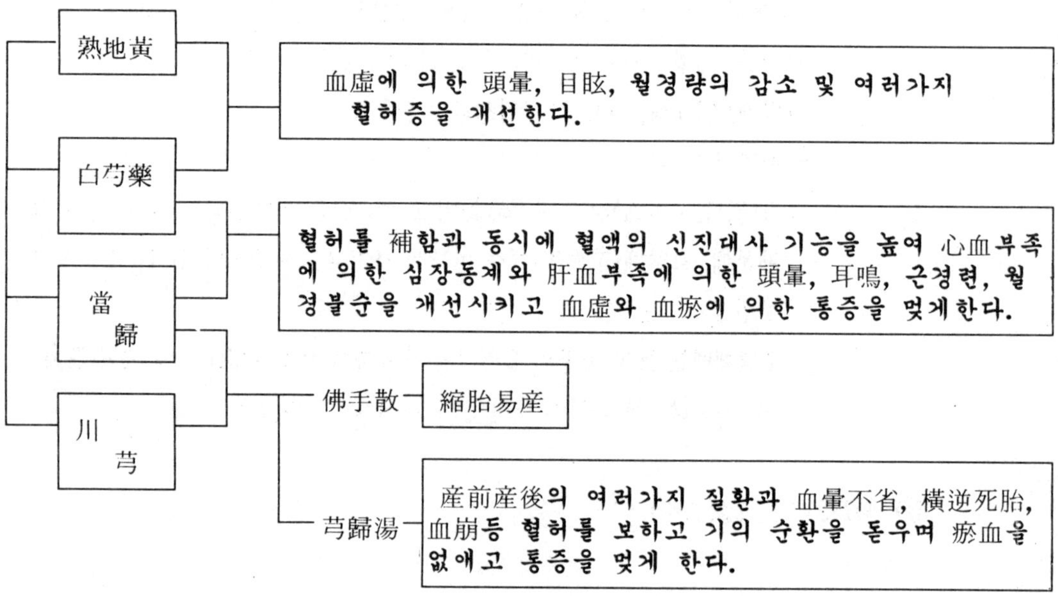

▷補血調血

숙지황 - 補血滋陰(守), 당귀 - 養血活血(走), 백작약 - 斂陰養血(斂), 천궁 - 活血行滯(散)

2)제 5 절 어혈제(瘀血劑) 1. 활혈거어법(活血祛瘀法)(血滯, 血瘀)

▷[적용] :

☞어혈조체(瘀血阻滯)로 월경불순, 월경통, 경폐(經閉), 징가적괴(癥瘕積塊), 산후의 오로불통(惡露不通), 타박상, 어체(瘀滯)로 인한 동통(疼痛)

이 있거나, 근단(筋斷), 골절(骨折) 등에 쓴다.

▷〔치료원칙〕

☞"딴딴한 것은 깎고, 들어온 것은 쫓고, … 머무른 것은 치라 (堅者削之, 客者除之…留者攻之)"

▷〔주약〕: 활혈거어약임

☞도인, 홍화, 당귀, 천궁, 목단피, 작약, 유향, 몰약, 우슬, 택란, 현호색, 소목, 단삼, 건칠, 자충 등.

▷〔방제의 예〕

☞혈부축어탕, 격하축어탕, 칠리산가감, 활락효령단 등.

⊙활혈거어약(活血祛瘀藥)

▷活血調經止痛

☞〔성미〕 신, 고 〔귀경〕 간, 심 〔효능〕 활혈거어, 조경지통

☞〔활용〕 어혈조체, 월경불순, 통경경폐, 산후어조, 오로부정, 유맥불통, 유즙불하, 흉비심통, 어혈두통, 완여추자, 어혈조체, 흉협완복자통, 질타손상, 근단골절, 어혈종통, 관절비통, 근맥련통, 중풍불수, 지체마목동통,

생 약	성 미	귀 경	효 능	임 상 응 용
도인	苦, 甘, 平	心, 肝, 脾, 大腸	活血祛瘀, 潤腸通便	血瘀經閉, 經行腹痛, 腸癰肺癰
소목	甘, 鹹, 辛, 平	心, 肝, 脾	活血祛瘀, 通經止痛	經閉腹痛, 胃脘刺痛, 中風失語
우슬	苦, 酸, 平	肝, 腎	活血祛瘀, 强筋壯骨, 利尿通淋	痛經經閉, 腰膝痠痛, 筋脈拘攣
천궁	辛, 溫	肝, 膽, 心包	活血行氣, 祛風止痛	經閉經痛, 頭痛痺痛, 月經不調
현호색	辛, 苦, 溫	心包, 肝, 脾, 肺	活血祛瘀, 行氣止痛	氣滯血瘀諸痛
홍화	辛, 溫	心, 肝	活血祛瘀, 消腫止痛	血瘀經閉, 癥瘕痞壞, 透發不暢
*강황	辛, 苦, 溫	肝, 脾	破血行氣, 通經止痛, 祛風療痺	胸脇疼痛, 經閉腹痛, 風濕痺痛
*계혈등	苦, 微甘, 溫	肝	行血補血, 舒筋活絡	月經不調, 痛經經閉, 血虛萎黃
*단삼	苦, 微寒	心, 心包, 肝	活血祛瘀, 涼血消腫, 淸心安神	月經不調, 心腹刺痛, 心悸失眠
*울금	辛, 苦, 寒	心, 肺, 肝, 膽	活血散瘀, 行氣解鬱, 利膽退黃	胸脇疼痛, 痛經經閉, 溫病神昏
*유향	辛, 苦, 溫	心, 肝, 脾	活血止痛, 消腫生肌	瘀血阻滯, 心腹諸痛, 瘡瘍不斂
*익모초	辛, 苦, 微寒	心, 肝, 膀胱	活血祛瘀, 利尿消腫	經閉痛經, 癥瘕腹痛, 水腫脹滿
*천산갑	鹹, 微寒	肝, 胃	通經下乳, 通絡搜風, 消腫排膿	血瘀經閉, 四肢拘攣, 癰腫瘡毒

▷파혈축어소징약 (破血逐瘀消癥藥)

☞〔성미〕 苦 〔귀경〕 肝 〔효능〕 破血行氣, 消積止痛 〔활용〕 積聚, 經閉, 腹痛, 蓄血發狂, 損傷瘀血

생약	성 미	귀경	효 능	임 상 응 용
봉출	辛, 苦, 溫	肝, 脾	破血行氣, 消積止痛	癥瘕積聚, 經閉腹痛, 食積腹痛
삼릉	苦, 平	肝, 脾	破血行氣, 消積止痛	癥瘕積聚, 經閉腹痛, 飮食積滯
*맹충	苦, 微寒	肝	破血逐瘀	癥瘕經閉, 蓄血發狂, 損傷瘀血
*수질	苦, 鹹, 平	肝	破血逐瘀, 通經消癥	癥瘕經閉, 蓄血發狂, 跌打損傷
*자충	鹹, 寒	肝	破血逐瘀, 續筋接骨	血瘀經閉, 癥瘕痞塊, 骨折損傷

① 溫經逐瘀 : 한증(寒證)에 속할 때.

> 혈체, 어혈에서 나타나는 주 증상 이외에, 월경이 늦어진다, 경혈색이 검고 핏덩어리가 있다, 아랫배가 차고 아프다, 몹시 추워하고 따뜻한 것을 좋아한다, 맥지삽, 등이 같이 나타난다.

▷(처방법)

☞온경약

-혈맥을 따뜻하게 하여 통하도록 하는 계지, 건강이나,

-간(肝)을 따뜻하게 하는 오수유 등에,

☞활혈제(活血劑)를 배합한다.

☞예 : 온경탕, 탈화전, 생화탕 등.

☞일반적으로는 거어약(祛瘀藥)을 위주로 하고 온경약을 보조로 쓰지만, 한증(寒證)이 심할 때에는 반드시 온경을 주로 하고 거어(祛瘀)를 보로 해야 함.

② 瀉熱逐瘀 : 열증(熱證)에 속할 때.

▷혈액순환을 활발하게 하여 어혈(瘀血)을 통하게 하는 대황, 목단피를 주로 하여, 여기에 맹충, 수질, 도인 등과 같은 활혈거어약(活血祛瘀藥)을 배합한다.

☞예 : 도핵승기탕

▷청간량혈약에 활혈약을 가함.

☞예 : 보원활혈탕, 별갑전환.

③ 活血通絡 : 어혈(瘀血)이 맥락에 막힌 증후.

▷이 때에는 활혈제(活血劑)와 통락제를 함께 써야 한다.

① 胸痺證

▷심맥이 잘움직이지 않는다(痺阻), 심장의 앞부분이나 흉곡 뒷부분이 찌르는 듯이 아프다, 답답한 통증이 있다, 가슴이 두근거리고 편안하지 않다, 심할 때에는 안색이 푸르다, 입술과 손톱이 청자색이다, 사지가 궐냉하다, 설질이 암홍색이다, 맥삭 등.

▷치법 : 선비통락제(宣痺通絡劑)

활혈약(活血藥) : 도인, 홍화, 당귀미, 단삼, 오령지, 포황 등에,

통양선비약(通陽宣痺藥) : 괄루근, 해백, 백주, 계지, 부자 등을 배합한다.

▷예: 가감괄루해백탕.

② 뇌출혈후유증(半身不遂, 口眼喎斜),

통증과 맥락어조(脈絡瘀阻)를 일으키는 질병.

▷치법

활혈거어제에,

신향(辛香)하여 떠돌아다니기 좋아하는 사향이나, 지룡, 천산갑과 같은 충류약을 배합하여 어혈(瘀血)을 풀어주고 맥락을 통하게 하여야 한다.

▷예 : 통규활혈탕, 보양환오탕, 소활락단 등.

④ 活血理損 : 특히, 타박상으로 인하여 붓고 아파서 참기 어려울 때.

▷치법

☞혈액순환을 촉진하고 혈(血)을 흐르게 하며 부은 것을 내리고 아픔을 멎게 하는 유향, 몰약, 홍화, 도인, 소목, 토별, 마전자 등에

☞떠돌아 다니면서 맥락을 통하게 하는 사향, 빙편(용뇌)을 배합한다.

▷응용

☞만약, 이미 근육이 끊어지고 골절이 되었다면 - 접골속근법 자연동, 반량전, 속단 등과 같은 근골을 잘 이어 주는 약을 배합함.

▷예 : 칠리산, 타박상환 등.

⑤ 다른 출혈성 질병에 사용할 경우.

▷적용 : 반드시 어혈(瘀血)로 일어나는 출혈로서 어혈증과 출혈이 동시에 있는 경우에만 적용한다.

▷치법

☞어혈(瘀血)이 가시지 않으면 혈액이 순환될 수 없기 때문에, 한편으로는 활혈제(活血劑)를 써서 출혈원인을 제거하고,

☞다른 한편으로는 지혈약(止血藥)을 써서 출혈증상을 치료한다.

▷예 : 실소산, 칠리산.

⑥ 응용 : 혈(血)은 기(氣)를 따라 흐르고 또 기를 따라 지체된다.

▷활혈거어제(活血祛瘀劑) + 조기소간약

한편으로는 기(氣)가 흐르기 때문에 혈이 흐른다는 것을 의미하는 것이고, 또, 한편으로는 肝木의 가지는 뻗어야 한다는 특징을 고려한 것이다.

☞예 : 술로 달인다(예: 복원활혈탕 등),
약가루를 술과 함께 복용한다 (예: 칠리산 등),
또는 술에 담그었다가 복용한다.

⊙임상에서의 어혈증 유무의 판단

▷혀 : 일반적으로 어혈(瘀血)환자는 혀가 대부분 자암색을 띠고 있는데, 혀 전체가 자암색을 띤 것도 있고, 혀 가운데가 약간 자색인 것도 있으며, 혀 주변이 자암색을 띤 것도 있고, 또 혀에 자적색반점이 있는 것도 있다.

▷얼굴 : 안색도 흔히 자암색을 띠며, 홍사적루(紅絲赤縷)가 나타나고, 눈언저리가 청흑색을 띠며, 화를 잘 내고, 건망증이 있으며, 피부는 흔히 갑착이 있다.

▷부인과 : 부인과 질병에서 월경불순, 월경통, 폐경 및 산후에 태반이 나오지 않거나, 오로(惡露)가 그치지 않으며, 혀가 자암색을 띠고 복통이 있어 만지지 못하게 하거나, 배속에 덩어리가 있으면 모두 어혈(瘀血)에 의한 증후로 해석한다.

▷기타 : 임상에서 흔히 나타나는 두통, 전신통, 요통, 옆구리통, 흉복통 등도 어혈(瘀血)에 의한 것이 많다.

▷이러한 질병의 특징 : 일부를 제외하면 혀가 자암색이고 타박상의 병력이 있으며 어혈(瘀血)증상을 보인지가 오래 되었고 동통(疼痛)이 있는 부위가 일정하며 통증은 찌르는 듯 한 통증이고 종괴(腫塊)가 있다

⊙활혈거어법(活血祛瘀法)에 속하는 방제의 비교

▷활혈거어법에 나오는 23개의 방제는 모두 혈체 혈어(血滯 血瘀)의 기전에 근거하여 활혈거어법(活血祛瘀法)을 기본적으로 적용하고 증상에 따라 가감한 것이다. 이 방제들의 특징을 보면 다음과 같다.

▷첫째. 적응증에서 보면

☞혈부축어탕과 격하축어탕은 적응범위가 비교적 넓어 두통, 심통, 협통(脇痛), 복통, 월경통, 월경폐색 등 어혈(瘀血)로 인한 증상에는 모두 적용된다.

☞온경탕, 소복축어탕은 허한성 월경불순, 월경통에 쓰고,
생화통경탕은 월경주기가 고르지 못한 것을 치료하는데 특히, 때로는 빠르고 때로는 느린 증상에 적용된다.

☞탈화전은 태를 내리는 작용이 강하고, 실소산과 생화탕은 산후에 오로(惡露)가 잘 흐르지 않고 하복부에 동증이 있을 때 적용된다.

☞계지복령환, 별갑전환, 대황자충환은 징괴(癥塊)를 다스리는 옛 방제이고, 가감활락효령단은 자궁외임신에 적용되는 새 경험방이며, 복원활혈탕, 도핵승기탕, 칠리산, 질타환, 활혈주와 서근활혈탕 등, 일곱 개의 방제는 타박상에 적용된다.

☞이 이외로,

가감괄루해백탕은 흉비에 적용되고, 보양환오탕, 소활락단은 반신불수,수족불인 등 중풍(中風)의 후유증에 적용되며, 통규활혈탕은 어혈(瘀血)로 인한 두통에 적용된다.

▷둘째, 방제의 조성에서 보면,

☞혈부축어탕, 격하축어탕, 소복축어탕, 생화통경탕은 혈어(血瘀)를 제거하는 이외에, 시호, 향부자, 지각, 소회향 등의 소간이기약(疏肝理氣藥)을 배합하여 "기(氣)를 순환시켜 혈(血)을 순환시킨다"는 법칙을 적용하고 있는데, 이 방제들은 간(肝)이 소설(疏泄)하고 잘 뻗히게 한다는 기능에 부합되기 때문에 월경불순에 적용된다.

☞혈부축어탕, 온경탕, 대황자충환은 활혈거어제에 기혈(氣血)을 보하는 인삼, 산약, 지황, 당귀 등을 배합하여 혈어(血瘀)를 제거하면서 동시에 보하도록 하는 법칙을 적용하고 있다.

☞실소산과 칠리산은 활혈제 중에 지혈약을 배합하여 활혈과 지혈(止血)이라는 두개의 대립되는 치법을 특수조건하에서 통일시켰다.

☞온경탕, 계지복령환, 소복축어탕, 탈화전, 생화탕은 온법과 거어법을 함께 배합한 방제이고,

☞도핵승기탕, 복원활혈탕은 청법과 거어법을 함께 배합한 방제이다.

가감괄루해백탕, 보약환오탕, 소활락단, 통규활혈탕은 거어약과 통락약을 함께 쓴 방제이고, 질타환, 접골환은 활혈약(活血藥)과 접골속근 작용이 있는 진통약을 함께 배합한 방제이다.

별갑전환은 행기, 활혈, 거담, 행수, 연견산결법, 한열공용, 공보겸시법등을 병용 여러 치법을 함께 응용한 방제이다.

3) 제 2 절 청열제(淸熱劑) 2. 淸熱止血法 (肝血不藏)

① 肝血不藏(失血)

▷主因——— 간열(肝熱)┬— 肝火灼胃——— 吐血
　　　　　　　　　　　├— 肝火犯肺——— 咳血, 吐血
　　　　　　　　　　　└— 肝經血熱——— 月經過多, 血崩

▷方藥 ┬ 清熱凉血止血藥 : 생지황, 황금, 괴각, 지유, 대계, 소계, 측백엽, 백모근 등
├ 清熱藥 : 황련, 치자, 서각, 청대 등
└ 止血藥 : 삼칠, 화예석, 아교, 애엽, 우절, 혈여탄, 선학초, 종려탄, 천초근, 화생의 등

▷대표적인 방제 십회산, 止血散, 괴화산, 청경지혈탕, 청열지붕탕, 치붕증급험방, 생포황탕 등

▷출혈부위에 따라 ┬ 토혈 : 생지황, 황금, 화예심, 삼칠, 오적어골, 백급 등.
├ 육혈 : 치자, 황금, 백모근, 대계, 소계 등.
├ 혈붕 : 아교, 애엽, 생지황, 황금, 측백엽 등.
├ 해혈 : 아교, 백급, 혈여탄, 소계 등.
├ 혈뇨 : 대계, 소계, 백모근 등.
└ 장출혈 : 괴각, 지유 등.

② 肝血不藏

▷肝血不藏—— 疏泄失職—— 血熱妄行證
— 陽亢證

▷方藥 ┬┬ 清熱止血劑 + 생지황, 백작약 등 —— 養陰培陽
│└ 清熱止血劑 + 용골, 모려, 오매, 오적골 등 —— 潛陽收澁
├ 斂肝止血
└ 收澁止血

┌ ▷상부의 출혈 : 침향, 상향, 발무각 등의 신강폐기약
{혈이 기(氣)를 따라 아래로 가게 하고 위로는 넘치지 않도록 함} : 대황 등의 사하약
("釜底抽薪"으로 열이 아래로 가도록하여 상부의 출혈 경향을 완해시킴)
└ ▷하부의 출혈(기허가 겸했을 때) : 인삼, 황기 등의 이기승함약을 배합함

▷주의

임상에서 清熱止血法을 쓸 때에는, 止血藥 때문에 피가 엉기지 않도록 주의해야 한다.

혈은 열을 만나면 끓고, 찬(寒) 것을 만나면 응결된다.

혈(血)이 열 때문에 망동하여 혈맥 밖으로 넘쳐 나오는 것에 淸熱凉血法을 적용할 때, 그 방법이 타당하지 못하다면 혈(血)은 혈맥 안에 지체되거나 또는 체내에 체류되어 어혈(瘀血)이 될 수 있다.

이 때문에 淸熱止血劑 + 적당한 양의 활혈행어약 (예: 단피, 적작약, 울금, 대황 등)을 배합함.

▷열증(熱證)인 출혈의 止血에 대한 내용의 종합

☞청간양혈제(淸肝凉血劑)를 기초로 하여 본원(本源)을 맑게 하는 징본청원법(澄本淸源法)을 적용하였고,

☞출혈부위에 따라 止血藥을 다르게 선택하여 흐름을 막는 색류법(塞流法)을 적용하였으며,

☞간(肝)이 소설(疏泄)을 주관한다는 특성에 근거하여 염간약이나 소간약을 배합하여 간(肝)의 소설(疏泄) 작용을 조정하도록 하였고,

④ 淸熱止血劑에 소량의 양혈활혈약을 배합하여 어혈(瘀血)을 예방하도록 하였다.

▷출혈부위와 장부의 생리작용에 따라

- 해천(咳喘) : 폐기를 선강하는 약제
- 혈뇨(血尿) : 이수제(利水劑)

▷간경유열	박출망행	출혈	淸熱止血法
▷비기허약(脾氣虛弱)	불능통섭혈액	출혈	익기 섭혈법
▷간열유경 + 비기허약	간열(肝熱)이 주증상이라면 청간지혈법을 기초로 하여 익기섭혈약을 쓰고, 기가 섭혈하지 못한 것이라면 익기섭혈법을 기본으로 하고 청간지혈약을 배합한다.		

① 십회산 (十灰散)

凉血止血

- 대계, 소계, 하엽 / 측백엽, 백모근 / 천초, 종려, 목단피 — 淸熱凉血 止血化瘀
- 치자, 대황 / 경즙, 경묵 — 淸肝瀉火 止血降氣

② 止血散

아교, 대계, 소계, 측백탄, 焦梔 — 清熱凉血藥
화예석 — 止血藥
용골, 모려, 대자석 — 斂肝潛陽

③ 괴화산 (槐花散)

清腸止血,疏風下氣

- 군 — 괴화 — 凉血止血 / 清腸濕熱
- 신 — 측백 — 收斂止血
- 신 — 형개 — 疏風理血
- 좌 — 지각 — 寬腸行氣
- 사 —

④ 清經止血湯

- 백모근, 지유, 초포황, 종려탄 — 清熱止血
- 지황, 황금, 목단피 — 清熱凉血
- 익모초 — 活血祛瘀

⑤ 清熱止崩湯

- 측백엽탄, 지유, 춘근피 — 止血
- 생지황,황금,황백,치자,목단피 — 清熱凉血
- 구판, 백작 — 滋陰

⑥ 치붕증극험방

치자, 황금, 황련 — 清熱
지황, 목단피 — 清熱凉血
지유, 연수 — 收斂止血

⑦ 고경환

- 춘근피 — 止血
- 구판, 백작 — 滋陰
- 황금, 황백 — 清熱

└향부자 ———————— 活血

⑧ 생포황탕

┌포황, 한련초, 지황, 형개탄 —— 清熱
└단삼, 목단피, 울금, 천궁 ——— 행혈산어

⊙淸熱止血(淸熱止血)법에 속하는 방제의 비교

여기에 속하는 여덟 개의 방제는 모두 淸熱藥과 止血藥을 기초로 하여 징원색류법(澄源塞流法)과 표본동치법(標本同治法)을 적용하고 있다.

▷차이점

☞첫째, 적응증으로 보면,

┌십회산 : 응용범위가 비교적 넓어 각종 출혈에 다 쓸 수 있으며 특히 폐위출혈(肺胃出血)로 인한 토혈(吐血), 해혈(咳血)에 잘 쓰인다.
├지혈산 : 토혈에 효과가 좋고,
├괴화산 : 변혈(便血)에 효과가 좋으며,
├청경지혈탕, 청열지붕탕, 치붕증극험방, 고경환 : 자궁출혈증에,
└생포황탕 : 안저출혈에 전문적으로 쓰인다.

☞둘째, 약물의 배합을 보면,

┌십회산 : 대황(열을 아래로 인도하는 것이 보통의 淸熱止血劑와 다르다.)
├지혈산 : 용골, 모려, 아교를 배합한 것으로, 직접 출혈부위에 작용하여 상처를 보호하고 收斂止血하는 작용이 있는 데, 이러한 작용은 위출혈을 치료하는 보편적인 방법이기도 하다.
├치붕증극험방 : 청간(淸肝), 평간(平肝), 양간(養肝), 염간(斂肝) 등 여러 방법을 합한 것으로, 止血 작용만을 강조하지 않은 점이 특징이다.
└생포황탕 : 활혈약(活血藥)과 지혈약(止血藥)을 함께 사용한 예.

☞셋째, 자궁출혈에 적용되는 네 개의 방제 중에서,

┌치붕증겁험방 ┐
├고경환 ————┘징본청원(澄本淸源)을 중시함
├청경지혈탕 —— 색류지혈(塞流止血)을 중시함
└청열지붕탕 —— 징본청원과 색류지혈을 모두 중시함.

2. 肝主疏泄

1) 제 4 절 和解劑 1. 調氣疏肝法 (肝鬱氣滯)

① 간기울결(肝氣鬱結)의 증상

옆구리가 당기고 아픈 증상이 나타나고, 때로는, 완복(脘腹)이 땅기고 아프다, 월경이 순조롭지 못하다, 월경통이 있다, 엉치가 땅기고 아프다 등의 증상이 나타나며, 간병(肝病)이 비(脾)에 미치고 간(肝)과 비(脾)가 조화를 잃게 되어 식사량이 줄고, 복창, 복통이 있다.

② 치법

"간기(肝氣)가 울결하여 병이 생겼을 때에는 이를 관통시켜야 한다"라는 "木鬱達之"의 치료원칙을 따른 것이다.

▷(약물)

주약 : 향부자, 시호, 향연, 불수감, 청피, 지각, 목향, 오약 등의 소달간기약(疏理肝氣藥), 양혈조간약(養血調肝藥) : 당귀, 백작약, 천궁, 목단피 등.

▷(방제)

소요산, 시호소간산, 가미오약탕 등.

이상의 방제를 기본으로 하여 다음과 같이 증에 따라 가감한다.

① 溫肝解鬱 :

▷간기울결(肝氣鬱結)이 한증(寒證)으로 치우치면, 흔히 산기(疝氣)와 복통이 있고, 때로는 아랫배가 차면서 아프다, 월경이 늦어지고 경혈(經血)의 색이 어둡다, 아랫배와 허리가 땅기고 아프다 등의 증상이 나타난다.

▷〔조방〕

☞주약 : 오수유, 천태오약, 목향, 소회향 등 약성이 온화한 소간이기약(疏肝理氣藥)또는, 일반적인 소간이기약

☞보조약 : 생강, 계지, 부자 등의 온양산한약

☞대표적인 방제 : 천대오약산, 난간전

② 清熱疏肝 :

▷간기울결(肝氣鬱結)이 열증(熱證)으로 치우치면, 옆구리가 땅기고 아프며, 배가 땅기고 아프며, 식욕부진 등의 간기울결(肝氣鬱結)한 증상 이외에, 입이 쓰다, 신물이 올라온다, 설질이 붉고 설태가 누르다, 번조(煩躁)하고 쉽

게 화를 낸다, 월경이 앞당겨진다, 맥이 현삭(弦數)하다 등의 열상이 나타난다.

▷〔조방〕

☞주약 : 금령자, 청호와 같은 청열소간약, 또는 일반적인 조기소간약,

☞보조약 : 치자, 황금, 황련과 같은 청열약

☞대표적인 방제 : 금령자산, 청간달울탕, 가미소요산, 공소화해연견탕 등.

③ 조기활혈(調氣活血) :

▷기체(氣滯)와 어혈(瘀血)이 동시에 나타나는 경우. 즉, 이미 기체 때문에 옆구리, 늑골, 가슴, 배가 땅기고 아픈 증상이 있는데, 여기에 혈액순환이 잘 되지않아 월경이 고르지 않으며 양이 적고 핏덩어리가 있으며 복통이 있어 만지지 못하게 하는 등의 증상이 나타난다.

▷〔조방〕 조기법(調氣法)과 활혈법(活血法)을 동시에 적용시킴

대표적인 방제 : 소간해울탕.

▷비록 간기울결(肝氣鬱結)의 증상이 복잡하기는 하지만 땅기고 아픈 창통(脹痛)이 있는 것이 특징이다.

▷간기(肝氣)가 울결(鬱結)되어 경락(經絡)에 영향을 주면 가슴이 꽉 차고 옆구리가 아프며, 비위(脾胃)를 범하면 완복창통(脘脹脹痛)이 있고 부녀는 월경이 고르지 못하고 월경시에는 복통이 나타난다.

⊙조기소간법(調氣疏肝法)에 적용되는 방제의 비교

▷공통점

모두 간울기체(肝鬱氣滯)의 증후를 치료하고, 소간이기약(疏肝利氣藥)을 위주로 하는 조기소간법(調氣疏肝法)이라는 점이 점이 공통이다.

▷차이점

☞소요산, 시호소간산은 성미(性味)가 화평(和平)하여 한열(寒熱)의 어느 쪽에 치우치지 않으므로 가슴, 배, 옆구리 및 허리의 창통(脹痛), 월경부조, 월경통 등에 쓸 수 있다.

시호소간산증은 실증(實證)에 가깝고, 소요산증은 허증(虛證)에 가깝다.

☞가미오약탕증과 가감창사음증은 모두 월경불순 및 월경시의 복부창통(脹痛)을 주증으로 하는 데,

행기지통력 : 가미오약탕〉가감창사음

기체(氣滯)가 심할 때 : 가미오약탕. 혈체습조 : 가감창사음

☞천태오약산, 목향오공산, 귤핵환은 모두 산기동통(疝氣疼痛), 고환종대를 주증으로 하는데,

천대오약산 : 한사를 몰아내고 기체(氣滯)를 뚫어 주는 작용이 우월함. 한응동통(寒凝疼痛)에 씀.

목향오공산 : 행기해독 작용이 강함. 전 고환이 종대되고 동통(疼痛)이 있는 것을 치료함.

귤핵환 : 행기, 활혈(活血), 거담, 연견 작용이 강하므로 기체(氣滯), 어혈(瘀血), 담습(痰濕)으로 인하여 고환이 종창하고 딴딴하게 된 것을 잘 치료한다.

☞금령자산 : 지통작용이 강함, 통유산결탕 : 유방질환에 씀

☞가감우슬탕, 소간해울(疏肝解鬱)탕은 모두 기울(氣鬱), 혈체(血滯)를 주증으로 하는데,

가감우슬탕 : 활혈행어(活血行瘀)에 중점을 두고,

소간해울탕 : 행기울결(行氣鬱結)에 중점을 둔다.

2) 제 3 절 보익제(補益劑) 2. 유간소울법(柔肝疏鬱法)(陰虛兼鬱)

▷유간소울법은 간음(肝陰)이 부족하고 또 간기(肝氣)가 울체(鬱滯)된 증후에 쓰인다.

☞(증상)

간기울체(肝氣鬱滯)의 증상 - 옆구리동통(脇肋疼痛), 흉복창만(胸腹脹滿).

간음(肝陰)이 부족한 증상 - 목이 마르고 입안이 건조하며, 설질이 붉고 진액이 부족함.

☞(약물)

양혈유간약 : 백작약, 지황, 당귀, 구기자 등에,

소간해울약(疏肝解鬱藥) : 금령자, 자질려 등을 배합함.

☞(대표적인 방제)

일관전, 자수청간음 등.

3. 肝主筋膜

1) 제 6 절 치풍제(治風劑) 1. 평간식풍법(平肝熄風法)(肝風內動)

▷간풍내동(肝風內動)의 원인과 치법

☞간양상항(肝陽上亢)　간풍상선(肝風上旋)　진간식풍법(鎭肝熄風法)

☞열성동풍(熱盛動風)　양간식풍법(涼肝熄風法)

☞음허동풍(陰虛動風)　자음식풍법(滋陰熄風法)

① 진간식풍(鎭肝熄風)

▷(증상)

풍양(風陽)이 상항(上亢)하여 맥이 현장(弦長)하고 힘이 있으며, 머리와 눈이 어지럽다, 항상 머리 속이 아프다, 열이 난다, 눈알이 터지는 것 같고 귀에서 소리가 난다, 얼굴이 술에 취한 듯이 붉다, 심하면 현운으로 쓰러져서 혼미하여 사람을 알아보지 못하고, 시간이 걸려서야 정신을 차리는데 정신을 차린 후에도 원래의 상태대로 회복되지 못한다.

☞중의학에는 고혈압이라는 병명은 없지만 간풍상항(肝風上亢)의 증상은 현대의학에서의 고혈압 증후와 비슷하다.
특히, 고혈압 경증의 증상에는 일치하는 것이 많다.

▷(방약)

평간잠양제(平肝潛陽劑) ─ 금석중견약(金石重堅藥) :용골, 모려, 석결명, 대자석, 귀판 등.
└ 껍데기류(介殼類)의 잠양약(潛陽藥)

▷(대표적인 방제) : 진간식풍탕

☞단, 시호와 같은 승거약(昇擧藥)은 잘못 쓰면 풍양의 상항(上亢)을 돕는 결과가 되므로 쓰지 않아야 한다.

☞고혈압에 이 법을 적용할 때에는 증상에 따라 하고초, 청목향, 황금, 우슬, 두충, 조구등, 국화, 초결명, 지룡, 옥미수 등의 혈압강하 작용이 있는 平肝淸熱藥을 가하면 좋다.

① 鎭肝熄風湯 (衷中參西錄)

▷(효능) 鎭肝熄風湯

▷(적응증) 陰虛陽亢 肝陽化風: 어지럽다 휘청거린다 상기된다 머리가 아프다 얼굴이 붉어진다 손발이 떨린다 팔다리에 운동장해가 생기거나 마비감이 있다 이명이 있다 등 간양화풍(肝陽化風)의 증후에, 입과 인후가 건조하다 몸이 달아오른다 허리나 무릎에 힘이 없다 식은 땀이 난다 등, 음허양항(陰虛陽亢)의 증후를 수반할 때. 심하면 의식장해나 안면신경마비 또는 반신불수 등이 생긴다.

▷(鎭肝熄風湯)

鎭肝熄風,滋養肝腎

- 군 — 우슬 — 引血下行,補益肝腎
- 신 — 대자석, 생용골, 생모려 — 降逆潛陽,鎭肝熄風
- 좌
  - 귀판, 현삼 / 천문동, 백작약 / 인진호 — 滋陰制陽
  - 천련자, 곡아 — 淸泄肝陽 條達肝氣
- 사 — 감초 — 調和諸藥

▷(사용의 실제)

- 갈증, 강열감 — 생석고, 지모
- 가래 — 패모, 우담남성
- 음허증(설건, 맥허) — 지황, 산수유
- 두통, 현운 — 하고초, 조구등, 국화

▷(임상응용)

특히, 뇌혈관장해에 효과가 있고, 고혈압증 뇌혈관장해 고혈압성뇌증 등에서, 음허양항(陰虛陽亢) 간양 화풍(肝陽化風)을 나타낼 때에 쓴다.

② 양간식풍(凉肝熄風)

▷(증상)

온열사가 궐음에 전입되어, 장열(壯熱)이 있고 정신이 혼미하다, 번민(煩悶)하고 조울증이 있다, 두운(頭暈)과 목현(目眩)이 있다, 손발이 뒤틀린다, 혀가 마르고(焦) 혀에 가시가 돋는다, 맥이 현하다 등. 또한, 간풍(肝風)도 내동(內動)하는 "열극생풍(熱極生風)"에 적용한다.

▷(병인과 주증)

병인은 열에 속하고, 주증은 손발이 뒤틀리는 증상이다.

손발이 뒤틀린다는 것은 열이 성하기 때문에 한편으로는 동풍하여 경맥(經脈)이 교란을 일으킨 것이고, 또 한편으로는 음액(陰液)을 손상하여 근맥이 영양을 잃게 된 것임을 말한다.

▷(방약)

주약—清熱凉肝藥 + 熄風解痙藥—영양각, 조구등, 국화 등.

보조약—양음증액(養陰增液)——현삼, 생지황, 백작약 등.

▷(대표적인 방제)

영양구등탕, 청열식풍탕, 구등음 등.

이 방제에 금은화, 연교, 대청엽, 판람근 등의 清熱解毒藥을 가미하면 효과를 증가시킬 수 있다.

① 羚羊鉤藤湯 (通俗處方論)

▷(효능) 凉肝熄風

▷(적응증) 熱極生風 : 고열 때문에 경련한다 두 눈을 크게 뜬다 목덜미가 굳어진다 심할 경우에는 등이 활처럼 젖혀진다 의식이 몽롱해진다 등의 증상이 나타날 때. 혀는 붉고 건조하며 설태는 황갈색으로 망자가 보이며 맥은 현삭(弦數)하다.

약물	작용
영양각, 상 엽, 국화, 생지황, 죽여	清熱達邪
(영양각),조구등,백작약	瀉肝熄風
패모,복신	化痰安神
감초,(백작약)	和中理脾
감초,(백작약), (생지황)	斂陰柔肝緩急

▷(사용의 실제)

고열에 의한 의식장해 - 먼저 안궁우황환, 지보단, 자운단 등으로 각성시킴 가래가 막히면 - 천축황, 죽력 등을 가함.

고혈압증에 어지럽다, 머리가 흔들린다 등의 증상 - 백질려, 하고초 등을 배합

음허의 정도가 심할 때(구갈, 설건) - 현삼, 석곡, 맥문동, 아교 등을 가함.

② 淸熱熄風湯 (經驗方)

▷(효능) 淸熱解毒 熄風解痙

▷(적응증) 熱盛動風 : 고열이 난다 정신이 혼미해진다 헛소리를 한다 골격근 경련이 있다 등의 증상이 나타날 때.

- 전갈, 오공, 백강잠, 선의, 지룡, 조구등 ── 식풍해경
- 금은화, 연교 ── 청열해독
- 치자, 대청엽 ── 청간열
- 연심 ── 청심포지열
- 석고 ── 청기분지열
- 천축황 ── 청열화담
- 창포 ── 방향개규

③ 鉤藤飮(幼科心法)

▷(효능) 淸熱熄風 扶正祛邪

▷(적응증) 小兒急驚, 熱盛動風 : 이를 악 문다 손발이 뒤틀린다 놀래서 가슴이 두근거리며 열이 난다 눈이 고정되어 있다 등의 증상이 나타날 때.

- ☞조구등, 영양각 ── 청열식풍
- ☞천마 ── 평간식풍
- ☞전갈 ── 식풍해경
- ☞인삼, 감초 ── 익기부정

(청열식풍, 평간식풍, 식풍해경 ── 청열양간, 식풍해경)

③ 자음식풍(滋陰熄風)

▷(증상)

열병의 말기에 음액(陰液)이 손상을 받으면, 혈(血)이 허해지면서 간(肝)에 영양을 공급하지 못하여, 맥이 세삭하다, 설질이 새빨갛고 설태가 적다, 입이 마르고 입술이 탄다, 근맥이 쪼그라들고 수족이 떨린다 등이 나타난다.

▷(방약)

☞주약 ——자음양혈약 —— 아교, 계자황, 생지황, 백작약 등.

☞보조약 —잠양식풍약 —— 귀판, 별갑, 모려 등.

▷(대표적인 방제)

아교계자황탕, 대정풍주 등.

① 大定風珠 (溫病條辨)

▷(효능) 滋陰熄風

▷(적응증) 陰虛生風 : 잘못하여 사하를 시켰거나 발열성질환의 후기에, 진액이 소모되어 전신이 경련하거나 또는 팔다리에 근경련이 일어나거나 매사에 의욕이 없을 때. 입이나 목이 건조하다 목에 열감이 있다 손발이 달아 오른다 오줌이 진하다 변비가 있다 등의 음허증을 나타낼 때.

☞아교, 계자황 ———— 자음식풍 ┐
☞생지황, 백작약, 감초, 오미자 — 자음유간 ├— 자음양혈
☞맥문동, 마자인 ———— 양혈윤조 ┘
☞생구판, 별갑, 생모려 ———— 잠양식풍

▷(사용의 실제)

☞무욕의 상태, 호흡미약 등의 기허의 증후 — 인삼

☞자한 ———— 부소맥, 용골

☞미열 ———— 백미, 옥죽

☞가래가 나오지 않으면 ———— 천패모, 천축황

▷(임상응용)

발열성질환의 후기에서, 경련이 있을 때 쓴다.

▷음허동풍(陰虛動風)과 열성동풍(熱性動風)의 비교

☞모두 열성병에 의한 간풍내동(肝風內動)에 속한다.

┌실증 ┬열성동풍증 ———— 열사(熱邪)가 왕성한 급성 단계임
│　　　└수족이 뒤틀리는 것이 주증이고 그 병세가 급격하며, 동시에 고열, 혼미 등, 열이 성한 증상을 특징으로 하고
└허증 ┬음허동풍(陰虛動風) 열사(熱邪)가 체내에 오래 머물러 있고, 흔히 온병의 말기에 나타난다.
　　　└수족경련이 있으면서 음이 허한 증상을 나타내는 것이 특징이다.

2) 제6절 치풍제(治風劑) 2. 거풍해경법(祛風解痙法)(外風引動內風)

▷風 ─┬─ 外風── 祛風(몰아 냄)── 병인제거
　　 └─ 內風── 熄風(꺼버림)── 증상완화

▷祛風解痙法　거풍(祛風)과 식풍(熄風)을 일정한 조건하에서 통일시킨 것

▷외풍(外風)의 증상

입을 악문다, 전신이 강직된다, 척추가 활등처럼 뒤로 젖혀진다, 눈과 입이 비뚤어진다 등.

▷치법

☞주약 : 전갈, 오공, 백강잠, 선의, 백부자 등 (진경 작용이 비교적 강한 약들)

☞보조약 : 강활, 방풍, 형개, 백지 등 (風邪를 몰아내는 약들)

▷熄風止痙藥

생약	성 미	귀경	효 능	임 상 응 용
영양각	鹹,寒	肝,心	平肝熄風,淸肝明目,産血解毒	驚癎抽搐,頭痛眩暈,肝火目疾,溫毒發斑
우황	苦,凉	肝,心	熄風止痙,豁痰開竅,淸熱解毒	熱盛驚厥,竅閉神昏,咽喉腫爛,口舌生瘡
진주	苦,鹹,寒	肝,心	鎭心安神,養陰熄風,解熱化痰 明目退翳,解毒生肌	驚悸怔忡,驚風癲癎,目赤腫痛,咽喉潰爛 口舌生瘡,潰瘍不斂
대모	甘,鹹,寒	肝,心	鎭心平肝,熄風定驚,淸熱解毒	神昏驚厥,中風驚癎,癰腫瘡毒,溫毒發斑
천마	甘,平	肝	熄風止痙,平降肝陽	驚癎抽搐,目暈頭痛
구등	甘,微寒	肝,心包	熄風止痙,淸熱平肝	驚癎抽搐,頭痛眩暈
지룡	鹹,寒	肝,肺	淸熱熄風,通絡除痺,平喘利尿	熱病驚搐,關節痺痛,半身不遂,熱結尿閉
백강잠	鹹,辛,微寒	肝,肺	熄風止痙,祛風止痙,化痰散結	驚癎抽搐,口眼喎斜,頭痛目赤,瘰癧痰核
전갈	辛,平	肝	熄風止痙,解毒散結,通絡止痛	急慢驚風,口眼喎斜,瘰癧瘡毒,偏正頭痛
오공	辛,溫	肝	熄風止痙,解毒散結,通絡止痛	急慢驚風,破傷風症,蛇蟲咬傷,偏正頭痛

▷방제

옥진산, 오호추풍탕, 가미천마탕, 견정산 등.

▷파상풍치료의 기록 ——발한법을 강조함.

☞예 ; 옥진산의 여섯 가지 약에서 세 가지 약이 거풍발한약(祛風發汗藥)임

(발한은 치료의 원칙임)

(옥진산)

- 방풍, 천남성, 백부자, 강활 —— 祛風化痰, 止痙
- 백지 —— 祛風通竅
- 천마 —— 熄風止痙

- 백부자 —— 散頭面風邪
- 강 잠 —— 驅風, 化痰
- 전 갈 —— 通經, 祛風, 止痙

(임상응용)

중풍, 구안와사

방 제 명	解 痙 藥	祛 風 藥	기 타
옥진산	백부자,천남성,천마	강활,방풍,백지	
오호추풍탕	선의,남성,전갈,강마		주사
소백부자천마제	백부자,천마,전갈,오공,강잠,저아조	방풍, 세신	생강, 감초
지경산	전갈, 오공		
견정산	백부자, 강잠, 전갈		
가미천마탕	천마, 백부자, 천남성, 전갈, 조구등		진피

3) 제6절 치풍제(治風劑) 3. 보비해경법(補脾解痙法)(脾不養肝, 虛風內動)

▷비(脾)가 허하여 간(肝)을 영양하지 못하기 때문에 허풍(虛風)이 내동(內

動)하는 경우가 있다.

▷(증상)

구토나 설사 후에 진액이 크게 상하고 근(筋)이 영양을 받지 못할 때 발생하는 것으로, 손발이 뒤틀리고 눈을 치뜨는 풍(風)의 증상이 있으면서, 동시에 몸이 서늘하고, 사지가 궐냉하며, 음식물이 소화되지 않고, 콧김과 입김이 서늘하며, 호흡이 미약하고, 얼굴빛이 황백하는 등 양기가 쇠약한 증상이 나타난다.

▷(방약)

治本 : 인삼, 백출, 복령, 감초, 건강 등 ——— 보기건비(補氣健脾)

治標 : 백강잠, 전갈, 오공 등 ——————— 식풍해경(熄風解痙)

▷(방제)

☞醒脾散 (古今醫統)

☞(조성) 인삼, 백출, 복령, 목향, 전갈, 백강잠, 천마

☞(적응증)

어린이가 오랫 동안 병을 앓았거나 토하고 설사를 했기 때문에 허풍이 내동할 때 : 몸이 차고 팔다리가 궐역하다 소화가 안되고 입김과 콧김이 차다 얼굴이 황백하다 호흡이 미약하다 손발이 오무라든다 눈을 위로 치 뜬다 잠자고 있는 모양을 한다 의욕이 없다 등의 증상이 있을 때.

4. 기타

1) 제 1 절 온리제(溫裏劑)— 온간산한법(溫肝散寒法) (肝寒)

▷"한자열지(寒者熱之)"에 따라 간(肝) 진체가 한(寒) 증후에 쓴다.

▷온리제의 정의

조성 : 신감온열의 온열성약물을 위주로 함

효능 : 온리조양, 회양구역, 온경통맥—〉이한증을 치료하는 방제임

▷溫裏劑의 종류

輕重과 方劑의 특성에 의해

☞溫中祛寒 : 中焦虛寒에 의한 脘腹脹痛, 手足不溫, 呑酸嘔吐, 苔白, 脈沈遲

이중탕, 오수유탕, 후박온중탕

☞回陽救逆 : 陽虛陰盛, 內外久寒에 의한 肢厥, 脈微

사역탕, 삼부탕

☞溫陽祛濕(溫陽利水) : 陽虛寒濕에 의한 수범증에 활용함. 四肢沈重, 肢體浮腫, 全身骨節疼痛, 小便不利, 苔白, 脈沈遲

진무탕, 부자탕

☞溫經散寒 : 陽氣不足, 음혈약에 의한 手足厥寒, 舌淡苔白, 脈沈細 등

당귀사역탕, 당귀사역가오생탕, 황기계지오물탕

① 간한(肝寒)의 원인

▷한사(寒邪)의 직중(直中)

☞팔다리가 궐냉(厥冷)하다, 복통이 있다, 손톱이 푸른 자주색을 나타낸다, 음낭과 음경이 쪼그라 든다, 혹은 넓적다리에 전근(轉筋)이 일어난다, 병세가 비교적 급박하다.

▷간장 자체기능의 쇠약 - 양허음항(陽虛陰亢)

☞권태 무력하다, 우울하고 겁이 많다, 손발이 차고 맥상이 침지(沈遲)하다, 발병이 비교적 느리며 대부분 점차적으로 진행된다 등으로 나타난다.

② 간한증(肝寒證)의 치법

▷온간산한(溫肝散寒) : 川椒, 오수유, 계지, 부자, 세신 등을 위주로 하고,

▷소간이기(疏肝理氣) : 오약, 향부자

▷익기양혈(益氣養血) : 인삼, 당귀 등을 배합함.

③ 방제의 예

당귀사역탕, 당귀사역가오수유생강탕, 오수유탕, 오수유모과탕, 난간전 등

▷오수유탕의 주증

☞주증 : 전정두통(厥陰肝經), 완복통, 구토(陽明部位)

☞오수유 : 〔성미〕 辛, 苦, 熱. 小毒.

〔귀경〕 歸肝, 脾, 胃.

〔효능〕 散寒止痛, 疏肝下氣, 助陽止瀉

〔임상응용〕 厥陰頭痛, 寒疝脚氣, 經寒腹痛, 肝胃不和, 脘腹脹痛,

嘔吐呑酸, 虛寒泄瀉

▷오수유탕의 방제조성의 의의

☞陽明, 少陰, 厥陰의 차이는 있지만 병성은 모두 虛寒에 속하고, 그 병증은 모두 구토에 속한다.

구토는 위역으로 중초의 虛寒과 濁飮이 상역한 것이 병기이다.

虛則補之 에 의해 溫中補虛, 降逆止嘔 하도록 하여 오수유를 주약으로 함.

▷오수유탕으로 세가지 병증을 치료할 수 있는 이유는

☞陽明食穀欲嘔

☞厥陰肝寒, 乾嘔, 吐涎沫, 頭痛

☞少陰吐痢, 手足厥冷, 煩躁欲死한 병증을 치료함

▷오수유탕과 이중환의 차이

☞〔공통점〕

溫中祛寒을 주효능으로 함.

인삼으로 補脾胃虛함. 中焦의 寒에 의한 복통과 토리를 치료함.

☞〔차이점〕

오수유탕 – 暖肝降逆, 溫肝降逆.

생강을 중용함. 肝胃虛寒, 濁飮上逆에 활용.

두통과 토연말을 특징으로 함.

이중환 – 溫胃祛寒에 중점을 둠.

건강위주로 백출을 배합하여 溫運作用을 증강시킴.

溫補脾胃 – 두통이 없고 청연물을 토하는 증후

중초허한에 의한 양허실혈, 소아만경, 흉비 등에 응용

2) 제 2 절 청열제(淸熱劑) 1. 청사간화법(淸瀉肝火法) (肝熱)

▷간경의 열증(肝熱, 肝火)에 쓴다.

☞간열증(肝熱證) : 번민, 구건, 소변황적, 음낭이 붓고 아프고 혹은 음부가 가렵다 등.

☞간화증(肝火證) : 두통, 머리가 어지럽고 빠개지는 듯하다, 顔赤目赤, 이명(耳鳴), 이롱(耳聾), 口苦.

▷간열(肝熱)과 간화(肝火)가 다른 점

☞간열증(肝熱證) : 충격하지만 上逆이 없음

☞간화증(肝火證) : 上逆이 있음

▷치법

☞주약

청간사화약 - 용담, 치자, 황금, 청대 등

☞좌약(佐藥)

자음양혈제(滋陰養血劑) - 생지황, 백작약, 당귀

이수거습약(利水祛濕藥)도 배합한다.

▷대표적인 방제

: 용담사간탕, 당귀룡회환, 석결명산, 청열지대탕, 은갑환, 좌금환 등.

▷龍膽瀉肝湯 (醫宗金鑑)

☞(적응증)

-간담화왕(肝膽火旺, 肝火上炎) : 머리가 몹시 아프다 눈이 충혈된다 눈곱이 낀다 눈이 아프다 입이 쓰다 갑자기 난청이 생기거나 이명이 있다 귀가 아프다 흉협부가 당기고 아프다 안절부절 한다 화를 잘 낸다 잠이 오지 않는다 소변 색이 진하다 등의 증상이 나타날 때. 황달이 보이는 경우도 있다.

-下焦의 濕熱 : 소변을 볼 때 통증이 있다 소변을 자주 본다 진한 소변이 나온다 배뇨가 곤란하다 또는 음부에 습진이 있거나 음부가 붓고 아프다 황색 대하가 흐른다 등의 증상이 나타날 때.

☞용담사간탕(淸瀉肝火,利水滲濕)

┌용담,치자,황금 ——— 淸瀉肝火
├차전자,목통,택사 ——— 利水滲濕
├시호,감초 ——— 疏泄肝火
└생지황,당귀 ——— 養血護陰

☞석결명산(平肝淸熱,明目退翳)

┌석결명,초결명 ——— 平肝淸熱
├산치자,대황,적작약 ——— 瀉火凉血
├목적,청상자 ——— 明目退翳
├강활,형개 ——— 祛風散邪
└맥문동 ——— 滋陰明目

▷石決明散 (眼科六經法要)

☞(적응증) 간열(肝熱)로 눈이 붉고 부어서 아프다 갑자기 눈에 막이 덮인다 또는 비열(脾熱)로 인하여 눈까풀 속이 닭의 볏이나 가막조개살 또는 게눈같이 되면서 아프거나 또는 안구가 튀어나오는 증상이 나타날 때.

⊙청사간화법에 적용되는 방제의 비교

▷용담사간탕 : 용담, 생지황, 당귀, 시호, 목통, 택사, 차전자, 치사, 황금, 감초

응용범위가 넓음 - 肝火上逆 : 두통, 안질, 이롱, 이종

濕熱下注 : 대하, 음종, 음부소양증, 소변불리, 배뇨통

▷당귀용회환 : 용담, 청대, 노회, 치자, 황련, 황백, 대황, 목향, 사향, 당귀

肝火上逆 - 肝膽火旺 : 현운, 이롱, 이명, 불안, 심계, 광조, 신혼, 섬어, 발반, 도혈, 뉵혈, 협통, 장위건조, 변비 등

▷석결명산 : 석결명, 초결명, 청상자, 목적, 산치자, 적작약, 대황, 강활, 형개 聚星障

3) 제 2 절 청열제(淸熱劑) 2. 청열이담법(淸熱利膽法) (膽熱鬱結)

① 담열울결의 원인과 증상

▷간(肝)은 소설(疏泄)하고 조달(條達)하는 작용이 있고, 담은 청소통강(淸疏通降)하는 작용이 있다.

▷간담(肝膽)의 기(氣)가 순환하지 못하면 간기(肝氣)는 뻗처오르지 못하고, 담기(膽氣)는 통강(通降)하지 못하여 협통(脇痛), 황달, 담석증이 생김

▷간담(肝膽)의 습열(濕熱)을 제거해야 함.

② 청열이담법(淸肝利膽法)에 활용되는 네가지 기본적인 약물

▷청설간담약(淸泄肝膽藥) : 치자, 황금, 황련, 용담, 호장, 포공영, 파람근, 대청엽 등.

▷소간이기약(疏肝理氣藥) : 시호, 청호, 청피, 목향, 지각, 울금, 강황, 금령자, 현호색 등

▷거습이담약(祛濕利膽藥) : 인진호, 활석, 목통, 차전자, 진교, 금전초, 초석, 반석 등.

▷사하약 (瀉下藥) : 대황, 망초 등.

③ 활용법

▷황달 : 청간이담(淸肝利膽)이 위주가 됨
인진호탕

▷담낭염과 담석증 : 청간이담(淸肝利膽)을 기본으로 하여,
소간약과 사하약을 가미함.
담도배석탕, 청담사화탕 등.

4) 제 4 절 화해제(和解劑) 2. 화해소양법(和解少陽法)(邪距少陽)

▷사기(邪氣)가 소양경에 머물러 있음
寒熱往來, 胸脇苦滿, 口苦, 咽乾, 目眩, 煩躁, 嘔吐, 食慾不振 등

▷반표반리증임
☞한열내왕(寒熱來往), 흉협창통(胸脇脹痛) 등 사기(邪氣)가 소양경맥(少陽經脈)에 있는 반표증
☞구고, 인건, 목현, 번조 등 열이 담부(膽腑)에 있는 반리증
☞자주 토하며, 식욕이 없는 등 담기(膽氣)가 위를 범한 증상.

▷치법
☞화해소양법(和解少陽法)을 써야 한다.

▷약물
☞주약 : 시호, 청호, 황금, 치자, 반하, 인삼 등 한열(寒熱)에 공용할 수 있는 약
☞보조 : 부정거사약(扶正祛邪藥)

▷약물의 작용
☞시호, 청호 : 소양(少陽)에 있는 사기(邪氣)를 밖으로 쫓아내고,
☞황금, 치자 : 담부(膽腑)의 열을 내리게 하며,
☞반하, 인삼 : 화중(和中)하여 진토시키고 정기(正氣)를 도와 사기(邪氣)를 몰아내는데,

▷대표적인 방제
소시호탕, 호금청담탕, 대시호탕 등.

▷참고 〔역려(疫癘)의 사기가 막원(膜原)에 머물러 나타나는 병증〕
☞증상 : 역려의 사기가 입과 코를 통하여 인체에 들어온 후에 중도를 따라 막원에 머물면 몹시 추워하고 장열(壯熱)이 나는데, 학질이 아닌 데도 마치 학질과 같고, 몹시 머리가 아프며, 가슴이 답답하고 구역질이 나며, 설

태가 두터운 증상이 나타난다.

☞치료방법 : 막원을 선투하여 삼초를 승강시키도록 함

☞약물 : 빈랑자, 초과, 후박 등의 고온화습약과
황금, 지모 등의 청열약(淸熱藥)을 배합함

☞방제 : 달원음, 삼향탕, 승강산 등

⊙ 1. 黃疸

▷目黃, 身黃, 小便黃을 특징으로 하는 질환.

▷음황, 양황, 급황으로 나눈다.

▷현대의학적으로는 급성전염성간염, 담도질환, 용혈성황달, 구단나선체병 등에서 발황하는 경우를 말한다.

① 황달에 대한 인식의 역사적인 변천

▷先秦兩漢時期 ;
법에 따라 방약하는 초보적인 방법을 설정하여 후세의 황달에 관한 기초지식을 마련함.

☞"소문-평인기상론편"에
"소변이 황적색이고 누워있기를 좋아하면 황달이며, 식사를 했는 데도 배가 고프면 위달이고, 눈이 노랗게 되면 황달이다(溺黃赤安臥者, 黃疸. 已食如饑者, 胃疸. 目黃者, 曰黃疸.)"라 하였고,

☞"靈樞-論疾診尺篇"에
"몸이 쑤시고 체색이 미황색이며, 이에 누런 때가 끼고, 손톱위가 황색이면 황달이다(身痛而色微黃齒垢黃, 爪甲上黃, 黃疸也."라 하여 目黃, 身黃, 小便黃을 황달의 삼대 주요증상을 제시하고 있다.

☞한대의 장중경은 내경의 기초위에 임상경험을 종합하여 상한론에서
"傷寒發汗已, 身目爲黃, 所以然者, 以寒濕在裏不解故也" 라 하고
"傷寒瘀熱在裏, 身必發黃"이라 하여 寒濕과 瘀熱을 황달의 중요한 원인으로 지적하고 있다. 또한, 임상증후를 종합하여 金匱要略에서는 황달을 "黃疸", "穀疸", "女勞疸", "酒疸", "黑疸" 등 다섯 종류로 나누어 치료법칙 및 방제를 제시하고 있으며, 치료약 방면에서도 내경에서의 부족분을 보충하여 인진호탕, 인진오령산 등의 방약을 제출함.
예후에 대해서도 金　要略에서는
"黃疸之病, 當以十八日爲期治之. 十日以上 , 後劇爲難治"라 하고 "疸而渴

者, 其疸難治. 疸以不渴者 其疸可治"라 하여 그 예후를 설명하고 있다.

▷隋唐宋元時期

여러 의가들이 이론을 피력하고 학술적인 논쟁을 심화시켰으며 황달의 理, 法, 方, 藥을 보충하였다.

수대 巢元方의 "諸病源候論", 당대 孫思邈의 "千要方", 송대 朱肱 "活人書-疸病證治", 금원시기 成無己 "傷寒明理論", "河間六書", "丹溪治法心要-疸", "단계심법-疸病證治", 원대 羅天益의 "衛生寶鑑"

▷明淸時期

"臨證指南醫安 - 疸"에 "陽黃之作, 濕從火化, 瘀熱在裏, 膽熱液泄, 與胃之濁氣共幷, 上不得越, 下不得泄, 薰蒸 鬱, 浸於肺則身目俱黃, 熱流膀胱, 溺色爲之變赤, 黃如橘子色, 陽主明, 治在胃. 陰黃之作, 濕從寒化, 脾陽不能化熱, 膽液爲濕所阻,漬於脾, 浸淫肌肉, 溢於皮膚, 色如薰黃, 陰主 晦, 治在脾."-

② 황달의 변증론치

▷변증요점

☞주증을 파악하여야 한다.

신황, 목황, 소변황.

☞감별에 신중을 기하여야 한다.

☞병성을 잘 분석하여야 한다.

☞예후를 잘 알아두어야 한다.

③ 黃疸病因病機 표시도

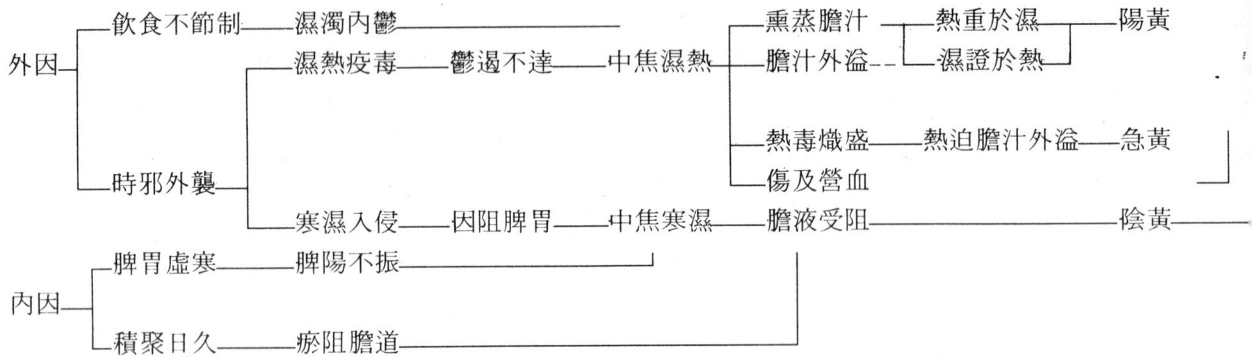

④ 황달(양황, 음황, 급황)의 감별표

分類	病因	病機	證狀	治法	主方
陽黃1	熱重於濕	中焦濕熱, 熏蒸肝膽	身目俱黃,黃色鮮明,發熱口渴,小便短少黃赤,腹脹便秘, 心中懊憹,口乾而苦,惡心嘔吐.舌苔黃膩, 脈弦數	淸熱利濕 佐以瀉下	인진호탕
陽黃2	濕重於熱	中焦濕熱, 膽汁外溢	身目俱黃,其色不如熱重於濕者鮮明,頭重身困,胸脘痞滿,食慾減退,惡心嘔吐,腹脹便溏,舌苔厚膩微黃,脈弦滑或濡緩	利濕化濁 佐以淸熱	인진오령산
急黃	熱毒	熱毒內迫, 膽汁外溢	黃色如金, 發病迅速, 伴神昏, 譫語, 衄血, 便血, 肌膚瘀斑, 舌質紅絳, 苔黃燥	淸熱解毒 凉血開竅	서각산
陰黃	寒濕	寒濕阻滯,膽汁不循常道	黃色晦暗如烟熏, 伴脘悶腹脹, 怕寒, 神疲, 口淡不渴, 舌質淡, 苔白膩, 脈濡緩或沈遲	健脾和胃 溫化寒濕	인진출부탕

▷陽黃1. 熱重於濕

身目俱黃,黃色鮮明 ———— 濕熱交蒸, 膽汁外溢,

發熱口渴,小便短少黃赤 ——— 濕熱內盛, 熱耗津液, 邪蘊膀胱, 氣化不利

腹脹便秘 ———————— 濕熱鬱結, 腑氣不通

心中懊譫, 口乾而苦, 惡心嘔吐 —— 濕熱熏蒸, 胃濁, 膽汁上逆

舌苔黃 , 脈弦數 ———— 肝膽濕熱之證

▷陽黃2. 濕重於熱

身目俱黃 ——————— 濕 熱伏, 膽汁外溢

其色不如熱重於濕者鮮明 ———— 濕重於熱, 濕爲陰邪

頭重身困 ——————— 濕阻淸陽,

胸脘憹滿, 食慾減退, 惡心嘔吐, 腹脹便 —— 濕濁困阻脾胃, 納運失常, 昇降失司

舌苔厚 微黃 ——————— 濕邪不和兼有熱象,

脈弦滑或濡緩 ——————— 濕邪內阻之證

▷急黃

黃色如金, 發病迅速 ——— 濕熱毒盛, 膽汁外溢

伴神昏, 痞語 ——— 熱毒內陷, 擾亂心神,

血, 便血, 肌膚瘀斑 ——— 熱毒迫血妄行,

舌質紅絳, 苔黃燥 ——— 熱盛傷津

▷陰黃

黃色晦暗如烟熏 ——————— 寒濕阻滯, 膽汁不循常道

件脘悶腹脹, 口淡不渴, ———— 濕困中土, 脾陽不振, 運化失健

畏寒, 神疲 ————————— 陽氣虛弱, 氣血不足

舌質淡, 苔白 , 脈濡緩或沈遲 —— 陽虛濕濁不化

⑤ 치료원칙

▷황달은 습사가 관여하는 질환이므로 이뇨를 시켜 습사를 내보내는 것이 대원칙이다.

▷이 때문에 금궤요략에는 "모든 황달은 소변을 잘보게 하여야 한다"라 하였다.

▷임상적으로는 한열허실이 다르기 때문에 거습하는 방법도 다르다.

☞습열증 —— 청열이습제

한습증 —— 온중화습제

☞양황 — 청위이습제(치료의 중점이 위에 있음)

음황 — 건비온중이습(치료의 중점이 비에 있음)

☞표증을 겸한 경우 —— 발한해표이습제

이실열인 경우(배가 창만하고 대변을 못 봄)— 습열을 내려야 함.

열독이 왕성한 급황인 경우 ——— 清熱解毒法과 養營開竅法을 써야 함.

⑥ 가감

▷인진호탕가미

☞복령, 저령, 활석 등의 삼습제 —— 습열을 소변으로 제거함

☞복부창만 ———울금, 천련자, 청피를 가하여 소간이기시킴

☞오심, 구토 —— 귤피, 죽여를 가하여 강역지구시킴

☞오열이 심하고 설태가 황색이며 두터우면—황백, 황련을 가하여 청열조습하게 한다.

☞심번실면, 육혈자 — 적작약, 목단피를 가하여 양혈지혈시킴.

☞변통열감, 설태점화 —— 백출, 복령과 같은 건비화습약을 가한다.

☞인진오령산가미

☞곽향, 구인, 패란 등의 방향화탁제를 가하면 기기를 풀고 습탁을 제거시킴.

☞표증을 겸할 경우 —— 마황연교적소두탕을 가하여 해표청열이습한다.

☞습열교증이 비교적 심할 경우 —— 치자백피탕을 가하여 설열이습효과를 증강시킨다.

신목구황 ——— 습열교증

☞구역을 겸할 경우 —— 반하, 귤피 등을 가하여 강역지구시킨다.

☞식체가 불화할 경우 ——지실, 신국 등을 가하여 소식화위시킴.

☞복창이 비교적 심한 경우–대복피, 목향 등을 가하여 행기소창시킨다.

⊙ 2. 담도질환

① 병인과 병리

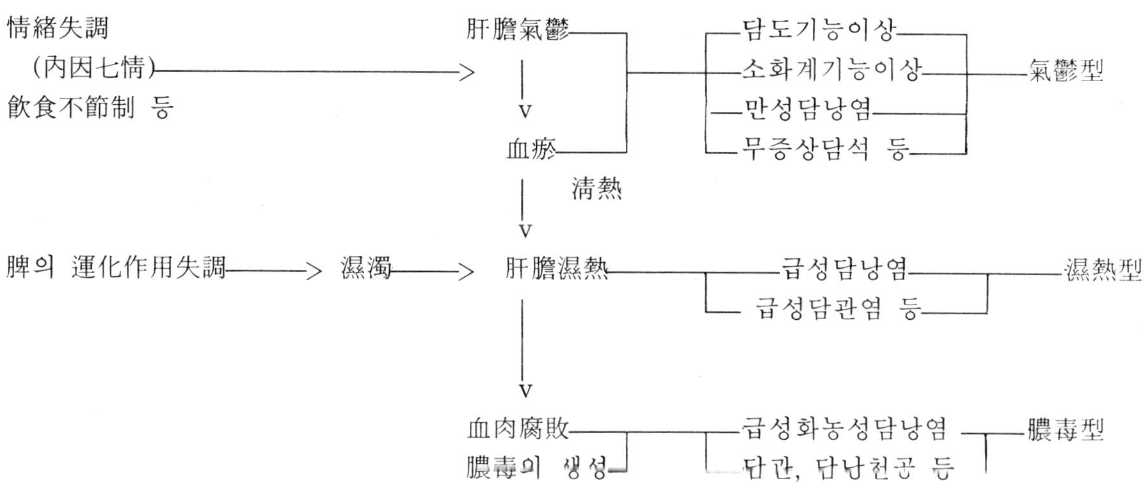

② 청담행기탕, 청담이습탕 및 청담사화탕의 비교

▷〔공통점〕

☞대상 : 담낭염. 효능 : 담열을 사함

☞약물 : 소담이기 – 시호, 목향, 울금. 사화담열 – 황금. 통부 – 대황. 진토 – 반하

청담행기탕 : 시호, 목향, 울금, 황금, 대황, 반하
청담이습탕 : 시호, 목향, 울금, 황금, 대황, 반하
청담사화탕 : 시호, 목향, 울금, 황금, 대황, 반하

▷〔차이점〕

☞청담행기탕(氣滯型膽囊炎)

기체형담낭염으로 기울동통 즉, 흉협창통, 絞痛, 串痛, 性急易怒가 주증이기 때문에 처방에 행기지통약이 많이 배합됨.

행기약: (시호), 지각, 향부자, (목향, 울금), 현호색 지통약 : 백작약

* 즉, 행기약을 위주로 하고 청담이습약을 보조로 배합한 방제로 기체형담낭염에 활용됨.

☞청담이습탕(濕熱型膽囊炎)

협륵창통(脇肋脹痛)이외에 신황, 식소, 소변황니 등의 습열울결증을 대상으로 함.

담열을 내리는 약을 기본으로 하여 인진호, 목통, 차전자 등 습열을 가시게 하는 약을 배합하여 청열과 이습을 동시에 행함.

☞청담사화탕(膿毒型, 實火型膽囊炎)

협륵에 지속적인 창통이 있는 외에 입이 쓰다, 목이 마르다, 눈과 몸이 노랗고 귤빛이 난다, 대변이 굳고 소변이 노랗다, 설질이 새빨갛다 등의 실열증이 주가 됨.

간화를 사하는 약을 비교적 많이 배합함. : 인진호, 치자, 용담, (황금)

열을 사하고 통부작용이 있는 망초를 가해 사하력을 강화함.

제 4 장 심장(心臟)의 치법(治法)과 방제(方劑)

▷심(心)　흉부에 있음

심포(心包)는 그 밖을 둘러싸서 보호함

인체의 혈맥(血脈)을 이루고 있음.

혀에 개규되어 있음.

그 경맥은 소장(小腸)에 연결되어 있고,

소장과는 서로 표리관계를 이룬다.

① 心主血脈

- ▷혈(血)은 영양하는 작용이 있고,
- ▷맥(脈)은 혈(血)이 따라 운행하는 길이다.
- ▷주도적인 역할은 심장(心臟)이 맡고 있다.
- ▷혈이 전신을 돌면서 영양을 공급하는 작용은 전적으로 심장(心臟)의 활동에 의존하고 있다.

▷혈맥(血脈)이 관련된 5개의 병적인 변화

- 심기허(心氣虛)
- 심양허(心陽虛)
- 심음허(心陰虛)
- 심혈허(心血虛)
- 혈열(血熱)

▷따라서 보심과 청심은 심혈병의 기본적인 치법에 속한다.

▷기본이 되는 치법

- 보심(補心)
  - 보심기(補心氣)
  - 온심양(溫心陽)
  - 보심혈(補心血)
  - 양심음(養心陰)
- 청심(淸心)
  - 청영양혈(淸營凉血)

② 心主神明

▷사람의 정신 의식과 사유활동은 심장(心臟)과 밀접한 관계를 가지고 있기 때문에, 신명(神明)를 다스리는 것은 심(心)의 중요한 기능에 속한다.

▷병적인 변화 정신활동의 이상

- 불면(不眠)
- 다몽(多夢)
- 건망증(健忘症)
- 정신혼미(精神昏迷)

섬어(譫語)

전광(癲狂)

▷정신 활동의 이상 ─┬심열(心熱)이 있거나
　　　　　　　　　└심규(心竅)가 폐조(閉阻)되어 생긴다.

▷정신활동에 관한 기본치법

┌개규(開竅)
└진정(鎭靜)

▷실제 임상에서의 기본치법

청심(淸心), 개규(開竅), 보심(補心), 진정(鎭靜), 회양(回陽)

1. 청심 (淸心)

1) 제 1 절 청열제(淸熱劑) 1. 청영양혈법(淸營凉血法)

▷熱入營血(淸心)

▷〔증상〕

☞사열(邪熱)이 영분(營分)에 침입하여

☞신열(身熱)이 있어 번조하다, 정신이 혼미하여 헛소리를 한다, 밤에 더욱 심하다, 구갈이 있거나 또는 반대로 구갈이 없다, 혀가 붉고 설태가 적다, 맥허(脈虛)하고 삭(數)하다 등의 증상이 있고,

☞사열(邪熱)이 혈분(血分)에 침입하여 설질이 심강(沈絳)하다, 맥이 삭(數)하다, 번민 때문에 잠을 못이룬다 등의 증상이 나타나며,

☞박혈망행(迫血妄行)하여 토혈(吐血), 육혈(衄血), 변혈(便血), 익혈(溺血), 혹은 열성발반(熱性發斑)등의 증상이 나타남.

▷〔약물〕

☞甘寒, 鹹寒한 약을 위주로 하여 청열양혈하는 효능을 나타내게 함
: 서각, 현삼, 생지황, 목단피, 대청엽, 판남근, 자초, 금은화, 연교

☞〔대표적인 방제〕

청영탕, 서각지황탕

▷〔해설〕

☞熱入營血 - 耗液傷陰- - 淸營凉血藥 + 凉血生津藥

이 치법은 지혈에도 이용되는데 이는 청영양혈(淸營凉血)이 되면 지혈도 된다는 뜻임.

즉, "열(熱)이 가시면 혈은 자연히 안정된다."는 뜻이 더 강하다.

① 淸營湯(溫病條辨)

▷(적응증) 營分證 : 열병의 극기에 보이는 증상이다 고열(야간에 증강함)이 있다 열감이 있다 초조하다 잠이 오지 않는다 헛소리를 한다 이리저리 돌아눕는다 구갈(수분은 좋아하지 않음)이 있다 등의 증상이 나타나고 심하면 의식장해를 수반할 때.혀는 심홍색으로 건조하고 설태는 없으며 맥(脈)은 세삭(細數)하다.

▷(청영탕) 淸營解毒,泄蒸救陰

┌서각 ──────── 淸營解毒
├생지황,현삼,맥문동 ── 凉血增液
├금은화,연교 ────── 淸熱解毒
├죽엽,황련 ─────── 淸氣分熱
│　　　　　　　　　 透熱轉氣
└단삼 ──────── 活血養血

▷(사용의 실제)

경련이 수반될 때에는 지황, 조등구 등을 가하거나
자설단을 병용하고, 의식장해가 있으면
안궁우황환을 병용한다.

(임상응용)

일본뇌염, 유행성뇌척수막염, 패혈증, 기타 감염증에서
영분증(營分證)을 나타낼 때 쓴다.

② 消斑靑黛飮(陶節庵方)

┌시고, 지모 ──────── 淸氣分之熱
├청대, 서각, 생지황, 현삼 ── 凉血解毒
├황련, 치자 ──────── 瀉火解毒
├시호 ─────────── 透達作用
└인삼, 감초 ──────── 扶正

(신서단)

- 서각, 생지황, 현삼 —— 涼血解毒 —— 清熱瀉血熱
- 금즙, 판람근, 자초 ——
- 황금, 화분 —— 清熱解毒
- 금은화, 연교 ——
- 향시 —— 宣達鬱熱 —— 熱을 氣分에 보내 解肌
- 창포 —— 芳香開竅

③ 神犀丹(溫熱經緯)

▷(효능) 涼血解毒

▷(적응증) 溫熱暑疫 : 열(熱)이 심하고 독 또한 심하다 진액(津液)이 소모되고 영분(營分)도 상했다 정신이 없어 헛소리를 한다 반점이 생긴다 혀는 자홍색이고 입이 헐고 인후에서 냄새가 난다, 눈이 붉다 등의 증상이 있을 때.

▷(요점)

☞눈이 붉어진다, 정신이 어지럽다, 입안이 헌다, 목이 헌다, 혀가 새빨갛다.

☞서역의 사기—혈실에 들어감

—열이 망행함 ┬ 기부로 넘침 ———— 반점이 생김
　　　　　　　└ 정신활동을 공격함 —— 심신이 착란, 정신이 혼미함

☞혈열을 내리고 사독을 해독해야 한다.

④ 犀角地黃湯

▷(효능) 清營涼血

▷(적응증)

☞血分證 : 열병의 극기에서 잘 나타난다 고열(야간에 증강)이 있다 심한 열감이 있다 구갈이 있으나 물을 그다지 찾지는 않는다 비출혈 토혈 객혈 치은출혈 피하출혈(자흑색) 혈뇨 혈변 부정성기 출혈 등 각종의 출혈이 보인다 등의 증상이 있을 때. 혀는 심홍색으로 건조하고 설태는 없으며 맥(脈)은 세삭(細數)하다. 심하면 의식불명이 되고 헛소리를 한다.

☞血行 妄行 : 열증과 함께 각종 출혈이 보인다.

▷(임상응용)

일본뇌염, 유행성뇌수막염, 발진티프스, 유행성출혈열, 급성황색간위축, 패

혈증 등에 혈분증(血分證)을 나타내는 경우에 쓴다.

▷凉血滋陰散血

서각	凉血解毒	熱清血自寧
지황	凉血滋陰	陰滋火自熄
작약, 목단	凉血散血	散血以防瘀

⊙청영양혈법에 적용되는 방제의 비교

▷공통점　청열약인 서각, 생지황, 현삼, 청대를 주약으로 사용하고 있다.

▷차이점

☞소반청대음은 반진의 제거를 주된 작용으로 내세우고 있다.

☞청영탕과 신서단은 비슷하지만

청영탕은 열(熱)이 영분(營分)으로 옮겨온 초기에, 때때로 섬어(譫語), 발반(發斑), 설강(舌絳)이 나타나는 것을 주된 대상으로 하고, 섬어가 주된 대상이므로 정신활동이 맑아진다.

신서단은 열독(熱毒)이 영혈(營血)에 깊숙히 들어와서 생기는 신혼(神昏), 섬어(譫語), 발반(發斑)을 주된 대상으로 한다. 양혈해독(凉血解毒)하는 작용이 청영탕보다 비교적 강하다.

☞서각지황탕은 열(熱)이 혈분(血分)에 들어가서, 주로 박혈망행(迫血妄行)하는 증후를 치료한다.
출혈증을 치료하고 있지만 지혈약으로 사용하지 않고, 치병구본(治病求本)과 징본청원(澄本清源)의 치법을 구현하고 있다.

☞청열해독(清熱解毒) 작용의 강도를 보면
신서단 〉 소반청대음 〉 청영탕 〉 서각지황탕

2) 제 1 절 청열제 2. 清熱解毒, 消腫散結法(熱毒瘡瘍)

▷"靈樞-癰疽篇"에

"혈맥영위(血脈營衛)는 쉬지 않고 돌고 있다. …… 한사(寒邪)가 경락(經絡)에 머물게 되면 혈(血)은 읍혈(泣血)하고, 읍혈(泣血)하면 통하지 않게 되며, 통하지 않으므로 위기(衛氣)가 가서 돌아오지 않으므로 옹종(癰腫)이 생기게 된다."라 하였고,

▷"素問-至眞要大論"에는

"모든 옹양창(癰痒瘡)은 심(心)에 속한다."라 하였듯이, 옹(癰), 종(腫), 정(疔), 절(癤)은 모두 열독(熱毒)의 옹체(壅滯)에 속하므로 心經에서 논치해야 한다.

▷청열해독법은

☞외과 전문의 종양치료법이다.

☞열독(熱毒)이 맥락에 울체되어 생긴 창(瘡), 옹(癰), 정(疔), 절(癤)이 홍(紅), 종(腫), 열(熱), 통(痛) 등의 증상을 나타내는 양증(陽證)에 적용된다.

☞일반적으로, 치자, 황금, 황련, 금은화, 연교, 국화, 포공영, 자화지정, 조휴(蚤休) 등의 청열해독약을 쓴다.

☞대표적인 방제로는 오미소독음이 있다.

▷종기에 대한 방약법

☞증상에 따라, 그 조성도 다르다.

☞일반적으로 옹종의 초기에 아직 곪지 않았을 때에는

청열해독약을 기초로 하여 활혈통락(活血通絡)하고 소풍산사(消風散邪)하는 약들을 써서 그 독을 소산시킨다.

예 : 선방활명음.

☞만약, 화독이 왕성하여 영혈(營血)에 침입되었다면

청열해독약을 기초로 하여, 서각, 목단피 같은 청열양혈약을 가한다.

예 : 은화해독탕.

☞일반적인 식물성약 이외에, 외과용 방제에는

해독력이 비교적 강한 섬수, 경분(輕紛), 동록(銅綠), 웅황, 고반(枯礬) 등을 위주로 하여, 活血行滯하는 유향, 몰약과 경락을 잘 통하게 하는 사향, 우황 같은 약들도 사용하고 있다.

예 : 서황환, 섬수환 등.

① 仙方活命飮(外科發揮)

▷淸熱解毒,行氣活血,消腫潰堅

- 금은화,감초 ———— 淸熱解毒
- 방풍,백지 ———— 疏散風熱
- 진피 ———— 理氣化滯

┌ 유향,몰약,당귀,작약 —— 活血止痛
├ 화분,패모 —— 淸熱散結
└ 천산갑,조각자 —— 消腫潰堅

② 五味消毒飮(醫宗金鑑)

┌ 금은화 —┐—— 淸熱解毒, 消腫散結
├ 들국화, 포공영 —┘
└ 자화지정, 자배천규 —— 淸熱解毒(정독과 창절)

③ 銀花解毒湯(瘡科心得集)

┌ 금은화, 지정, 연교, 천련자 —— 淸熱解毒 —┐—— 淸熱瀉火, 凉血解毒
├ 서각, 목단피 —— 淸營凉血 —┘
├ 하고초 —— 淸熱散結
└ 적복령 —— 淡滲利水

④ 犀黃丸(外科全生集)

▷(조성) 犀黃 1g, 사향 5g, 유향(거유), 몰약(거유) 각 30g

▷(효능) 活血行瘀 解毒消痛

▷(임상응용)

유암, 나력, 유주(流注), 횡현(橫痃), 담핵(痰核) 등에서 기(氣)가 실할 때에 쓰는데, 그 내용은 다음과 같다.

▷유암(乳癌)은 여성에게 많은 악성종류(惡性腫瘤)의 하나로서, 종괴(腫塊)는 그 높고 낮음이 고르지 않고, 변두리가 고르지 않으며, 돌 같이 탄탄하고 움직이지 않는다. 슬픔, 노여움, 근심걱정, 사려깊음 등이 지나쳐 간과 비를 손상하고 담기(痰氣)가 서로 엉키게 되고, 이것이 오래도록 날마다 쌓여서 유암이 된 것이다.

▷나력은 목 둘레에 생긴 만성화농성질환으로 결핵성 임파선염에 해당한다. 구슬을 꿴 것과 같이 감지되기 때문에 붙은 이름이며, 간울(肝鬱)이 화(火)가 되고 연액(煉液)이 담(痰)이 되어, 담(痰)과 화(火)가 상승하여 경항부(頸項部)에 결어(結瘀)한 것이 나력이다.

▷유주(流注)는 기육(肌肉)의 심부(深部)에 생기는 다발성농양이다. 만성이고 동통이 있으며 피부의 색깔에는 변화가 없다. 근육이 풍부한 사지구간

심처에 잘생기고 한 곳이 낫기 전에 딴 곳에 또 생기는 예가 많다.

▷횡현(橫痃); 복고구(腹股溝)에 생기는 가랫톳을 말한다.

⑤ 蟾 丸(外科正宗)

▷(조성) 섬수(酒化) 6g, 경분 1.5g, 고반(枯礬), 寒水石, 동록(銅綠), 유향, 몰약, 담반, 사향 각 3g, 웅황 6g, 와우(蝸牛, 달팽이) 21개, 주사 9g

▷(효능) 解毒消癰 活血定痛

▷(적응증) 정창(㿗瘡) 발배(發背) 뇌저(腦疽) 부골저(附骨疽)를 비롯한 모든 악창(惡瘡)에서 종독이 심할 때.

▷(참고)

☞정(㿗)은 머리나 얼굴 또는 손발에 흔히 나타나는 급성화농성 질병으로, 머리와 얼굴에 생긴것은 그 모양이 좁쌀알 같고 못이 박힌 듯이 근이 길고 뜬뜬하다. 기름진 음식과 구운음식을 자주 먹는데서 장부에 온열이 생기고 화독이 결집되어 발생한다.

☞부골저(附骨疽)란 일종의 독기가 뼈에 부착된 심부농양(深部膿瘍)이다.

☞유두저(流頭疽)는"발"이라고도 하고 발생된 부위에 따라 이름도 달라진다.

뇌후부에 생기면 뇌저(腦疽)라 하고 배부에 생기면 배저(背疽)라 한다.
흔히 습열의 독이 뇌부와 기육간에 응집되어 생긴 것으로 해석하고 있다.

2. 개규(開竅)

1) 제 2 절 개규제(開竅劑) 1. 청열개규법(淸熱開竅法)

-熱入心包, 神昏竅閉-

▷온열병독—入心包—신열번조(身熱煩躁), 신혼섬어(神昏譫語) ┬ 청 열 개 규 법

설강맥삭(舌絳脈數), 혹 경궐(痙厥) ─┤

혹 중풍규폐(中風竅閉) ─┘

▷(방약)

淸熱解毒藥 ——— 우황, 서각, 영약각, 황금, 황련, 산치자

芳香開竅藥 ——— 사향, 빙편(용뇌), 안식향, 석창포, 울금
鎭心安神藥 ——— 주사, 진주, 자석, 호박, 대모, 금박, 은박 등
세가지 종류가 있다.

▷(방약의 목적)

淸熱解毒 —— 온열병독이 심포에 내함하는 것을 제거함.

開竅安神 —— 규폐신혼(竅閉神昏)의 주증을 치료하는데 있다.

▷(방약법)

☞열(熱)이 성(盛)한 경우

주약 : 淸熱解毒藥,

보조약 : 開竅安神藥

☞竅閉神昏이 심한 경우

주약 : 개규안신약(開竅安神藥)

보조약 : 청열해독약(淸熱解毒藥)

☞기분(氣分)에 열(熱)이 성(盛)한 경우

석고, 활석, 한수석 등을 가미하고,

☞담탁(痰濁)이 있는 경우

웅황, 천축황 등의 화담약을 가미한다.

방제예 : 안궁우황환, 자설단, 지보단, 포룡환 등.

①) 安宮牛黃丸(溫病條辨)

▷(효능) 淸熱解毒 開竅安神

▷(적응증) 熱閉 : 고열이 난다 뒤척거린다 의식이 불명이다 헛소리를 한다 경련을 한다.

▷(처방해설)

☞온열병독 - 入心包 - 閉阻淸竅 - 神昏, 譫語, 身熱, 煩躁, 不安.

☞치법 : 청열해독법(淸熱解毒法)과 개규안신법(開竅安神法)을 쓰는 것이 좋음.

우황 : 청심화열(淸心化熱), 안신진경(安神鎭痙),및 이담개규(利膽開竅),

사향, 빙편, 울금 ——— 방향개규, 활담성신

황련, 황금, 치자, 웅황 　청열사화, 해독화담

서각, 주사, 진주, 금박 　청심해독, 진정안신

▷(임상응용)

급성열병 혹은 뇌혈관장해 등에서, 고열이 난다, 의식이 불명이다 등의 증

상을 나타내는 경우에 쓴다.

▷牛黃淸心丸(和劑局方, 古今醫鑑, 東醫寶鑑)

▷(조성) 우황, 사향, 용뇌, 황금, 웅황, 서각, 주사, 금박, 영양각
인삼, 백출, 복령, 감초, 당귀, 작약, 천궁, 아교
맥문동, 길경, 행인, 산약, 방풍, 시호,
포황, 신국, 대두황권, 관계, 백렴, 건강, 대추.

▷(효능) 淸熱解毒

▷(적응증) 졸중풍으로 인사불성하고 담연이 옹색하여 정신이 맑지 않고 말이 또렷하지 않으며 눈과 입이 비틀어지고 수족이 자유롭지 않는 증상이 있을 때.

▷(임상응용)
중풍구급, 전광, 몽유병, 동맥경화증, 고혈압 또는 자율신경실조증, 신경성 심계항진증, 정신불안증, 히스테리, 불면증 등.

② 紫雪丹(和劑局方)

▷(효능) 淸熱開竅 安神熄風

▷(적응증) 熱閉 : 고열이 난다 뒤척거린다 의식이 불명이다 헛소리를 한다 경련을 한다 등의 증상이 나타날 때. 혀는 홍-심홍색이고 맥(脈)은 삭(數)하다.

▷(자설단) 淸熱開竅,鎭痙安神

석고,한수석,활석 영양각,자석 주사,황금	淸熱瀉火 凉肝熄風 重鎭安神
서각,사향	淸心解毒,芳香開竅
승마,현삼,감초	淸熱解毒
망초,초석	泄熱散結,釜底抽薪
침향,목향,정향	行氣宣通

▷(지보단) 化濁開竅,淸熱解毒

안식향,사향 용뇌	芳香開竅 酸穢化濁

- 서각, 대매 ─ 우황 → 淸熱解毒, 化痰開竅
- 주사, 호박 ─ 금박, 은박 → 鎭心安神
- 웅황 → 豁痰解毒

▷(임상응용)

급성열병에 의한 경련, 고열, 의식불명에 쓴다.

③ 至寶丹(和劑局方)

▷(효능) 開竅安神 淸熱解毒

▷(적응증) 中暑 中風 및 熱病痰熱內閉 : 정신을 잃고 헛소리를 한다 몸에 열(熱)이 있어서 괴롭다 가래가 성해지고 호흡이 거칠다 등의 증상이 나타날 때. 혀는 붉고 설태는 황색이다. 또한, 어린이의 각종 설사 및 갑자기 생기는 경풍(驚風)에 쓴다.

☞지보단은 개규안신법(開竅安神法)을 주로 하고, 청열해독법(淸熱解毒法)을 보조로 한 방제로써, 심규(心竅)가 막혀 정신이 혼미하고 그 상태가 위중한 증상을 대상으로 한다.

④ 抱龍丸(小兒藥證直訣)

▷(적응증) 小兒急驚 熱盛內壅 : 몸에 열(熱)이 있고 정신이 혼미하다 호흡이 거칠다 경증이 생기면 손발이 차다 팔 다리가 경련 한다 등의 증상이 나타날 때

▷(임상응용)

소아야제증, 경풍증, 담천, 두진초열 등.

▷(포룡환) 鎭驚安神, 化痰開竅

- 진사, 웅황 → 淸心定驚, 安神解毒
- 우담남성, 천축황 → 淸化熱痰
  - 熄風定驚
- 사향 → 開竅通閉, 醒腦回蘇

▷(행군산) 開竅酸穢解毒

- 사향,빙편 ________ 芳香開竅,酸穢化濁
- 우황 ____________ 淸心解毒,化痰開竅
- 웅황,붕사 ________ 酸穢解毒
- 진주,금박 ________ 重鎭安神

⑤ 行軍散(霍亂論)

▷(조성) 우황사향, 진주, 용뇌, 붕사 3g, 웅황 24g(飛淨), 화초 1g, 비금 20g면,

▷(효능) 酸穢解毒 淸心開竅

▷(적응증) 곽란 서열 어지러움증 인사불성, 인후통,

⊙청열개규법(淸熱開竅法)에 적용되는 방제의 비교

▷청열해독작용 : 안궁우황환〉 자설단〉 지보단

▷개규안신작용 : 지보단〉 자설단〉 우황환

▷포룡환 : 개규와 활담

▷행군산 : 방향개규, 벽예해독

2) 제 2 절 개규제 2. 溫通開閉法(氣機閉阻)

▷청열개규법(凉開法) : 열입심포(熱入心包), 신혼규폐(神昏竅閉)에 적용되고,

▷온통개폐법(溫開法) : 돌연히 기기가 폐조되어 졸도하여 의식을 잃는 증상에 적용됨.

▷氣機를 따뜻하게 하여 통하게 하고 벽예개규(酸穢開竅)하는 작용이 있음.

▷기궐(氣厥), 담궐증(痰厥證)으로 갑자기 정신을 잃고 쓰러지며, 이를 악 물고, 의식이 혼미하여 어지럽고 괴로우며, 태백, 맥지(脈遲)한 증상을 나타내고, 한담(寒痰)과 예탁(穢濁)이 기기(氣機)를 막고 있는 증후에 적용한다.

▷치법 : 용뇌, 사향 등의 방향개규약(芳香開竅藥)을 기본으로 하고,
여기에 신온행기약(辛溫行氣藥)이나 척담설탁약(滌痰泄濁藥)을 배합하여

사용한다.

▷방제예 : 소합향환, 통관산 등.

① 通關散(丹溪心法附餘)

▷(조성) 저아조각(猪牙　角), 세신 각 동량

▷(용법) 이상을 고운 가루로 하고 소량을 코로 들여 마신다.

▷(효능) 通關開竅

▷(적응증) 기궐(氣厥) 담궐(痰厥) : 갑자기 기가 막힌다 인사불성이 된다 이를 악문다, 담연이 옹성(壅盛)한다 등의 증상이 나타날 때.

② 蘇合香丸(和劑局方)

▷(효능) 芳香化濁 開竅醒神

▷(적응증) 寒閉 : 의식 장해가 있다 이가 악물린다 얼굴이 창백하다 입술의 cyanose 팔다리가 차다 중풍중기 갑작스러운 의식불명 인사불성 심복이 갑자기 아프는 것 등의 증상이 나타날 때. 혀는 담홍색이고 맥(脈)은 침(沈)하다.

▷(처방해설)

소합향,안식향, 사향, 빙편　芳香開竅, 목향,단향,정향　行氣解鬱, 침향, 향부　宣暢氣血, 유향,필발　散寒止痛, 서각,주사　解毒安神, 백출,가자　健脾收斂, 防辛散太過

▷(임상응용)

뇌혈관 장해, 협심증, 심근경색, 전간 등에서, 한폐(寒閉)를 나타내는 경우에 쓴다.

3) 제 3 설 거담제(祛痰劑) 1. 척담개규법(滌痰開竅法)

痰阻淸竅-

▷중풍으로 쓰러져 신지불청(神志不淸), 인사불성(人事不省), 후중담명(喉中痰鳴), 태후, 脈滑.

신지불청(神志不淸), 인사불성은 규폐증에 속하지만 여기에는 후중담명(喉中痰鳴)이 추가된다.

▷담(痰)은 청규(淸竅)를 막는 원인이 되고, 인사불성은 이 때문에 생긴 것으

로, 후중담명(喉中痰鳴)과 신지불청(神志不淸) 사이에는 이와같이 내적인 연관 관계가 있고, 이 치법이 적용되는 병증은 담(痰)이 청규(淸竅)를 막은 것임을 알 수 있다.

▷남성, 반하, 패모, 천축황, 죽력 등의 거담약과
창포, 울금, 원지 등의 개규약을 배합한다.
예 : 척담탕, 변통십미온담탕, 견음육신탕 등.

▷담화(痰火)가 위에서 동요하여
호언란어(胡言亂語), 곡소무상(哭笑無常), 광조망동(狂躁妄動), 높은데를 오르면서 노래하거나 의복을 던지면서 다니거가 혹은 노하면서 보거나, 사람을 때리고 욕하거나, 설태가 황니(黃膩)하고 맥(脈)이 활삭(數)한 사람은 간화(肝火)가 왕성된 증을 겸한 것이다.
이 때에는 척담개규(滌痰開竅)를 기본으로 하고 청간, 사하, 진정안신하는 약들을 가하는 것이 적합하다.
예 : 몽석곤담환.

① 滌痰湯 (濟生方)

▷(조성) 진피, 반하, 복령, 감초, 지실, 우담남성, 창포, 인삼

▷(효능) 滌痰開竅

▷(적응증) 痰迷心竅 : 혼잣말을 한다 치매증이 있다 행동거지가 이상하다 정서가 불안정하다 등의 증상에, 급성인 경우에는 갑자기 의식을 잃고 운동, 지각마비 등을 수반할 때. 가래가 많아 목에서 가래 끓는 소리가 들린다. 혀는 담홍-홍색이고 설태는 미황색으로 두터우며 맥(脈)은 침현활(沈弦滑)하다.

[1] 導痰湯(濟生方)

▷(조성) 반하, 남성, 진피, 지실, 복령, 자감초

▷(효능) 滌痰開竅

▷(적응증) 담미심규에서 열증이 나타날 때. 설태는 희고 두터우며 맥(脈)은 현활하다.

[2] 變通十味溫膽湯

▷(조성) 귤락, 복신, 반하, 감초, 지실, 생지황, 산조인, 원지, 석창포, 죽력

▷(적응증) 정신치매증 갑자기 슬퍼하고 갑자기 기뻐한다 울고 웃고 하는 것어 일상적이다 놀라기를 잘하고 잠을 못 이룬다 등의 증상이 나타날 때.

② 飮六神湯(女科提要)

▷(조성) 반하, 귤홍, 복신, 우담남성, 선복화, 석창포

▷(효능) 滌痰開竅

▷(적응증) 산후담미신혼 : 미친 듯이 헛소리 한다 오로가 흐른다 심하면 발신불수가 된다 구안와사가 생긴다 등의 증상이 있을 때.

3. 보심(補心)

1) 제 4 절 안신제(安神劑) 1. 보양심음법(補養心陰法)

-心陰不足-

▷심음(心陰)부족으로 생긴 심계, 건망, 불면, 다몽 등의 증상에 적용된다.

▷이 중 어느 하나의 증상에,
입이 마른다, 인후가 건조하다, 혀가 붉다, 가슴이 답답하고 괴롭다, 맥(脈)이 세(細)하고 삭(數)하다 등의 증상이 나타나면 그것이 곧 심음(心陰)이 부족한 증상이다.

▷지황, 당귀, 아교, 현삼, 맥문동, 산조인, 백자인 등을 씀.
예 : 보심단, 산조인탕, 진주모환 등.

▷심음(心陰)이 부족하여 나타나는 주요 증상
☞잠을 못 이루고, 꿈이 많으며, 놀라기를 잘하는 경계(驚悸)임
☞방제 : 항상 심음(心陰)을 보양하는 것을 기본으로 하여,
심기(心氣)를 보하고 심신을 안정시키는 인삼, 복신과
양심안신하는 산조인, 백자인,
진심안신하는 용골, 모려,
청심안신(淸心安神)하는 주사, 진주모, 석결명 등을 배합하여
양심안신(養心安神)하도록 하여야 한다.

▷심음(心陰)이 부족하면 양항(陽亢)하는 증상이 많이 나타나므로
: 청열약을 배합하는 것이 일반적이다.
산조인탕—지모. 진주모환 : 서각.
☞음허양항(陰虛陽亢)의 증상이 아주 심할 때에는

: 부족한 음(陰)을 보하고, 지나친 양(陽)을 사하는 방법을 추가하여야 한다.

☞양음청열법(養陰淸熱法), 청심안신법(淸心安神法)

☞황련아교탕, 안신환

① 補心丹(攝生秘剖)

▷(조성) 인삼, 현삼, 단삼, 복령, 오미자, 원지, 길경, 천문동, 맥문동, 당귀, 백자인, 산조인, 생지황

▷(효능) 養心安神

▷(적응증) 陰虧血少 : 가슴이 두근거린다 잠이 오지 않는다 잘 잊어버린다 몽유병이 있다 깊이 생각하지 못한다 변비가 생긴다 입과 혀에 부스럼이 난다 등의 증상이 나타날 때.

▷(임상응용)

신경쇠약 신경성 심계항진

② 加減復脈湯(溫病條辨)

▷(조성) 자감초, 건지황, 백작약, 맥문동, 아교, 마자인

▷(효능) 滋陰補血

▷(적응증) 傷陰 : 발열성 질환의 후기에 몸이 여윈다 아무것도 하고 싶지 않다 몸에 열감이 있다 땀이 나지않는다 얼굴이 홍조된다 손바닥과 발바닥이 뜨겁다 목이 마르다 미열이 있다 심할 때에는 의식장애가 있다 등의 증상이 나타날 때. 혀는 심홍색이고 건조하며 설태는 없고 맥(脈)은 허대(虛大)하다.

▷(임상응용)

발열성질환의 후기에 상음이 보일 때 또는 경련이 있을 때 쓴다.

[1] 救逆湯

▷(조성) 가감복맥탕에 마자인을 빼고 용골12g 모려24g 를 가한다.

▷(적응증) 기상충 불안 동계(動悸) 등의 흥분증상을 나타낼 때.

[2] 1甲復脈湯

▷(조성) 가감복맥탕에 마자인을 빼고 모려 30g을 가한다.

▷(적응증) 하초온병에서 대변이 당( )일 때.

3 2甲復脈湯

▷(조성) 가감복맥탕에 모려 15g 별갑 24g을 가한다.

▷(적응증) 열사(熱邪)가 하초에 깊숙하게 침입하여 맥(脈)이 침삭(沈數)하고 혀가 건조하며 이가 흑색이고 손과 발이 떨린다고 느껴지며 돌연히 경궐증(痙厥證)이 나타날 때.

4 3甲復脈湯

▷(조성) 가감복맥탕에 모려 15g 별갑 24g 구판 30g을 가한다

▷(효능) 育陰潛陽

▷(적응증) 하초온병에서 열(熱)이 심하고 궐증이 심하여 맥(脈)이 세촉하고 가슴이 심하게 뛰며 심하면 가슴이 아플 때.

④ 酸棗仁湯(金匱要略)

▷(酸棗仁湯)

▷虛煩失眠

- 肝血不足, 虛火擾心 ─ 虛煩不眠, 心悸
- 虛陽上亢 ─ 頭目眩暈
- 陰虛內熱 ─ 盜汗, 咽乾口燥, 脈細弦或數

▷養血安神,淸熱除煩

- 산조인 ─ 養肝益心, 補血安神
- 천궁 ─ 調血疏肝
- 지모 ─ 滋陰淸熱除煩
- 복령 ─ 寧心安神
- 감초 ─ 淸熱調和諸藥

⑤ 眞珠母丸(本事方)

▷(珍珠母丸)

▷陰血不足,心肝陽亢

心陽不運, 神不守舍 — 入夜少寐,時而驚悸

肝陽偏亢, 陰血不足 — 頭目眩暈,脈象細弦

▷滋陰養血,鎭心安神

- 산조인, 백자인 — 養心安神
- 숙지황, 당귀 / 인삼, 복령 — 滋陰補血, 益氣安神
- 진주, 용치 / 주사, 금은화 — 鎭心安神, 平肝潛陽
- 서각, 박하 — 淸肝定驚
- 침향 — 引陽下潛

⑥ 黃連阿膠湯(傷寒論)

▷心煩不眠

熱入少陰, 水虧火熾 — 心中煩 / 不得臥 / 苔黃燥 / 脈細數

▷養陰淸熱

- 황련, 황금 — 瀉火之有余,使火不熾
- 아교, 작약 — 補陰之不足,使水不虧
- 계자황 — 養陰淸熱

⑦ 朱砂安神丸(蘭室秘藏)

▷失眠

- 心陰不足, 心陽有餘
  - 驚悸證
  - 失眠多夢
  - 心中煩熱
  - 舌紅脈數

▷養陰淸熱,鎭心安神

- 주사 — 重鎭安神
- 황련 — 瀉心火
- 당귀, 생지황 — 補營陰
- 감초 — 調中和藥

⑧ 當歸六黃湯(蘭室秘藏)

▷明虛火旺

- 陰虛陽湊 — 盜汗
- 陰虛火旺
  - 面赤心煩
  - 口乾脣燥
  - 便難尿赤
  - 舌紅脈數

▷滋陰淸熱,固表止汗

- 당귀, 생지황, 숙지황
  - 滋陰補血
  - 令陰不虛
- 황금, 황련, 황백
  - 瀉三焦之火
  - 令陽不湊
- 황기 — 實衛固表

2) 제 4 절 안신제 2. 補心氣, 溫心陽法 (心氣, 心陽虛)

▷이 치법은 심기(心氣)가 허하거나 심양이 허한 증상에 쓴다.

▷심은 혈맥(血脈)을 다스리고, 신명(神明)을 다스리는데 심기(心氣)가 허손되거나 심양이 부족하게 되면 가슴이 두근거린다, 잘 잊어버린다, 슬퍼하고 걱정스러워 하며 놀라고 두려워한다, 아무 때나 웃기도 하고 울기도 한다 등의 증상이 주된 증상으로 나타난다.

* 그러나 반드시 얼굴이 창백하고 호흡이 가쁘며 자한이 있고 혀가 담백하며 맥(脈)이 느린 증상이 같이 나타나야만 심기(心氣)가 허하다거나 심양이 허하다고 확진을 내려 이 법을 쓸 수 있다.

▷심기(心氣)를 보하는 인삼, 복령, 자감초, 황기,
또는 심양을 따뜻하게 하는 계지, 부자를 기본로 하고,
증상에 따라 안신작용이 있는 복신, 산조인, 용골, 모려, 주사, 또는 개규 작용이 있는 원지, 창포 등으로 이루어져 있다.

▷예 : 묘향산, 정지환, 안신정지환, 용치청혼산, 계지거작약가촉칠용골모려구맥탕, 계지감초탕, 반하산급탕 등

① 妙香散(和劑局方)

▷(조성) 인삼, 산약, 황기, 복령, 감초, 복신, 원지, 진사, 목향, 사향, 길경

▷(효능) 養心安神

▷(적응증) 心氣不足 : 잘 놀래고 슬퍼하며 걱정스러워 한다 가슴이 두근거린다 잘 잊어버린다 유정이 있다 식은땀이 난다 코피를 흘린다 혈뇨가 있다 정신이 나간 듯 하다 등의 증상이 나타날 때.

② 定志丸(千金方)

▷(조성) 인삼, 복령, 석창포, 원지

▷(효능) 補虛安神

▷(적응증) 心氣虛損 : 말에 조리가 없다
늘 즐거워 웃으며 발광한다 등의 증상이
나타날 때.

③ 龍齒淸魂散(張氏醫通)

▷(조성) 용치, 원지, 인삼, 당귀, 복신, 맥문동, 계심,
감초, 현호색, 세신.

▷(효능) 補心安神 活血行瘀

▷(적응증) 心虛挾血 : 무서워서 몸을 떨며 안정이 안된다 미친것 같이 웃고 운다 얼굴 색이 좋지 않다 등의 증상이 나타날 때.

3) 제 5 절 補益劑 1. 陰陽雙補法(陰陽俱虛)

▷심음(心陰)이 허하고 심양도 허한 음양이 모두 허한 음양구허증(陰陽俱虛證)은 심음(心陰)을 養하고 심양을 補하는 법을 쓴다.

▷일반적으로 계지, 인삼, 자감초 등의 심기(心氣)를 보하고 심양을 돕는 약과 지황, 아교 등의 심음(心陰)을 보하는 약들로 조성되어 있다.

▷예 : "脈結代, 心動悸"를 치료하는 자감초탕.

▷만약, 심음(心陰), 심양이 모두 허하고 심과 신이 불섭(不攝)하면
남자에게는 유정이 나타나고,
여자에게는 몽교(夢交)가 나타난다.
이 때에는 음양을 조리하는데 기초를 두고,
진정안신(鎭靜安神)하고 잠양고삽(潛陽固澁)하는 용골, 모려 등을 가미한다.
예 : 계지가용골모려탕.

① 炙甘草湯(復脈湯)(傷寒論)

증상	병기	약물	작용
숨이 가쁘다, 結大脈이 있다, 피로하다.	心氣虛	炙甘草	心氣를 溫補한다.
		人蔘 大棗	기운을 나게 하며, 허탈을 낫게 한다.
		桂枝 生薑	心陽을 자극하여 심장동계, 불면 수습정체를 완화시키고 기상충증을 해소시킨다.

증상	병기	약물	작용
동계, 인후건조감, 졸린다, 여윈다, 잘 때 땀이 난다. 변이 굳어신다.	心陰虛	地黃 阿膠 麥門冬	陰血을 보하고 진액을 만들어주며 養陰潤燥와 止咳止血작용이 있다.
		麻子仁	潤燥滑腸작용에 의해 변비를 완화시킴

② 淸心蓮子飮(利劑局方)

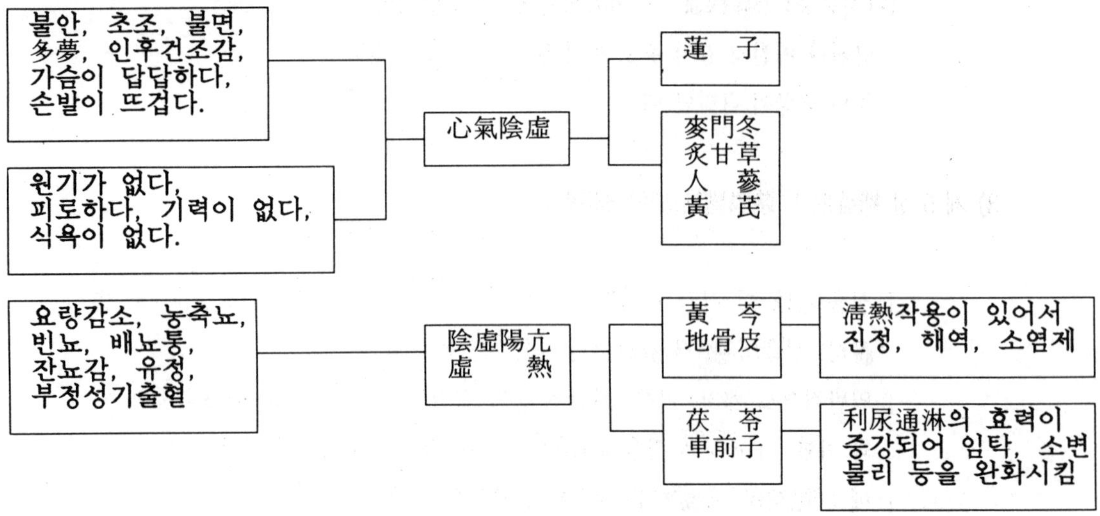

③ 桂枝加龍骨牡蠣湯 (金匱要略)

▷(조성) 계지 9g, 백작약 9g, 생강 9g, 감초 6g, 대추 9g, 용골, 모려 각 24g

▷(효능) 調和陰陽 鎭靜固澁

▷(적응증) 陰陽兩虛 : 유정과 몽교가 있다 아랫 배가 당긴다 외음부가 차다 눈이 번쩍번쩍한다 머리칼이 빠진다 불안하다 잠이 오지 않는다 가슴이 두근거린다 꿈이 많다 원기가 없다 입이 짧다 마비감이 있다 안색이 나쁘다 등의 증상이 나타날 때. 혀는 거의 담백하고 설태는 희고 얇으며 맥(脈)은 연하다.

④ 防已地黃湯 (金匱要略)

▷(조성) 방기 10g, 계지 30g, 방풍 30g, 감초 10g

▷(효능) 陰陽雙補 祛風利竅

▷(적응증) 미친것 같이 멋대로 행동하고, 헛소리를 쉴 새 없이할 때. 한열은 없고 맥(脈)은 부하다.

4) 제 5 절 보익제 2. 益氣救脫法(心氣虛衰)

▷심기(心氣)가 허약하고 기가 허하여 힘이 하나도 없을 때 적용된다.

〔증상〕

얼굴이 창백하고, 신경쇠약의 기미가 보이며, 호흡이 미약하고, 구슬과 같은 땀을 흘리며, 맥(脈)이 미하여 끊어질 듯한 증후들이 나타난다.

〔예〕 독삼탕

▷열병의 후기에 이미 심기(心氣)가 허약한 증상이 있고,

여기에 입이 마르고 혀가 건조하며, 맥(脈)이 허삭(數)한 등의 음허증상이 나타난다면

이것은 기와 진액(津液)이 모두 상한 것을 뜻한다.

〔약물〕 인삼, 맥문동, 오미자 등

〔방제〕 생맥산.

▷열병의 후기에 신열이 있고 번조하며,

이 증상이 밤에 더심하고,

가슴이 심하게 많이 뛰며,혀가 붉고 설태가 적으며, 맥(脈)이 허하고 삭(數)하여 한번 숨쉴 때 7-8차 이상 뛰면 이는 영열이 아주 왕성하고 심기(心氣)가 이미 다한 것임을 뜻한다.

〔약물〕

인삼을 써서 강심구탈하고,

서각, 생지황, 목단피 등의 청영양혈약을 써서 위험에서 벗어나야 한다.

〔방제〕

인삼서각탕.

② 生脈散 (千金要方)

▷(생맥산)

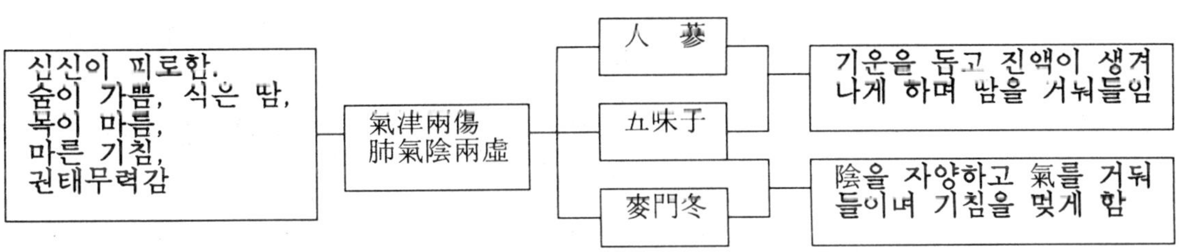

4. 회양(回陽)

1) 제 5 절 보익제 3. 回陽救逆法(心陽虛衰)

▷심양이 허약하고 그 힘이 다하여 생기는 심양쇠갈증(心陽衰竭證)에는 회양구역법을 쓴다.

▷병정이 가벼운 경우와 중한 경우가 있으므로 다음과 같이 나눈다.

☞陽虛厥逆

-심양이 쇠갈되면 팔 다리가 차디차고, 먹은 음식을 그대로 설사하며, 맥(脈)은 미세하다.

이 중 중요한 증상은 팔다리가 차디차게 되는 사지궐냉(四肢厥冷)이다.

-양이 허하여 양기가 사지의 말단까지 미치지 못하기 때문이므로

부자, 건강, 육계 등을 쓰는 회양구역하는 방제로 심양을 홍분시키면 역냉도 저절로 소실됨

-방제 : 사역탕.

☞陰盛格陽

-심양이 쇠갈하면, 양(陽)은 허하고 음(陰)은 왕성해지는데 이것을 음성격양이라 한다.

이 증은 음허궐역의 증상에,

몸에 열이 나거나 얼굴이 붉어지는 등 양(陽)에 의한 가열증상, 즉 진한가열증이 나타난다.

-건강, 부자 등의 익화소음약을 투여하여 양(陽)이 들뜨지 않도록 하여야 한다.

-방제 : 통맥사역탕.

☞亡陽虛脫

-음(陰)과 양(陽)은 서로 그 근원이 있고 양자는 대립하면서도 서로 의존한다.

정상적인 상황에서는 음(陰)과 양(陽)은 서로 연계되어 있어 생리적인 평형을 이루고 있다.

병이 말기에 이르러 양(陽)이 쇠갈하면, 음양은 서로 이어지는 능력을 잃어, 의식이 모호해지고, 상기증이 생기며, 호흡이 가빠지고, 구슬 같은 땀을 흘리며, 팔다리는 차디차게 되고, 맥(脈)은 끊어질 것 같은 양허욕탈위증이 나타난다.

-인삼, 부자 등을 투여하여 생명을 구해야 한다.

-방제 : 삼부탕.

▷공통점 : 팔다리가 차고, 그 치료도 건강, 부자와 같은 회양약을 쓰고 있다.

▷사역, 삼부 등의 방제

과거에는 신양을 덥게 하는 약으로만 쓰여 왔지만 지금은 강심구탈하는 효과가 인정되어 심장병을 치료하는 방제항에서 다루고 있으며 신양을 온하는 작용도 인정되어 신장의 병증에도 쓰여진다.

① 四逆湯 (傷寒論)

▷(임상응용)

심부전, 심근경색, 기타 shock에서, 망양을 나타낼 때 쓴다.

▷(四逆湯) 回陽救逆

부자	溫腎祛寒	溫壯腎陽
	回陽救逆	
건강	溫中祛寒	
	助附子腎陽	溫補脾陽
자감초	健脾調藥	
	製薑附辛烈	

▷(회양구급탕) 回陽救急,益氣腹脈

사역탕	溫壯元陽
육계	祛寒破陰
육군자탕	健脾溫中
생강,건강	和胃止嘔
오미자	助蔘腹脈
사향	活血通竅
자감초	和中調藥

▷통매사역탕은 사역탕에서 부자와 건강을 배량 가한 처방이다.

진한기열에 쓰는 처방이고 사역탕에 비하여 건강과 부자의 용량이 많은 것이 다르며 회약구역하는 작용이 강하다.

② 蔘附湯 (正體類要)

▷(조성) 인삼 15g, 부자(포) 15-60g

▷(효능) 回陽救脫

▷(적응증) 정기가 크게 허하고 양허하여 심히 허탈하며, 상기하여 숨을 헐떡이고, 구슬 같은 땀이 나며 팔다리가 냉하고 맥(脈)이 아주 약할 때.

5. 진정(鎭靜)

1) 제 5 절 보익제 4. 交通心腎法(心腎不交)

▷심(心)은 상초(上焦)에 있고 신(腎)은 하초(下焦)에 있다.
정상적인 상태에서 심양(心陽)은 아래로 가서 신음(腎陰)과 맺어지고 신음(腎陰)은 위로 가서 심양(心陽)에 이어져 음(陰)과 양(陽)이 서로 협조함으로써 정상적인 생명 활동을 유지한다.

▷만약 음양이 제대로 승강(昇降)하지 못하면
심계(心悸), 실면(失眠), 유정(遺精) 등의 증상이 발생함.
교통심신법(交通心腎法)으로 심과 신을 동시에 치료해야 음양이 서로 이어져 병이 낫게 된다.

▷안신정지환으로
심기(心氣)가 부족하고 심신(心腎)이 불교(不交)하여 꿈이 많고 잘 놀래며, 심장동계(心臟動悸)가 심한 증을 치료하는 것과

▷교태환으로
심화(心火)가 편항(偏亢)하고 심신이 불교하여 놀라기를 잘하고 잠을 이루지 못하는 증상을 치료 하는 것,

▷그리고 상표초산으로
소변빈삭, 유정 등의 증상을 치료함.

▷이 법은 심과 신을 치료하는 약을 위주로 하여,
원지, 창포 등의 심신교통하게 하는 약 등을 위주로 하고,
기타 질병을 치료하는 약을 보조로 삼았다.

① 安神定志丸(醫學心悟)

▷▷(조성) 인삼 9g, 복령 12g, 복신 9g, 용치 15g, 원지 6g, 창포 3g

▷(효능) 養心安神 交通心腎

▷(적응증) 心氣不足 心神不安 : 꿈이 많고 잘 놀란다 가슴이 두근거려 잠을 이루지 못한다 혀의 색깔이 담백하다 맥(脈)은 세약(細弱)하다 등의 증상이

있을 때. 또한 전질(癲疾) 및 유정(遺精)에도 적용된다.

② 交泰丸(韓氏醫通)

▷(조성) 계심 3g, 황련 18g

▷(적응증) 心火偏亢 心腎不交 : 심계 항진으로 편안하지 않고 밤에 잠자는 것이 불안할 때.

③ 桑螵蛸散(本草衍義)

▷(효능) 調補心腎 澁精止遺

▷(적응증) 心氣不足 腎虛不固 : 소변을 자주 본다 유정이 있다 심신이 황홀하다 건망증이 심하다 식사를 적게 한다 유뇨가 있다 형색이 초췌하다 등의 증상이 있을 때.

▷遺尿▷主補心腎,固精止遺

腎虛火擾 封藏失職 ─ 小便頻數, 遺尿滑精

心虛陰耗 神失所養 ─ 心神恍惚, 健忘少寐, 舌紅少苔, 脈象細弱

	약물	효능
군	상표초	補腎益精,固精止遺
신	구판	滋陰益腎,養血補心
	용골	鎭心安神,澁精止遺
	인삼	補益心氣
	당귀	補養心血
좌	복신,원지	寧心安神
	석창포	開竅安神

제 5 장 신장(腎臟)의 치법(治法)과 방제(方劑)

▷신장(腎臟)은 좌우 양 쪽에 하나씩 있고 요부(腰部)에 위치하며

그 경맥은 방광(膀胱)과 연락되어 방광(膀胱)과는 표리관계를 이루고 있다. 또한, 그 본체는 뼈와 합쳐지고 귀에 개규(開竅)한다.

▷신장(腎臟)은 정(精)을 저장하고 뼈를 다스리며
수(髓)를 만들고 수액대사(水液代謝)의 평형을 다스리기 때문에 선천의 근본(先天之本)이라고 부른다.

① 腎爲先天之本, 元陰, 元陽之根.

〔신(腎)은 "先天之本"으로 원음(元陰)과 원양(元陽)의 근본이 되는 장기이다.〕

▷정상적인 상태에서는 "음평양비(陰平陽秘)"의 상태에 있다.
신음허(腎陰虛) : 보신자음(補腎滋陰),
신양허(腎陽虛) : 온보신양(溫補腎陽).

② 腎藏精

〔신(腎)은 정(精)을 장(藏)한다〕

▷정(精)은 곧 신(腎)에 있는 진음(眞陰)을 가리키는 것임.
정상 상태에서는 굳건하여(固) 새지 않도록(泄) 되어 있다(封藏固密).
신허불고(腎虛不固) : 활설(滑泄) - 유정(遺精), 몽설(夢泄), 대하(帶下).

▷남자의 유정(遺精), 몽설(夢泄) : 고신삽정법(固腎澁精法)
여자의 대하(帶下) : 고삽지대법(固澁止帶法)

또한

▷腎은 생육번식의 근본임.
신기(腎氣)가 허손되면 남자는 양위(陽痿)가 되고, 여자는 불임이 됨.
보신(補腎)하여 장양(壯陽)해야 함
: 그 치법은 언제나 보신(補腎)과 고신(固腎)의 범위를 벗어나지 않음.

③ 腎主水

〔신(腎)은 수(水)를 다스린다〕

▷신(腎)은 인체에 중요한 수(水)를 방광(膀胱)에 저장시켜 관리하면서 신양(腎陽)의 작용으로 이를 기화시켜 전신을 운행시키고 있다.
☞만약 신(腎)의 기화능력이 약화되면 수사(水邪)가 범람하여
종(水腫), 담음(痰飮) 등이 생김 : 온양이수법(溫陽利水法)

▷신기(腎氣)가 불고(不固)하면 방광(膀胱)이 수(水)를 단속하지 못하여 : 빈뇨, 요실금증,

열(熱)이 하초(下焦)에 맺히게 되면(熱結下焦) : 요급(尿急), 요통(尿痛), 요빈(尿頻)를 일으킴.

☞이 때에는 사화해독법(瀉火解毒法)으로 병인을 제거하고,
이수통림법(利水通淋法)으로 주된 증상을 치료하여야 한다.

▷신장 병변의 기본치법에는 보음(補陰), 보양(補陽), 장양(壯陽), 고삽(固澁), 이수(利水), 통림(通淋) 등이 있음.

▷보양제에 흔히 처방되는 약들은 다음과 같다.

☞보양약

-腎陽虛 : 음양곽, 파극천, 호로파, 선모, 구척, 골쇄보, 구자(韮子),해구신, 양기석, 복분자

-肺腎陽虛 : 합개, 동충하초, 아관석(석종유)

-脾腎陽虛 : 보골지, 익지인

☞음양쌍보약 : 녹용, 두충, 육종용, 쇄양, 호도육, 속단, 토사자, 동질려, 자하자, 산수유, 구기자

☞보양거한약 : 부자, 육계, 정향

☞보기약 : 인삼, 당삼, 황기, 자감초

☞거한약 : 건강, 오수유, 촉초, 소회향, 고량강, 계지, 세신

☞이수약 : 백출, 복령, 방기, 차전자, 저령, 택사

☞고섭약 : 가자, 육두구, 검실, 연자, 오미자, 금앵자, 적석지, 우여량

☞지혈약 : 애엽, 복룡간, 난발초, 우절, 진종탄

- 腎
  - 腎藏精
    - 封藏固密
      - 腎虛不固滑泄無度(夢泄, 遺精) - 固腎澁精
      - 女子腎虛→帶下 - 固澁止帶
    - 生育繁殖 — 腎氣虛損
      - 男子陽痿
      - 女子不孕
      - → 補腎壯陽
  - 腎主水 — 氣化作用
    - 腎失氣化之常 → 水腫, 痰飮 - 溫陽利水
    - 腎氣不固→膀胱失約(小便頻數, 尿失禁)-固腎縮尿
  - 熱結下焦 → 尿急, 尿頻, 尿痛 - 利水通淋

1. 腎爲先天之本, 元陰, 元陽之根.

1) 제 1 절 補益劑 1. 補腎滋陰法(腎陽虧損)

▷신(腎)은 "先天之本"으로 진음(眞陰), 진양(眞陽)은 모두 여기에서 나온다.

▷방사(房事)의 부절제, 지나친 성욕 - 진음이 손상됨 - 음평양비(陰平陽秘)의 파손 - 음정휴손증(陰精虧損證)

☞: 유정(遺精), 도한(盜汗), 두운(頭暈), 목현(目眩), 이명(耳鳴), 요산(腰酸), 세맥(細脈).

☞: 숙지황, 하수오, 구기자, 한련초, 구판교 등 : 보신자음(補腎滋陰)하여 정수(精水)를 보충함.

☞: 좌귀음, 대조환, 주경환 등.

▷진음(眞陰)의 손상—음허양항증(陰虛陽亢證)

☞: 壯水之主, 以制陽光.

☞ : 보신자음방(補腎滋陰方)에 기초를 두고,
목단피, 지모, 황백 등을 가하여 허화(虛火)를 내리도록 함.

☞: 적용증상 - 신음(腎陰)이 손상되고 허양(虛陽)이 왕성해져서 치아가 튼튼하지 못하다, 소변이 나오지 않거나 실금(失禁)이 된다, 소갈증이 생긴다, 이명(耳鳴)이 있다, 눈에 불꽃이 번쩍거린다, 눈이 붉어 지고 종통(腫痛)이 생긴다, 양이 강해져서 쉽게 발기가 된다, 식은 땀이 난다, 잠이 오지 않는다, 머리가 흔들리고 어지럽다, 유정(遺精)이 있고 몽설(夢泄)이 있다, 객혈하고 목소리가 나오지 않는다, 기천(氣喘)이 있고 기침을 한다, 척맥(尺脈)이 大하고 힘이 있다 등.

☞: 육미지황탕, 지백지황탕 등.

▷신음(腎陰)이 손상되고 음(陰)이 허(虛)하고 양(陽)이 부(浮)하여 노수(勞嗽)와 기천(氣喘)이 있고,얼굴이 붉으며 재채기를 하는 등 신불납기(腎不納氣) 증상이 있을 때

☞: 보신자음방(補腎滋陰方)에 기초를 두고,
오미자, 산수유 등을 배합하여 허화(虛火)를 거두어 들이고 신(腎)이 기(氣)를 잘 받아들이도록 함.

☞: 육미지황환에 오미자를 가미한 도기환.

▷보신자음법은 간음(肝陰)이 부족한 병증에도 쓸 수 있음

이는 신(腎)과 간(肝)은 서로 자생(資生)하는 관계에 있기 때문이다.
이러한 치법을 "자수함목(滋水涵木)"이라 한다.

① 六味地黃丸(六味丸) (小兒藥證直訣)

▷(효능) 滋補肝腎 淸虛熱 利濕

▷(적응증)

肝腎陰虛 : 머리가 띵하다 머리가 어지럽다 사고력이 감퇴 된다 귀에서 소리가 난다 잘 들리지 않는다 허리 및 무릎이 나른하고 힘이 없다 갈증이 있다(특히 야간에) 인후가 건조하다 몸에 열감이 있다 손과 발이 화끈거린다 이가 흔들린다 잘 때 땀이 난다 유정(遺精) 성욕이 가항진 된다(발기부전, 조루, 성감이 없는 등 기능부전이 수반됨) 소변이 진하다 소변이 힘없이 나온다 변이 굳어진다 여성의 경우는 월경이 없거나 경혈량이 적거나 무배란 등이 보인다 혀는 붉거나 어두운 홍색이고 건조하다. 유유아 소아의 발육부전 및 지능의 발달불량에도 적응된다.

▷(처방해설)

☞간신음허(肝腎陰虛)

만성소모성 질환, 만성염증성 질환, 영양불량, 선천성 허약증, 노화 등에서와 같이 음액이 소모되고, 여러가지 물질적인 기반이 부족하거나 탈수가 된 상태에서 보상성으로 이화작용의 항진, 내분비기능의 실조, 면역감시능의 실조 및 중추억제 기능이 약화되어 양(陽)의 기능이 상대적으로 홍분된 상태라 할 수 있다.

또, 비뇨생식기계의 이상은 내분비계 및 자율신경계의 실조 때문이라고 해석하고 있다.

☞육미지황환

-삼보(三補)와 삼사(三瀉)의 약물로 되어 있다.

-삼보(三補) 숙지황: 자음보신(滋陰補腎), 익정생혈(益精生血)
산수유: 자보간신(滋補肝腎), 고정지한(固精止汗)
산약 : 보기건비(補氣健脾), 고정축뇨(固精縮尿)

-삼사(三瀉) 목단피: 청열양혈(淸熱涼血)
택사 : 청열이수(淸熱利水)
복령 : 이수(利水)

☞육미지황환은

자음작용이 있는 삼보(三補) + 반대의 효능을 가진 삼사(三瀉) = 보익(補益)의 효과를 높였으며, 이화항진의 억제, 중추 홍분성의 저하, 내분비기능의 조정, 자율신경계의 조정, 혈압강하, 혈당강하 및 자양강장 등의 작용을 강화한다.

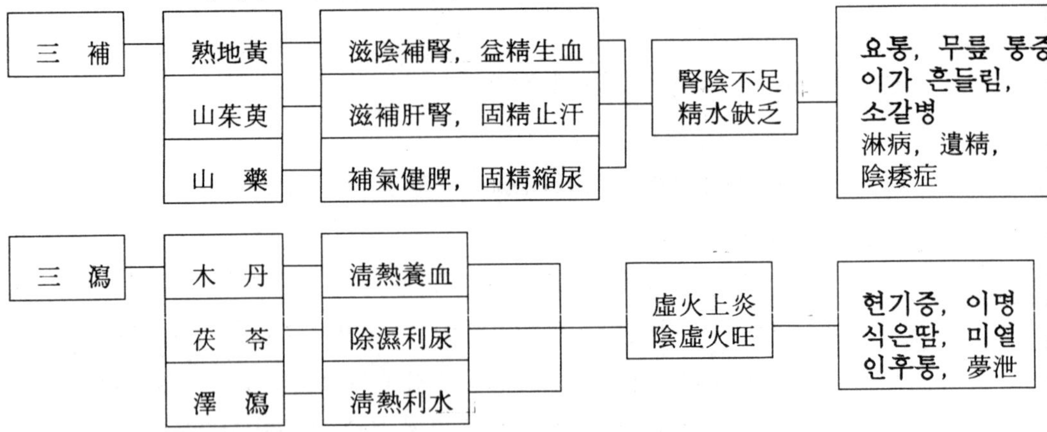

▷(사용의 실제)

현운, 유정(遺精) 등이 현저하면 : 산약, 산수유를 증량하고,

기상충, 홍분, 구갈 등 열증이 심하면 : 숙지황을 생지황으로 바꾸고 목단피를 증량하며, 요량감소, 배뇨통이 있으면 : 택사, 복령을 증량한다.

음허증이 심하면 : 천문동, 맥문동, 현삼 등을 가하고,

구갈이 심하면 : 천화분, 석곡, 옥죽 등을 택사, 복령 대신에 가한다.

기허를 수반하면 : 인삼, 당삼, 황기 등을 가하고,

양허가 수반되면 : 부자, 육계 등을 가한다.

▷육미환의 가감병

방제명	생약	증상	비
팔미환	육미+부자, 육계	신양과 신음을 보함. **腰膝酸痛**, 배뇨장애·오줌소태, 만성적인 **氣喘**·기침, 부종, 오랜 설사	육미--보신음. 부자·육계--보
우귀음	육미-택사, 복령, 목단피 + 구기자, 자감초, 두충	보신양. **陰痿證**, 요슬산통, **遺精**, **易疲勞感**, 추위를 몹시 타는 것, **眞寒假熱證**	
좌귀음	육미-택사, 목단+구기, 자감	보신음, 보비위. **寒熱往來**, 식은땀, 이명, 야뇨증, 유정, **尿失禁**, 허리와 다리에 맥이 없음	
지백지황환	육미+지모, 황백	자음강화·보신. **低熱**, 식은땀, 인후증, **虛煩**	황백(주초)
맥미지황환	육미+오미자, 맥문동	보신음. 저열, 식은땀, 건해, 혈담, 유통, 목마름	
칠미도기환	육미+오미자	보신음·보원기. **久咳**, 기천.	
칠미지황환	육미+육계	보신음, 소염. 발열·갈증, 입·혀·잇몸이허는데, 인후통	
기국지황환	육미+구기자, 감국	보간신. 눈이 깔깔하고 아픈데. 현기증. 시력장애	
귀작지황환	육미+당귀, 작약	보신음·보간혈. 현기증·이명, 목마름·미열, 요통	당귀(주초)
명목지황환	육미+구기, 감국, 당귀, 작약, 백질려, 석결명	보간음·보신음. 시력장애, 눈물흘리기, 눈병	

▷(知柏地黃湯)

증상	병기	약물	효능
요통, 무릎통, 이가 흔들림, 소갈병, 淋病, 遺精, 陰痿症	腎陰不足 精水缺乏	熟地黃 - 滋陰補腎, 益精生血 山茱萸 - 滋補肝腎, 固精止汗 山　藥 - 補氣健脾, 固精縮尿	三　補
현기증, 이명, 식은 땀, 미열, 인후통, 夢泄	虛旺上炎 陰虛火旺	牧　丹 - 淸熱陽虛 茯　苓 - 除濕利尿 澤　瀉 - 淸熱利水	三　瀉
골증조열, 盜汗, 발과 무릎의 열통 및 무력감, 咯血	陰虛火旺	知母 - 滋陰降火, 潤燥除濕 黃柏 - 淸熱燥濕, 瀉火解毒	滋陰降火

▷(杞菊地黃丸)

증상	병기	약물	효능
요통, 무릎통, 이가 흔들림, 소갈병, 임병, 遺精, 음위증	腎陰不足 精水缺乏	熟地黃 - 滋陰補腎, 益精生血 山茱萸 - 滋補肝腎, 固精止汗 山　藥 - 補氣健脾, 固精縮尿	三　補
현기증, 이명, 식은 땀, 미열, 인후통, 夢泄	虛旺上炎 陰虛火旺	牧　丹 - 淸熱陽虛 茯　苓 - 除濕利尿 澤　瀉 - 淸熱利水	三　瀉
눈이 침침하다. 눈이 부시다. 눈이 어지럽다. 눈이 건조하다. 눈이 아프다. 시력이 감퇴된다	肝腎不足	菊　花 - 淸肝明目 枸杞子 - 養肝明目	肝腎陰虛를 보하여 머리와 눈의 열을 내린다.

▷(都氣丸)

증상	병기	약물	효능
요통, 무릎통, 이가 흔들림, 消渴病, 淋病, 遺精, 陰痿症	腎陰不足 精水缺乏	熟地黃 - 滋陰補腎, 益精生血 山茱萸 - 滋補肝腎, 固精止汗 山　藥 - 補氣健脾, 固精縮尿	三　補
현기증, 이명, 식은 땀, 미열, 인후통, 夢泄	虛旺上炎 陰虛火旺	牧　丹 - 淸熱陽虛 茯　苓 - 除濕利尿 澤　瀉 - 淸熱利水	三　瀉
숨이 차다, 호흡곤란이 있다 기침을 한다.		五味子 - 斂肺止咳, 益腎澁精	폐허에 의한 喘咳, 自汗, 盜汗, 腎虛에 의한 夢泄, 오래된 설사를 치료한다

▷大補元煎

증상	병기	약물	효능
요통, 무릎통, 이가 흔들림, 소갈병, 임병, 遺精, 음위증	腎陰不足 精水缺乏	熟地黃 - 滋陰補腎, 益精生血 山茱萸 - 滋補肝腎, 固精止汗 山　藥 - 補氣健脾, 固精縮尿	三　補
遺精, 음위증	血　虛 腎 陰 虛	枸杞子 - 滋腎益精, 養肝明目 杜　冲 - 滋補肝腎, 壯筋骨 當　歸 - 補血活血, 調經止痛	腎虛에 의한 陰痿, 遺精, 腰膝의 무력감을 치료한다.
원기가 없다. 무력감이 있다. 식욕부진 숨이 가쁘다.	氣虛	人　蔘 炙甘草	소화흡수를 촉진하고 기운을 나게 한다.

▷(左歸飮)

증상	병기	약물	효능
頭暈, 이명, 腰膝酸軟 구갈, 미열, 陰痿, 遺精, 盜汗, 안면홍조	腎陰不足, 陰虛血虛	熟地黃 山茱萸 枸杞子	신음을 보양하고 정기를 지키고 키운다.
식욕부진, 피로하다, 식은땀이 단다.	脾胃氣虛	白茯苓 山　藥 炙甘草	비위를 보하고 기운이 나게 한다.

(加味駐景丸)

▷肝腎兩虛

陰精虧損
脈絡衰疲

- 視物模糊
- 腰痠耳鳴
- 脈象細弱
- 瞳仁內有
- 淡白色昏
- 暗漸成內障

▷滋養肝腎

약물	효능	
숙지황, 당귀	補肝腎而明目	補而不滯
구기자, 토사자		
오미자, 저실자		
차전자	利水滲濕	
천초	散寒	

2) 제 1 절 보익제 2. **溫補腎陽法 (腎陽虛損)**

▷신양(腎陽)이 부족해지고 명문(命門)의 화(火)가 쇠약해지면
허리와 무릎이 약해진다. 머리가 어지럽고 이명이 있다. 모습이 추워 보이고 찬 것을 싫어한다. 소변이 청장(淸長)해진다. 소변이 잦거나 실금증(失禁證)이 생긴다. 양위(陽痿)가 나타난다.

▷주약 : 보양약 - 육계, 부자, 파극천, 쇄양, 육종용, 보골지, 두충, 토사자, 음양곽, 녹용, 황구신.

보조약 : 보음약 - 숙지황, 산약, 구판교.

▷대표적인 방제 : 신기환, 우귀환, 내보환 등.

▷양허음성(陽虛陰盛)이 되면
기화(氣化)가 되지 않아서 수음(水飮)이 정체되고 그 결과
소변불리, 소복불인(小腹不仁)이 생기며 수종(水腫)이 생기거나 가래가 생기고 기침이 난다.

▷주약 : 육계, 부자.
보조약 : 복령, 택사 등.

▷신허(腎虛)로 신주수(腎主水)가 어렵게 되면
소변이 잦아지고 유뇨가 있거나 소변실금이 있거나 또는 소변이 그치지 않는 증상((淋漓不斷)이 나타난다.

☞보신장양(補腎壯陽) : 본(本)
부자, 육종용, 녹용, 파극, 토사자, 구자
토사자환

☞고신축뇨(固腎縮尿) : 표(標)
익지인, 복분자, 산수유, 오약, 오미자, 상표초, 계

내금, 용골, 모려 등.

縮泉丸.

▷신허(腎虛)로 신장정(腎藏精)이 어렵게 되어
유정(遺精), 활설(滑泄)이 생기면
파극천, 육종용, 녹용, 보골지, 토사자에,
삽정지유(澁精止遺) : 사원자, 검실, 연발, 용골, 모려, 산수유, 오미자, 상표초, 금앵자, 복분자 등.
방제 : 고정환

▷신기(腎氣)가 허손되어
양위가 생기고 정력이 쇠약해지면
구자, 사상자, 파극, 음양곽, 황구신 등의 온신장양약(溫腎壯陽藥)을 씀.
방제 : 贊育丹

▷허리는 신(腎)이 있는 위치인데
신기(腎氣)가 허손되어 요통증이 생겼다면
보신(補腎)하는 방제에,
호도육, 보골지, 두충, 대산을 가하여
※참고:청마환의 처방 보골지, 두충, 호도육, 대산
신(腎)을 보하고 허리를 강하게 하도록 한다.
방제 : 청아환.

▷하초양허(下焦陽虛)로
한사(寒邪)가 근골에 응체(凝滯)되는 음저유주(陰疽流注)에는
온양(溫陽)작용이 있는 방제에, 마황, 육계, 백개자 등을 배합함.
대표 방제 : 양화탕.

① 八味地黃丸(八味丸, 腎氣丸, 金匱腎氣丸)(金匱要略)

▷(효능) 溫補腎陽

▷(적응증)

☞腎陽虛: 허리와 무릎에 힘이 없다 지력이 감퇴된다 동작이 느리다 휘청거린다 이명이 있다 하반신 및 손발이 차다 추위를 탄다 낮에도 잠을 자는 시간이 많다 임포가 있다 소변량이 적고 횟수가 많거나 소변량이 많다 소변보는데 시간이 걸린다 배뇨곤란 또는 요실금이 있다 밤에 소변을 자주 본다 유뇨증이 있다 등의 증상이 나타날 때.

☞腎陰陽兩虛 : 위와 같은 증상에, 작열감, 구갈, 불안 등 음허의 증상이 수반될 때.

▷附桂八味丸

증상	병기	약물	효능
요통, 무릎통, 이가 흔들림, 불안, 소갈병, 동작완만, 임병, 遺精, 구갈, 陰痿症, 上氣症, 지력감퇴	腎陰不足 精水缺乏	熟地黃 - 滋陰補腎, 益精生血 山茱萸 - 滋補肝腎, 固精止汗 山　藥 - 補氣健脾, 固精縮尿	補 陰
하반신과 손발이 차다 추위를 탄다, 欲寐, 휘청거림	腎陽不足 陰寒停滯	肉 桂 - 溫陽調和, 散寒止痛 附 子 - 補虛回陽, 散寒止痛	補 陽
현기증, 이명, 식은 땀, 미열, 인후통, 夢泄	虛火上炎 陰虛火旺	牧 丹 - 淸熱養血 茯 苓 - 除濕利尿 澤 瀉 - 淸熱利水	淸熱利修

▷(사용의 실제)

양허의 증후가 심할 때 : 계지를 육계로 바꾸고 목단피를 빼며,

부종이 없으면 : 택사를 빼고,

음양양허에서 음허의 정도가 강하면 : 부자, 육계를 감량시킨다.

유뇨 : 복분자와 상표초를 가하고,

임포 : 음양곽과 구기자를 가한다.

식욕부진, 피로하기 쉽고, 물 같은 변이 있는 등 비위기허의 증후가 보일 때

: 인삼, 백출, 진피, 지각 등을 가한다.

② 十補丸(濟生方)

▷(조성) 팔미환에 녹용, 오미자를 가한다.

▷(효능) 溫補腎陽 固澁

十補丸

증상	병기	약물	효능
요통, 무릎통, 이가 흔들림, 소갈병, 임병, 遺精, 음위증	腎陽虛	鹿茸 - 補腎陽, 益精血	陰陽雙補
	腎陰不足 精水缺乏	熟地黃 - 滋陰補腎, 益精生血 山茱萸 - 滋補肝腎, 固精止汗 山　藥 - 補氣健脾, 固精縮尿	三 補
현기증, 이명, 식은 땀, 미열, 인후통, 夢泄	虛火上炎 陰虛火旺	牧 丹 - 淸熱陽虛 茯 苓 - 除濕利尿 澤 瀉 - 淸熱利水	三 瀉
숨이 차다, 호흡곤란이 있다, 기침을 한다.		五味子 - 斂肺止咳, 益腎澁精	肺虛에 의한 喘咳, 自汗, 盜汗, 腎虛에 의한 夢泄, 오래된 설사를 치료한다.

▷(처방해설)

팔미환에 보신익정(補腎益精)작용이 있는 오미자와 음양쌍보작용이 있는 녹용을 가하여 신정(腎精)과 음혈(陰血)을 보하고 근골을 든든하게 하며 신기(腎氣)를 돕도록 하였다.

▷(右歸飮)

증상	병기	약물	효능
요통, 무릎통, 이가 흔들린다, 불안하다, 消渴證이 있다, 동작이 느리다, 淋病, 遺精, 口渴, 陰痿, 지력이 감퇴한다, 頻尿	腎陰不足 精水缺乏	熟地黃 山茱萸 山　藥	補益肝腎 固澁腎精
		枸杞子 杜　冲	
하반신과 손발이 차다, 추위를 잘 탄다, 잠자리에 누워 있고 싶어 한다, 휘청거린다, 상기증이 있다.	腎陽不足 陰寒停滯	肉　桂 附　子	溫腎助陽 引火歸元
가슴이 뛴다, 숨이 가쁘다, 얼굴과 팔다리에 부종이 있다.	心脾不足	茯　苓 炙甘草	溫補 脾腎陽虛

▷(右歸丸)

☞溫補腎陽, 塡精補血

- 부자, 육계 — 溫腎陽 暖下元
- 녹교, 두충, 토사자 — 補腎陽 益精血
- 숙지황, 산약, 오수유, 당귀, 구기자 — 滋腎陰 養肝血

▷(토사자환) 溫補腎陽, 固澁小便

- 토사자, 육종용, 제부자 — 溫補腎陽

├ 계내금,모려 ─┬─ 固澁小便
└ 오미자 ───┘

虛寒遺尿

下元虛寒：神疲怯寒, 面色蒼白, 形體衰弱,

頭暈腰，兩腿無力

膀胱失約：遺尿或小便頻數

▷(青娥丸) 補腎强腰

┌ 두충 ──── 補腎强腰,且能鎮痛
├ 보골지 ──── 補命門,納腎氣
├ 호도인 ──── 補腎固精
└ 대산 ──── 祛寒邪,行滯氣

▷적응증

腎虛腰痛, 腰痛綿綿, 過勞更甚

臥卽減輕, 腿膝無力, 舌痰口和

3) 제 1 절 보익제 3. 滋陰補陽法(陰陽兩虛)

▷신음휴손(腎陰虧損)：보신자음법(補腎滋陰法)

▷신양쇠비(腎陽衰憊)：온보신양법(溫補腎陽法)

▷신(腎)의 음양구허(陰陽俱虛)：자음보양법(滋陰補陽法)

증상 : 양위, 조루, 몽설(夢泄), 남자성욕감퇴, 여자 자궁발육부전, 정신이 피로, 시력감퇴, 머리칼이 빠지고 희어짐, 요통족연(腰痛足軟)

▷약물 : 보음작용이 있는 숙지황, 구판교에,

보양작용이 있는 녹각교, 파극천, 육계 등이 배합된다.

▷방제 : 녹각이선교, 찬화혈여단, 종용하차환.

(龜鹿角二仙膏)

▷腎元虧虛▷培元補腎,益氣養腎

元陽不足 ─┬─ 精神疲乏
　　　　　├─ 少氣懶言
　　　　　└─ 陽痿早泄

眞陰衰弱 ─┬─ 形體瘦弱
　　　　　├─ 目視不明
　　　　　└─ 髮早白

▷培元補腎,益氣養腎

- 귀판 ——— 滋補腎陰
- 녹각 ——— 補腎陽
  - 益精血
- 인삼 ——— 大補元氣
- 구기자 ——— 養陰補血

4) 제 1 절 보익제 4. 補腎安胎法(胎元不固)

▷腎虛하여 양태(養胎)를 하지 못하고
활태(滑胎) 또는 태동불안(胎動不安)을 일으키는 증후를 대상으로 함

▷흔히 허리와 다리가 시큰거린다, 몸이 나른하다, 머리가 어지럽고 이명이 있다,
소변이 잦거나 혹은 음도하혈이 있다 등의 신(腎)이 허한 증상이 나타난다.

▷활태 또는 태동불안(胎動不安)의 원인 : 기혈부족과 하원불고.

▷약물 : 두 조의 약들로 구성함

☞기혈을 보하는 약 : 기를 살려 탈태를 막아주고 양혈하여 안태(安胎)시킴
인삼, 황기, 백출, 녹용, 아교 등

☞신(腎)을 보하고 안태(安胎)하는 약
상기생, 두충, 속단, 토사자, 구척, 애엽 등.

▷방제
수태환, 보신안태음.

① 壽胎丸 (醫學衷中參西錄)

▷(조성) 토사자 120g, 상기생 60g, 속단 60g, 아교 60g.

▷(적응증) 임신 중에 허리가 아프고 당긴다 아랫 배가 아래로 처진다 음도에서 피가 흐르기도 한다 머리가 어지럽다 이명이 있다 넓적다리가 양쪽 다 연약하다 소변을 자주 보고 심할 때에는 실금이 있거나 활태하기도 한다 등의 증상이 나타날 때.

▷(처방해설)
신기(腎氣)가 허하여 충임(衝任)이 약해지면 태(胎)에 영양공급이 원활하지 않게 되어 태동이 불안하고 심한 경우는 하혈을 하거나 아랫배가 아래로 처지는 등 유산증세가 보이는데 수태환은 이러한 증상을 개선시키는 방제

이다.

☞속단　간(肝)과 신(腎)을 보하고 근골을 튼튼하게 하며,

☞아교　滋陰養血

☞속단　아교 : 출혈을 멎게하고 안태(安胎)하는 효력을 얻을 수 있음.

▷(사용의 실제)

☞하혈 : 애엽을 가하여 아교와 속단의 작용을 증강하고,

☞소변실금 : 익지인, 상표초를 가미하여 고삽(固澁) 작용을 증강하며,

아래배가 처지는 등의 기허의 증상 : 인삼, 백출, 황기를 가미하여 기를 살리고 태(胎)를 튼튼하게 한다.

② 補腎安胎飮 (婦科治療學)

▷(조성) 인삼 12g, 백출 6g, 두충, 속단 각 12g, 익지인, 아교 각 6g, 애엽, 토사자 각 10g, 파고지 6g

▷(적응증) 胎動不安 : 가끔 하혈이 있다 배가 당기고 허리가 특히 아프다 넓적다리가 연약하다 머리가 어지럽고 이명이 있다 소변이 잦고 실금증이 있다 등의 증상이 있을 때. 척맥이 미약하고 활하거나 허대하다.

▷(처방해설)

보신안태음은 신(腎)이 허하기 때문에 태(胎)가 안정되지 못하여 태동불안(胎動不安)이 생긴 증상을 대상으로 한다.

☞두충, 속단, 구척, 토사자, 파고지 : 신(腎)을 보하고 태(胎)를 튼튼하게 하며,

☞아교 : 양혈(養血)하고,

☞애엽 : 장부를 따뜻하게 하고 신기(腎氣)를 채워줌으로써 태(胎)를 고정시켜준다.

☞수태환과 차이

인삼, 백출을 더 가하여 기를 살리고 비를 튼튼하게 한 점인데,

신(腎)도 허하고 비(脾)도 허한 경우에 더욱 알맞다.

2. 腎藏精

1) 제 2 절. 固澁劑 1. 固腎澁精法(腎虛不固)

▷신(腎)이 허하면 신(腎)이 정(精)을 저장할 수 없고,

정관(精關)이 굳건하지 않으면 유정(遺精), 활정(滑精) 등의 증후가 나타난

다.

▷약물 : 삽정지유(澁精止遺)

사원자(沙苑子), 검실, 연발, 용골, 모려, 산수유, 오미자, 상표초, 금앵자, 복분자 등

▷방제 : 금쇄고정환

▷고신삽정법에서의 금쇄고정환과 온보신양법(溫補腎陽法)에서의 고정환의 비교

☞같은점 : 유정(遺精)

☞다른점

-고정환증 : 신양허(腎陽虛)에 치우쳐 있기 때문에, 온보신양(溫補腎陽)에 중점을 두어 고삽약(固澁藥)을 배합했고,

-금쇄고정환증 : 신음허(腎陰虛)나 신양허(腎陽虛)의 증상은 뚜렷하지 않고, 다만 활설(滑泄)이 빈번한 정관불고(精關不固)가 주된 증상이므로, 수렴고삽(收斂固澁)에 중점을 두고 있다.

2) 제 2 절 고삽제 2. 固澁止帶法(腎虛帶下)

▷부녀(婦女)의 대하(帶下)는 비허(脾虛), 간울(肝鬱), 습열(濕熱), 신허(腎虛) 등 그 원인이 많다.

脾虛不運으로 습기(濕氣)가 아래로 넘치는 경우 : 삼령백출산

간울에 의한 적백대하(赤白帶下) : 소요산가감

습열하주(濕熱下注)에 의한 대하(帶下) : 용담사간탕

담습하주(痰濕下注)에 의한 대하(帶下) : 가미이진탕

▷고삽지대법은 신(腎)이 허하고 견고하지 못하여 생기는 맑고 묽은 대하(帶下)를 치료하는 방법.

▷약물 : 신양(腎陽)을 온보(溫補)하는 육계, 부자, 토사자, 녹용, 애엽 등에, 고삽지대(固澁止帶) 작용이 있는 검실, 연자, 연발, 은행, 오적골, 계관화, 저근백피 등을 배합.

▷방제 : 녹각토사자환, 수삽지대탕

① 鹿角兎絲丸 (經驗方)

▷(조성) 녹각상 30g, 토사자 15g, 모려 15g, 백출 9g, 두충 18g, 연수 15g, 은행 15g, 검실 15g

▷(효능) 補腎固澁

▷(적응증) 신허불고(腎虛不固) : 맑고 묽은 백색 대하(帶下)가 흐른다 대하(帶下)가 오래 되었는데도 낫지 않는다 얼굴이 창백하다 심신이 피로하다 춥게 보이고 팔다리가 차다 머리가 흔들리고 눈이 어지럽다 가슴이 두근거리고 숨이 가쁘다 허리가 끊길 듯이 아프다 소변이 잦다 등의 증상이 나타날 때. 맥은 침지하다.

▷(처방해설)

이 증은 신기(腎氣)가 견고하지 못하여 대하(帶下)가 오랫 동안 멎지 않는 증상임 녹각상, 토사자, 두충 : 신양(腎陽)을 온보하고, 백출 : 비를 튼튼하게 하고 습을 없애며, 모려, 은행, 검실, 연수 : 수삽(收澁)하게 하여 대하(帶下)를 멈추도록 하고 있다.

② 收澁止帶湯 (據 "福建中醫藥" 擬定方名)

▷(조성) 산약, 검실, 계관화 각 15g, 토사자, 두충, 속단, 백출 각 12g, 춘근피 30g

▷(효능) 補腎固澁

▷(적응증) 부녀의 대하(帶下)가 오랫 동안 멎지 않을 때.

▷(처방해설)

대하증은 비기(脾氣)의 강약과 관계가 깊다.

비기(脾氣)가 잘 돌지 않는 다는 것은 백대하(白帶下)의 중요한 원인이 됨으로 백출, 산약을 배합하여 비를 튼튼하게 하고 습을 몰아내도록 하였다.

3. 腎主水

1) 제 3 절 祛濕劑 1. 溫陽利水法(腎虛水泛)

▷신은 수액을 다스린다.

수액(水液)이 위(胃)에 들어 오면 비(脾)는 이것을 폐(肺)로 수송하고,

폐(肺)는 폐기(肺氣)의 숙강작용과 수도를 통조하는 작용에 의해 신장으로 수송한다.

이 수액(水液)은 신장의 기화 작용에 의하여 기(氣)가 되어 체내를 계속하여 운행한다.

▷신(腎)의 기화작용에 이상이 생겨 수액(水液)을 다스리지 못하면, 수사(水邪)가 범람하여 수종(水腫), 담, 습체가 된다.

▷증상은 크게 두 가지로 요약할 수 있음

☞팔 다리가 무겁고 아프며 가끔 묽은 가래를 뱉거나 팔 다리가 붓거나 하는 수습정체(水濕停滯)의 증상

☞추위를 싫어하고 손발이 차며 혀가 담백하고 산대(散大)해지며 맥이 침지하고 약한 양허(陽虛)의 증상

▷치법 : 온양(溫陽), 화기(化氣), 행수(行水)하는 치법을 써서 신(腎)의 기능을 회복시켜 주어야 한다.

▷약물 : 계지, 부자 등의 온양화기약(溫陽化氣藥)
복령, 택사 등의 이수약(利水藥)을 배합함

▷방제 : 진무탕, 오령산 등

▷(眞武湯)

腎陽衰微,水氣內停

- 陰寒內盛 / 氣化失常
  - 小便不利或不通
- 水邪爲患 手少陽三焦泛濫于表裏內外
  - 肢體重沈,不用,浮腫,或疼痛,或吐,或瀉,或吐瀉交作,或腹中疼痛,或心悸怔忡或胸悶疼痛,或咳喘痰稀,如裹如蒙,舌質淡,舌體珊,
  - 有齒 ,脈沈弱
- 發汗太過 傷陽氣
  - 自汗不止,心悸,豆眩,
  - 身瞬動,振顫欲倒地

溫陽行水

- 부자 — 溫腎暖脾,化氣行水
- 백출 — 健脾燥濕
- 복령 — 淡滲利水
- 생강 — 溫胃散水
- 작약
  - 通順血脈
  - 柔肝緩急
  - 破陰利水

② 五　散 (傷寒論)

▷(조성) 계지 9g, 백출 9g, 복령 12g, 저령 12g, 택사 15g

▷(적응증)

☞太陽病 蓄水證 : 바람을 싫어한다 미열이 난다 소변량이 감소한다 목은 마르지만 물을 마시면 곧 토해 버린다 등의 증상이 나타날 때. 설태는 희고 맥은 부활(浮滑)하다.

☞水濕에 의한 묽은 구토 또는 부종이나 묽은 설사 등 : 소변량이 감소한다 목이 마르지 않다 눈이 어지럽다

복부에 동계가 있다 몸이 무겁다 등의 증상이 보일 때. 설태는 백활(白滑)하거나 희고 두터우며 맥은 활(滑)하다.

▷(五苓散)

外有表證,內停水濕

表邪未解 ──── 頭痛發熱,苔白脈浮

膀胱氣 / 化不利 ──── 小便不利

水蓄下焦 / 氣不化津 ──── 煩渴欲飮,水入卽吐

脾虛水泛 / 兼感外邪 ──── 水腫,吐瀉

水飮內停 / 脾運失常 ──── 吐涎沫,頭眩,臍下動悸 / 痰飮

利水滲濕,溫陽化氣

택사 ──── 滲濕利水

복령 / 저령 ──── 淡滲利濕 / 增强利水 / 化飮之功

백출 ──── 健脾燥濕 / 以制水

계지 ──── 外解太陽之表 / 內助膀胱氣化

2) 제 3 절 거습제 2. 瀉火通淋法(下焦濕熱)

▷하초(下焦)에 습열(濕熱)이 모여 배뇨에 이상(淋證 또는 癃閉)이 생긴 증후를 치료하는 법

▷신(腎)과 방광(膀胱)은 하초(下焦)에 같이 있고 그 사이에는 경맥으로 연결되어 서로 표리관계를 이루고 있으며 그 관계도 매우 밀접하다.

▷습열(濕熱)이 하초(下焦)에 모여 신(腎)과 방광(膀胱)에 생기는 임증(淋證)에는 기림(氣淋), 혈림(血淋), 석림(石淋), 고림(膏淋), 노림(勞淋) 등의 오림(五淋)이 있음

☞기림(氣淋)

-脾腎氣虛에 의해 방광(膀胱)의 氣가 정체되어 생김

증상 : 아랫 배에서 음낭에 걸쳐 붓고 아프다, 소변이 불리하거나 배뇨 후에 통증이 있다, 오랫 동안 낫지 않으면 아랫 배가 함몰하여 붓고 아프다, 배뇨곤란이 생긴다, 잔뇨감이 있다 등.

☞혈림(血淋)

-혈뇨가 있다, 요도에 열이 있다, 소변이 불리하고 찌르는 듯 한 통증이 있다, 아랫배에 동통이 있으며 붓고 경련이 난다 등이 나타나는 병증.

☞석림(石淋) 또는 사림(砂淋)

-증상 : 배꼽부위가 경련한다, 허리의 한쪽에 동통이 있다, 돌발적으로 쥐어짜듯이 아프다, 아랫배에서 음낭까지 아프다, 소변이 나오지 않는다, 요의(尿意)는 빈번하지만 소변은 시원스럽지 못하다, 때로 소변에 돌이 섞이고 소변색이 황색이고 혈뇨일 때도 있다 등.

☞고림(膏淋)

증상 : 소변이 혼탁하고 쌀뜨물이나 연고와 같다. 소변의 배출이 순조롭지 않다 등

구분 : 요도에 열이 있고 요도가 아픈 증상은 실증에 속하고, 열이 없고 아프지 않는 것은 허증에 속한다.

☞노림(勞淋)

-임증(淋證)이 며칠이 지나도 낫지 않고 피로하면 바로 증상이 나타나는 데서 붙은 이름.

증상 : 소변을 보고 난 후에 하음부가 희미하게 아프고, 팔다리, 허리가 피로하고 나른하다.

▷이상과 같이,

임증(淋證) : 현대의학에서의 요로감염증과 요로결석증 등을 가리킴.

중의학적으로는, 모두 습열(濕熱)이 하초(下焦)에 쌓여서 생긴 것으로 봄

치법 - 사화통림법.

▷그러나, 그 증상의 차이를 잘 살펴 조방하여야 한다.

☞열림(熱淋)(신우신염, 요도염, 방광염 등)에는

추워서 떤다, 고열이 난다, 소변이 빈삭하다, 소변이 급하다, 배뇨통이 있다, 아랫 배가 당긴다 등의 증상이 있으므로, 팔정산과 가감시령탕에서 보듯이 구맥, 편축, 활석, 목통, 차전초, 백모근, 석위 등의 이수통림약에, 치자, 황금, 대황, 금은화, 자화지정, 국화, 천규자 등의 청열해독약을 가한다.

☞혈뇨를 주증으로 하는 혈림에는

사화통림방에,

대계, 소계, 백모근, 아교, 포황, 한련초 등의 양혈지혈약(凉血止血藥)을 가미한다.

예 : 저령탕, 소계음자

☞사림(砂淋), 석림(石淋)은 현대의학에서의 요로결석증을 가리키므로

그 증상이 신(腎)과 수뇨관(輸尿管)에 있을 때와 방광(膀胱)에 있을 때가 다르다.

-신(腎)과 수뇨관결석(輸尿管結石)

: 흔히 요은통(腰隱痛)이 있고 때로는 갑자기 쥐어짜듯이 아프며, 이 통증은 흔히 신구(腎溝)로 부터 전음부까지 미친다.

-결석이 수뇨관(輸尿管)의 하반부에 있다면

: 가장 선명한 동통점은 복고구(腹股溝) 부근에 있을 수 있고, 그 동통은 또, 신구(腎溝) 방향으로 방사될 수 있다.

-방광결석

: 배뇨가 갑자기 중단됨과 동시에 격렬한 동통이 일어나고, 이 동통은 회음부 또는 음경두로 방사된다. 또, 소변이 잦고 급하며 소변에 피가 섞여 나가는 등의 증상이 나타난다.

-치료

요로결석증은 결석이 요도를 막은 것이기 때문에,

일반적인 사화통림약에,

금전초, 해금사, 계내금, 호박, 화소, 내왕, 호노육, 대맥간 등, 결석을 잘 배출하는 약물을 배합하면

효과가 증강된다.

소간(疏肝) 작용이 있는 시호,

평간완급하는 백작약,

경락(經絡)을 통하게 하는 천산갑, 사향,

활혈거어(活血祛瘀)하는 우슬 등을 배합하여 치료 효과를 높이게 한다.

-활용

사화통림법으로 습열(濕熱)로 인한 소변 혼탁, 또는 소변불통증도 치료할 수 있음.

예 : 비해분청음, 자신통관환, 도적산 등,

약물 : 흔히 심열(心熱)을 내리는 황련, 죽엽, 금은화, 연교 등에,

청열이습 작용이 있는 목통, 등심, 토근, 비해 등을 배합하고 있다.

① 八正散(和劑局方)

▷(적응증) 熱淋 : 배뇨시에 통증이 있다 소변을 자주본다 잔뇨감이 있다 농축뇨 또는 소변에 피가 섞여 있다 배뇨가 곤란하거나 소변이 나오지 않는다 열이 난다 목이 마르다 찬것을 마시고 싶어한다 몸에 열감이 있다 불안하다 하복부가 아프다 변비 등을 수반할 때가 많다 등의 증상이 있을 때. 혀는 홍색이고 설태는 황색이며 맥은 활삭(滑數)하다.

▷(팔정산) 清熱寫火,利水通淋

- 목통,활석 / 구맥자,편축 ── 清熱利濕
- 산치인 ── 清三焦濕熱
- 차전자 ── 瀉熱降火
- 등심 ── 導熱下行,利水通淋
- 감초 ── 緩急止痛,防苦寒傷胃

▷(저령탕) 利水清熱養陰

- 저령,복령,택사 ── 滲利小便
- 활석 ── 清熱通淋
- 아교 ── 滋陰潤燥

⑤ 小薊飮子

▷(조성) 생지황, 소엽, 활석, 복통, 포황, 우절, 담죽엽, 당귀, 산치자, 감초

▷(적응증) 熱結下焦 : 갈증이 있고 가슴이 답답하며 괴롭다. 소변이 시원하지 않다 자주 소변을 보고 싶어 한다 아랫배에 급통이 있다 소변이 엿과 같

다 소변에 모래와 같은 돌이 섞인다 열림(熱淋)으로 소변에 피가 섞인다 등의 증상이 나타날 때.

▷(처방해설)

이 방제는 요로계의 염증에 대한 일차선택약이다.

▷(임상응용)

급성 및 만성의 요도염 방광염 신우염 요로결석의 염증 등에서, 열림(熱淋)을 나타낼 때에 쓴다.

▷利尿痛淋,凉血止血

약물	효능
소계,우절 / 포황,생지황	凉血止血
목통,죽엽 / 활석	清利通淋
치자	清瀉三焦
당귀	養血和血

⑥ 石葦散(普濟方)

▷(조성) 차전자, 구맥 각 12g, 석위 30g, 동규자 15g, 활석 30g, 유백피 15g, 목통 15g, 적복령 12g

▷(적응증) 石淋 : 소변에 모래가 섞인다 소변보기가 어렵다 소변의 색은 황색이고 탁하다 가끔 소변을 보는 중에 막히기도 하고 소변을 볼 때 찌르는 듯한 통증이 있어서 참기가 어렵다 요통이 있다 아랫배가 견디기 어려울 정도로 아프다 소변에 피가 섞인다 등의 증상이 있을 때. 혀는 정상이고 맥은 삭하다.

▷(처방해설)

석위산은 소변에 사석(砂石)이 섞여 나오는 석림(石淋)이나 사림(砂淋)을 치료하는 상용방제이다.

⑦ 砂淋丸(醫學衷中參西錄)

▷(조성) 계내금 30g, 황기 24g, 지모 24g, 작약 18g, 붕사 18g, 박초 15g, 초석 15g

▷(처방해설)

습열(濕熱)과 사석(砂石)으로 이루어진 임증(淋證)은 오래 되면 기가 허해지고 음이 상하게 된다.

이를 치료하려면 소변을 잘 나오도록 하고 결석을 용해시키는 통림화석법에, 익기, 자음하는 약물을 배합하여야 하는데 사림환이 그 대표적인 예이다.

▷(임상응용)

요로결석 방광결석

⑧ 鑿石丸(湖南中醫學院附二院方)

▷(조성) 초석 15g, 호박 9g, 해금사 15g, 복령 9g, 택사 9g, 지룡 9g, 백작약 18g, 감초 6g, 활석 30g, 동규자 15g, 침향 6g, 우슬 15g

▷(적응증) 요도결석

▷(처방해설)

착석환은 수뇨관결석(輸尿管結石)을 치료하는 방제이다.

만약 결석이 수뇨관(輸尿管)의 상단에 있으면 허리가 은근히 아픈 요은통(腰隱痛)이 있고 때로는 쥐어짜듯이 아픈 교통(絞痛)이 있으며 이 동통은 신장부위에서 부터 아래로 방사되는 것이 특징이다.

① 泌尿道排石湯

▷(조성) 금전초 60-180g, 해금사 24g, 활석 24g, 천산갑 6g, 우슬 6g, 천련자 6g

▷(적응증) 수뇨관(輸尿管) 결석

▷(도적산) 導赤瀉心,利水痛淋

┌생지황 ——— 涼血養陰
├죽엽 ——— 淸心熱
├목통 ——— 導赤瀉心,利水通淋
└감초 ——— 甘緩止痛

韓藥方劑學精要

編著 / 金昌玟 外 9人

인 쇄	2011년 8월 25일
발 행	2011년 9월 15일
발행자	김 정 찬
발행처	도서출판 정담
등록번호	제 22-135호
정 가	25,000원
ISBN	978-89-8085-477-6
주 소	서울특별시 송파구 가락동 10-2번지 동원빌딩 4층
TEL	02-430-4734,5
FAX	02-430-7370